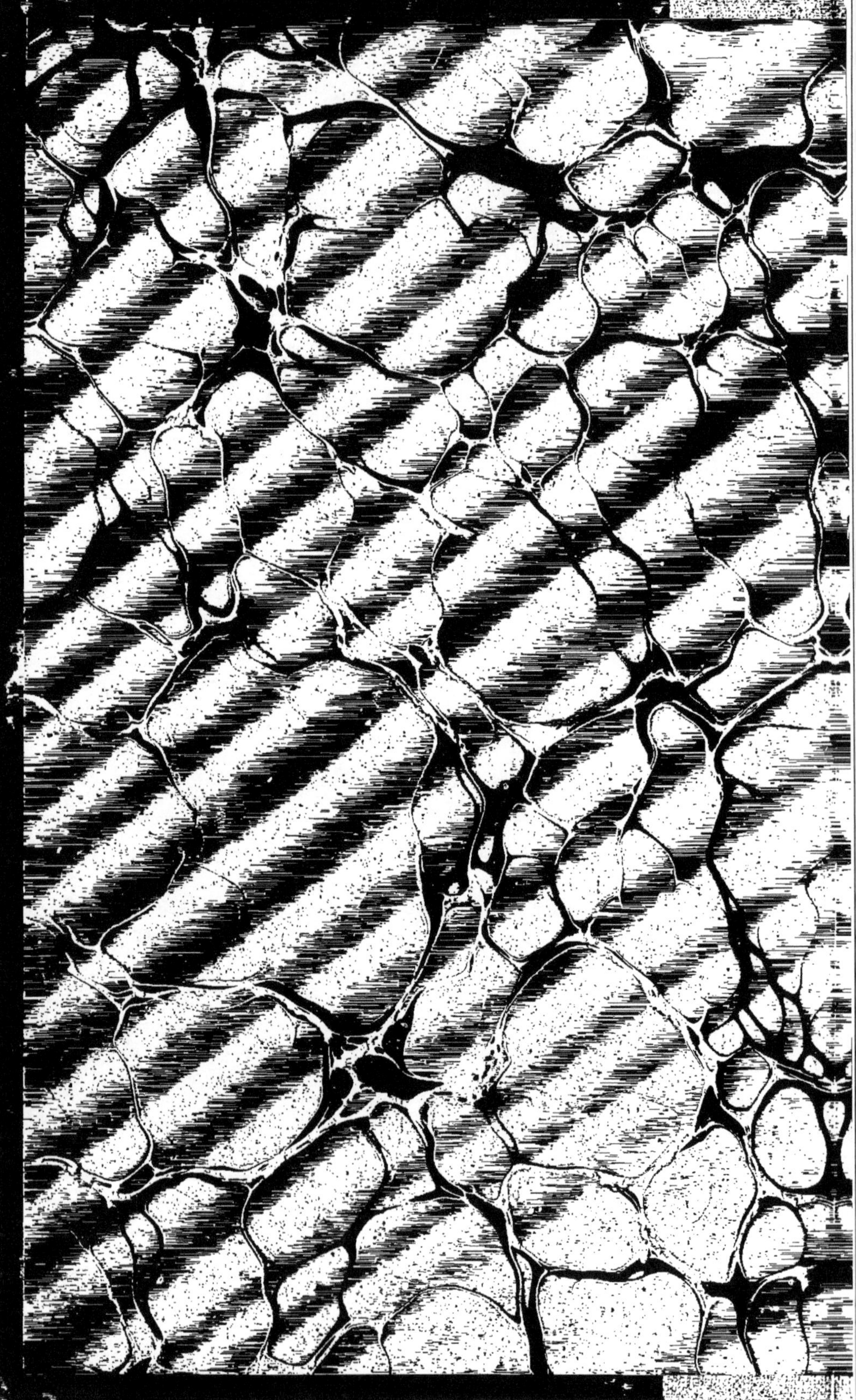

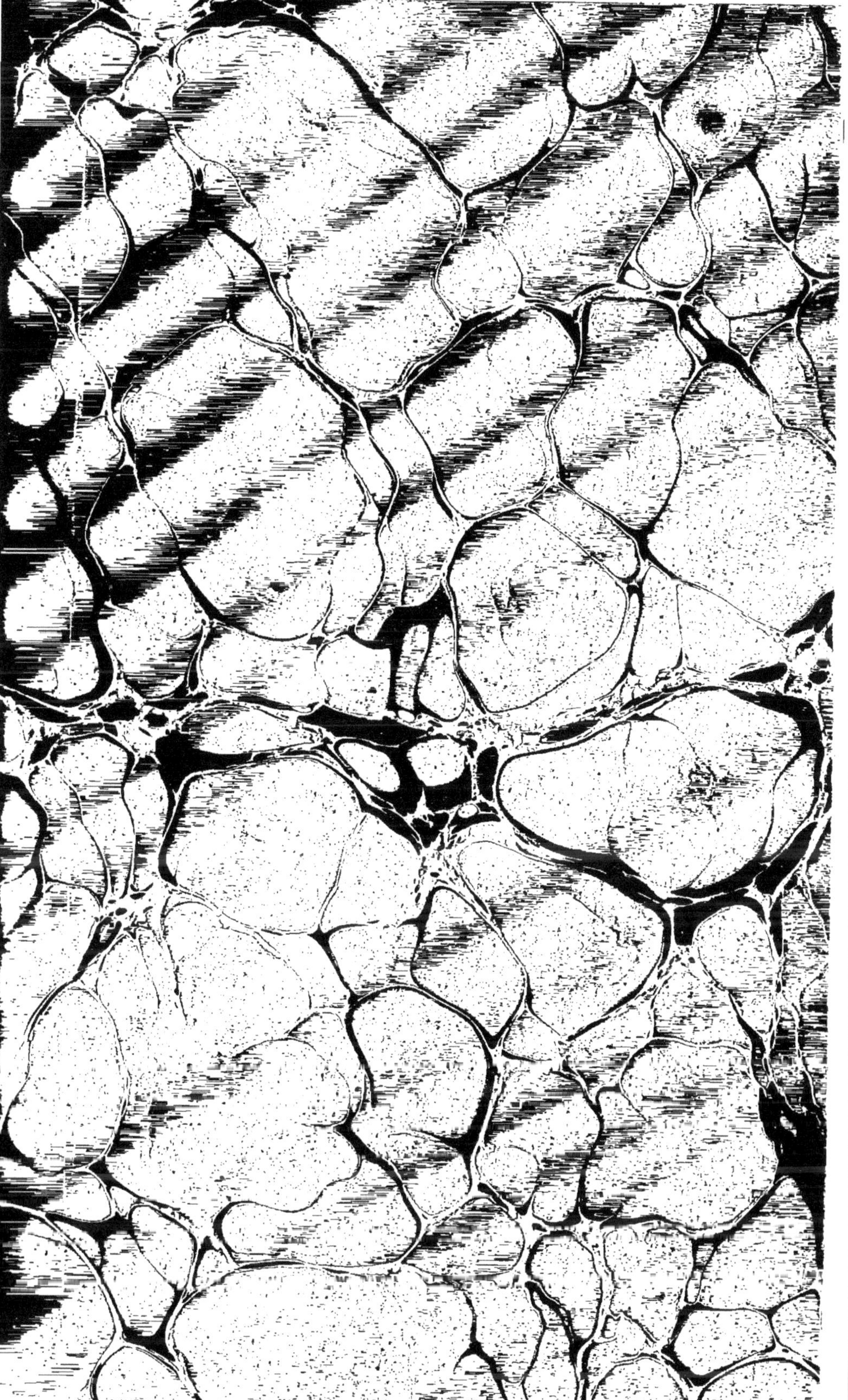

FOVEAU DE COURMELLES

TRAITÉ

DE

RADIOGRAPHIE

MÉDICALE ET SCIENTIFIQUE

PARIS
OCTAVE DOIN, ÉDITEUR
8, PLACE DE L'ODÉON, 8

1897

TRAITÉ

DE

RADIOGRAPHIE

MÉDICALE ET SCIENTIFIQUE

AUTRES OUVRAGES DU MÊME AUTEUR

La Peur, brochure. Paris, 1886. *Épuisé.*

La Vaginite et son traitement, 1 broch. in-8°, 104 p. Jouve, Paris, 1888.

Le Magnétisme devant la loi, 1 broch. in-8°, 50 p. Carré, Paris, 1889.

Propos du Docteur, articles hebdomadaires d'Hygiène. 1888-1892.

Les Facultés Mentales des Animaux, 1 vol. de la Bibliothèque scientifique contemporaine, 33 gravures, 352 p. in-16. J.-B. Baillière et Cie, Paris, 1890. Médaille d'argent de la Société Protectrice des animaux.

L'Hypnotisme, 1 vol. in-16, illustré par Laurent-Gsell, 330 p. Hachette, Paris, 1890. Médaille d'honneur de la Société nationale d'encouragement au Bien, 1891.

— Le même, traduction de Laura Ensor. Routledge, Londres, Glascow, Manchester et New-York, 1891.

Précis d'Électricité Médicale, 1 vol. in-16, 254 p. Paris, 1891. *Épuisé.*

— Traduction espagnole du Dr Abella. Barcelone, 1893.

— Traduction russe du Dr Landy. Moscou, 1895.

— 2e édition, 450 p. in-8°, illustré. Berthier, Paris, 1895.

L'Esprit et l'Ame des Plantes, conférence à la Société d'Horticulture de Picardie. Yvert, Amiens, 1893.

La Bi-Électrolyse, la Pyrogalvanie, l'Ozonoscopie et l'Électroscopie, ensemble de découvertes, travaux et mémoires originaux, présentés à l'Institut (Académie des Sciences), à l'Académie de Médecine, à la Société de Biologie, au Congrès de Médecine de Rome de 1894... Extraits du cours libre d'Électrothérapie professé à l'Ecole pratique de la Faculté de Médecine de Paris pendant les années scolaires 1892-93, 1893-94, 1894-95, parus dans la *Revue Illustrée de Polytechnique Médicale et Chirurgicale.*

L'Hygiène à Table, Soins de l'estomac, préface du Dr Dujardin-Beaumetz, 1 vol. in-16, 200 p. Delarue, Paris, 1894. Médaille d'honneur de la Société nationale d'Encouragement au Bien, 1894.

L'Électricité Médicale au XIXe siècle, conférence à l'Hôtel des Sociétés Savantes, à la *Conférence Ampère.* Pradon. Paris, 1894.

L'Électricité curative, leçons inaugurales semestrielles du cours libre d'Electrothérapie professé à l'Ecole pratique de la Faculté de Médecine de Paris, de 1892-93 à 1894-95, préface du Dr Péan. 1 vol. in-12 ill., 300 p. Delarue, Paris, 1895.

TRAITÉ

DE

RADIOGRAPHIE

MÉDICALE ET SCIENTIFIQUE

COURS LIBRE

PROFESSÉ A L'ÉCOLE PRATIQUE DE LA FACULTÉ DE MÉDECINE DE PARIS

DEUXIÈME SEMESTRE DE 1896-1897

PAR

LE Dr FOVEAU DE COURMELLES

Lauréat de l'Académie de Médecine,
Licencié ès Sciences physiques, ès Sciences naturelles, en Droit,
Ancien Élève de l'École Pratique des Hautes Études,
Secrétaire de la Section d'Électricité du Comité français
des Expositions à l'Étranger.

PRÉCÉDÉ D'UNE PRÉFACE

DE

M. LE Dr A. D'ARSONVAL

Membre de l'Institut, Professeur au Collège de France

AVEC 176 FIGURES DANS LE TEXTE

PARIS

OCTAVE DOIN, ÉDITEUR

8, PLACE DE L'ODÉON, 8

1897

PRÉFACE

Monsieur et cher Confrère,

En m'envoyant les épreuves de votre livre, vous avez désiré avoir mon avis sur l'opportunité de sa publication. Ma réponse ne pouvait être douteuse; elle est affirmative. J'ai toujours pensé, avec mon maître Claude Bernard, que les progrès de la médecine étaient intimement liés à ceux des sciences physico-chimiques. L'être vivant est le siège de transformations multiples de la matière et de l'énergie. L'étude de ces transformations est du domaine de la physique et de la chimie biologiques, deux sciences aussi distinctes l'une de l'autre que la matière est distincte de l'énergie. Chaque fois qu'un progrès est réalisé dans une de ces deux sciences, on peut être sûr que la médecine en bénéficiera soit au point de vue thérapeutique, soit au point de vue du diagnostic. Claude Bernard n'a-t-il pas écrit quelque part: « Celui qui imagine une méthode ou un instrument d'investigation nouveaux fait quelquefois plus pour l'avancement de la médecine que les plus grands penseurs ou les plus profonds philosophes.

La médecine, qui est essentiellement conservatrice (ce en quoi d'ailleurs elle diffère de la chirurgie actuelle), a été longtemps réfractaire à l'intrusion des sciences exactes dans son domaine. Les merveilleuses découvertes qui se sont succédées depuis vingt ans à peine, la révolution qu'elles ont opérée en clinique, ont fait justice de ces errements du passé.

La découverte de Rœntgen vient montrer une fois de plus combien les sciences dites autrefois *accessoires* de la médecine deviennent *fondamentales*. Il est bon d'apprendre aux médecins ce que la médecine a déjà retiré des rayons X et ce qu'elle est en droit d'en attendre; d'autant plus que cette étude a été poursuivie avec succès dans notre pays par de modestes praticiens, et cela dès le début. Votre livre arrive donc à son lieu et à son heure. Que pourrais-je en dire de plus ? Comme toute œuvre humaine, il a des qualités et des défauts; vous avez raison d'exposer tout d'abord l'historique de la découverte. Contrairement à ce que croit le public, une découverte ne sort jamais toute prête d'un cerveau unique. Elle est le résultat et le point aboutissant d'une série de travaux individuels. Chaque effort, pris isolément, paraît n'avoir aucune utilité aux yeux du public jusqu'au jour où, d'un dernier perfectionnement, sort enfin la découverte qui le frappe. C'est là une conséquence forcée de la continuité et de la solidarité du labeur humain. Les physiciens pourraient peut-être vous reprocher de manquer un peu de précision dans la terminologie électrique, mais vous n'écrivez pas pour les physiciens. Par contre, ils vous approuveront entièrement, quand vous parlez des radiations nouvelles, de citer textuellement mon ami Ch.-E. Guillaume qui est passé maître en ces questions délicates. On vous reprochera peut-être enfin de n'avoir pas fait œuvre personnelle et originale en écrivant ce livre. Méritez ce reproche le plus possible en vous faisant l'historien complet, mais impartial, de cette belle découverte. C'est en cela que votre publication sera la bienvenue des chercheurs; c'est en cella surtout que vous aurez fait œuvre utile, mais non durable, comme vous le croyez; je l'espère tout au moins pour la science et pour votre éditeur.

Veuillez agréer, Monsieur et cher Confrère, l'expression de mes sentiments distingués.

D[r] d'Arsonval,
de l'Institut.

AVANT-PROPOS

La découverte du professeur Rœntgen est récente, chronologiquement parlant, mais combien ancienne par le chemin parcouru et les progrès réalisés !

En décembre 1895 et en janvier 1896, l'Europe savante et profane l'apprenait et se passionnait ; les savants abandonnaient leurs propres recherches et exploraient la nouvelle voie qui leur était ouverte. Tout d'abord on n'entrevit pas la portée considérable des nouveaux rayons ; on ne crut qu'à la satisfaction d'une vaine curiosité, à la possibilité d'élucider simplement quelques diagnostics chirurgicaux de corps étrangers. De bons esprits essayèrent même d'en circonscrire et délimiter l'importance. Peu à peu cependant le domaine s'élargissait, la médecine suivait la chirurgie, puis la science pure, les sciences naturelles et biologiques... L'industrie même profite déjà de l'analyse rapide et possible par les rayons de Rœntgen et le champ devient de plus en plus vaste.

Aussi que de volumes petits ou gros déjà écrits sur la question. Et si nous y apportons aujourd'hui notre part contributive, fruit de travaux multiples, personnels et autres, et trace de notre enseignement libre à l'École pratique de la Faculté de Médecine de Paris, *le premier enseignement radiographique français*, c'est pour mettre la question au point. Certes, nous croyons aux futurs progrès, théoriques et pratiques, de la nouvelle méthode d'investigation, mais nous pensons que, seuls, certains détails d'outillage et certains réactifs seront perfectionnés, que certaines théories physiques basées sur des faits mal interprétés seront modifiées, mais que les grandes lignes d'utilisation réelle en sont désormais établies. Si notre livre vieillit rapidement, contrairement à nos prévisions, par suite de progrès inattendus, nous en serons heureux. Aussi ne serons-nous affirmatif sur aucune théorie, laissant au temps le soin de confirmer celles déjà émises ou de les détruire. A l'heure présente, il nous a paru bon et utile de faire seulement et uniquement un livre d'ensemble traitant à la fois la question scientifique, les procédés opératoires et les résultats obtenus. Notre contribution personnelle a porté surtout sur l'outillage (ampoules, miroirs autoradioscopiques...) pour étendre le champ des applications pratiques. Sans vouloir critiquer les œuvres de nos prédécesseurs qui nous ont été très précieuses, dont nous nous sommes largement inspirés, que nous citons au cours de ce livre et que nous remercions ici, il nous a paru que ces ouvrages répondaient chacun à une indication spéciale, très utile, mais n'étaient pas une œuvre de concentration. Nous l'avons donc tentée et nous sommes astreints à un travail, sinon toujours original, du moins considérable et utile pour le lecteur. Les documents officiels de l'*Institut* (*Académie des Sciences*), de l'*Académie de Médecine*, de la *Société Française de Physique*, de la *Société Internationale des Électriciens*, des corps savants étrangers ont été pris à leur source, dans les *bulletins* de ces sociétés; nous avons interrogé les novateurs; parfois, étant données l'importance de ces documents ou l'autorité de leurs auteurs, nous les avons cités textuellement; tout cela impartialement et sans parti pris. En outre, tous les constructeurs ont été d'une grande obligeance et nous ont communiqué leurs résultats pratiques : nous les en remercions sincèrement.

La description des piles, accumulateurs, transformateurs et machines dynamo-électriques, faite succinctement en vue de l'usage radiographique, des chapitres abstraits purement scientifiques sur les propriétés physiques des rayons de Rœntgen, les théories hypothétiques déjà émises, constituent un ensemble séparé en quelque sorte pour pouvoir être simplement consulté par le praticien. Pour lui, la *terminologie électrique* a été quelque peu vulgarisée; nous l'avons éclairée par des analogies se rapprochant le plus possible de la précision, mais visant surtout à être comprises du médecin. D'autre part, celui-ci, que le *modus faciendi* intéresse spécialement, le trouvera très explicite et aussi clair que possible en des chapitres spéciaux.

Nous pensons donc que le savant, à la recherche de faits nouveaux, le médecin que séduit le diagnostic perfectionné ou qui simplement en veut connaître les ressources, le chimiste en quête de falsifications,... trouveront ici des indications précieuses. Tel a été notre but;

nous espérons nous en être rapproché le plus possible et peut-être l'avoir atteint !

Nous adressons aussi nos bien sincères remerciements à l'éminent Professeur du Collège de France, Membre de l'Institut, M. le Dr A. d'Arsonval pour avoir bien voulu présenter cet ouvrage au public médical et scientifique. Ses travaux considérables et ses découvertes en électricité de haute fréquence, ou radiographique notamment, le constituaient le juge le plus autorisé de notre œuvre ; aussi le témoignage de sympathie constitué par sa préface nous est-il particulièrement sensible, et nous lui en adressons ici l'expression de notre sincère et cordiale gratitude.

Dr FOVEAU DE COURMELLES.

Paris, mai 1897.

TRAITÉ DE RADIOGRAPHIE
MÉDICALE ET SCIENTIFIQUE

CHAPITRE I

LA GENÈSE DES RAYONS DE RŒNTGEN

Expériences de l'abbé Nollet. — Œuf électrique et perméabilité électrique du verre. — Expériences de Marat. — Lumière stratifiée et Abria. — Décharges dans le vide : Grove, Quet, Gessler. — Recherches diverses. — La lumière noire en 1842 : Möser, Masson, Bréguet. — Décharge stratifiée et Crookes. — Hertz et Lenard. — Rœntgen. — Effluve électrique et lumière noire : Boudet de Paris et Tommasi, en 1886. — Recherches sur l'éclairage du corps humain. — Travaux allemands et anglais.

EXPÉRIENCES DE L'ABBÉ NOLLET

L'étude de la lumière particulière obtenue en faisant passer le fluide électrique dans le vide, soit par un seul conducteur, soit par deux conducteurs, a séduit depuis longtemps les chercheurs. L'électricité, malgré son étymologie grecque et antique, ne date guère que du milieu du XVIIIe siècle. Alors, avec des machines à formes étranges et bizarres, composées d'une boule de soufre que faisait tourner une personne entre les mains d'une autre personne, on obtenait le fluide, aujourd'hui appelé *électro-statique* ou *franklinien*, ou encore *électricité de frottement*. Ce fluide était conduit en des conducteurs métalliques de formes variées et y était soumis à des expériences diverses. En ces essais, déjà méthodiques cependant, le côté sensationnel, théâtral, était recherché par cette seconde moitié du siècle de la Révolution, que tentait le mystérieux et qui se préparait à subir le joug des Cagliostro et des Mesmer. Les phénomènes de lumière bariolée et étrange, les effluves qui s'échappaient des conducteurs et qui devenaient visibles dans l'obscurité, étaient produits. Les tentatives de *luminescence*, grâce au vide de la machine pneumatique, sont parfaitement notées. Nous trouvons en effet des documents très précis dans les œuvres de l'abbé Nollet, de l'Académie Royale des Sciences, de la Société Royale de Londres, de l'Institut de Boulogne, et maître de Physique de Monseigneur le Dauphin.

Dans ses *Lettres sur l'Électricité* [1], la plupart adressées à l'illustre savant de Philadelphie, Franklin, et relatant des *expériences faites en présence de MM. Bourguer de Montigny, d'Alembert et le Roi, commissaires nommés par l'Académie*, nous relevons le passage suivant [2] :

« ... 2° On électrisa une tringle de fer longue de 4 pieds [3] dont le bout était renfermé dans une bouteille de verre de 3 ou 4 pouces de diamètre, vide d'air, et ayant son goulot terminé par un robinet de cuivre bien cimenté. Lorsqu'on électrisa la verge de fer, on vit dans cette bouteille des écoulements d'une matière lumineuse, qui, partant du bout de la verge en fer, se répandaient dans le vide d'une manière continue.

« Ces écoulements différaient des aigrettes ordinaires en ce qu'ils étaient d'un feu plus serré, et qu'ils ne

[1] *Lettres sur l'électricité dans lesquelles on examine les dernières découvertes qui ont été faites sur cette matière, et les conséquences que l'on en peut tirer*, par l'abbé Nollet, Membre de l'Académie... A Paris, chez Hippolyte-Louis Guérin et Louis-François de Latour, rue Saint-Jacques, vis-à-vis les Mathurins à Saint-Thomas d'Aquin — 1753 — avec approbation et privilège du Roi.

[2] P. 242 et suivantes.

[3] Le *pied* est le tiers du mètre actuel ; le *pouce* qui vaut 12 *lignes* mesure 27 millimètres.

paraissaient pas composés de rayons distincts, et divergents entre eux.

« Ces mêmes écoulements lumineux se portaient vers le doigt quand on touchait le dehors de la bouteille, autrement ils affectaient de se porter vers le goulot où était attaché le robinet, et d'où l'on voyait venir de pareils jets, surtout quand on approchait la main de ce robinet.

« Si l'on tenait le revers de la main à quelque petite distance de la bouteille, on sentait la matière électrique comme un duvet interposé entre le verre et la main.

« Si l'on approchait le doigt plus près de la bouteille, on excitait des étincelles très piquantes qui éclataient avec bruit [1].

« Quand on appliquait le doigt à la bouteille, quoiqu'on cessât de l'électriser et qu'on tînt la verge de fer à pleines mains, il se répandait dans l'épaisseur du verre, une matière lumineuse qui s'étendait de plus en plus en s'affaiblissant, et ces effets duraient longtemps après qu'on avait cessé l'électrisation.

« 3° On conduisit ensuite l'électricité par le moyen d'un fil de fer dans un matras dont le col avait 14 pouces de long et dont la boule était renfermée dans un récipient vide d'air. Le col du matras était fixé au goulot du récipient avec du mastic, et la platine sur laquelle était posé le récipient était couverte d'une couche du même mastic épaisse de 6 lignes.

« Quand on commença à électriser, tout le récipient se remplit d'une si grande quantité de jets de feu qu'on avait peine à distinguer d'où ils partaient, à cause de la rapidité de leurs mouvements et des routes tortueuses qu'ils suivaient. »

[1] Le tube de Crookes donne la plus grande partie de ces phénomènes.

L'abbé Nollet constata qu'ils venaient de la boule et du mastic. Dans sa *IVe Lettre*, à Franklin, il fait de ces expériences la preuve que « le verre n'est point imperméable au fluide électrique », opinion déjà émise dans son *Essai sur l'électricité des corps*[1].

ŒUF ÉLECTRIQUE ET PERMÉABILITÉ ÉLECTRIQUE DU VERRE

Quelle que soit l'hypothèse faite, ces expériences, et celles sur l'*œuf électrique* à deux conducteurs dans le vide qui en découlèrent, sont la genèse — combien éloignée, mais genèse quand même — des rayons qui nous occupent.

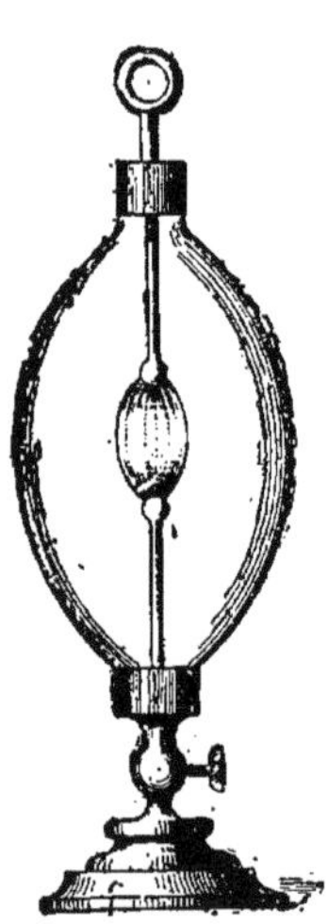

Fig. 1.
Œuf électrique.

Et M. Cornu, dans la séance publique annuelle de l'Académie des Sciences du 24 décembre 1896, tout en rendant le plus solennel et le plus légitime hommage au professeur Rœntgen, en retraçait l'historique avec ces faits génétiques du XVIIIe siècle.

C'était alors de simples divertissements que ne dédaignaient pas les gens de qualité. « Les gravures du temps, dit M. Cornu, nous retracent quelques-unes de ces séances ; on y voit, pimpants et coquets, de jeunes abbés de cour, d'élégants cavaliers, des dames en grande toilette, empressés autour d'appareils aux formes étranges, prendre plaisir à tirer les étincelles de la machine électrique ou à exciter de brillantes aigrettes. L'expérience des *aigrettes dans le vide* était l'une des plus curieuses par le volume et l'éclat que

[1] *Essai sur l'électricité des corps*, par l'abbé NOLLET, chez les frères Guérin. 3e édit., Paris, 1753, p. 202 et suivantes.

revêt alors l'effluve lumineuse. On les obtenait dans l'*œuf électrique* (*fig.* 1), globe de verre transparent, où deux tiges métalliques terminées en boule laissent jaillir la décharge électrique ; l'étincelle, d'abord en zigzag comme l'éclair, s'étale peu à peu, à mesure qu'on fait le vide. Observée dans l'obscurité, on la voit s'étendre jusqu'à remplir tout le globe d'une magnifique gerbe rose ou violacée. Telle est l'expérience simple et charmante qui, après avoir fait la joie des dilettanti de la physique, a conduit finalement à ces fameux rayons doués de propriétés si curieuses ; mais la route a été fort longue... »

EXPÉRIENCES DE MARAT

La recherche et la démonstration de la perméabilité du verre à l'électricité semblent avoir été une grande préoccupation des chercheurs du XVIIIe siècle, et c'est eux qui, pour éliminer une cause d'erreur due à la propagation du fluide par l'air, songèrent à faire le vide en leurs appareils. Les expériences ont été nombreuses. L'abbé Nollet en fit un certain nombre. Notre *savant confrère*, — selon un cliché consacré, — le Dr Marat, en fit également. Avant d'être le grand Conventionnel que l'on sait, il s'occupa de travaux scientifiques variés sur le *feu*, la *lumière*, l'*électricité* [1]. Et, dans ses *Recherches physiques sur l'électricité* [2], nous trouvons une expérience intéressante. Après avoir raconté l'influence de la décharge électrique sur un baromètre

[1] Dr FOVEAU DE COURMELLES, *Marat électrothérapeute*, in *Électricité curative*, Paris, 1895. Dr A. CABANÈS, *Marat Inconnu*. Paris, 1889.

[2] *Recherches physiques sur l'Electricité*, par M. MARAT, docteur en médecine et médecin des gardes du corps de Monseigneur le comte d'Artois. A Paris, de l'Imprimerie de Clousier, rue de Sorbonne, attenant à celle des Mathurins, chez..... et au Bureau du *Journal de Physique*, rue et Hôtel Serpente. — 1782 ; p. 86 et 87.

purgé d'air et fixé dans un bocal plein d'air où l'on fait détoner l'étincelle, il dit :

« Après avoir fixé perpendiculairement au fond du bocal le tube d'un autre baromètre purgé d'air, j'ai adapté à la boule un fil d'archal pointu, de manière à toucher le mercure par un bout et à présenter l'autre bout à la doublure interne ; ensuite j'ai luté ce fil assez exactement pour défendre l'entrée à l'air du dehors. Tout étant disposé de la sorte, j'ai laissé le mercure se fixer, j'en ai observé la hauteur, et on a chargé le bocal : à peine avait-on donné dix à douze tours de roue, qu'au sommet de la pointe a paru une aigrette, et dans la boule une lueur ; quelques moments après, le mercure s'est mis à onduler. Curieux de savoir ce que devenait le fluide attiré par la pointe, j'approchai du tube le bout du doigt ; et, à quelques pouces de distance, je sentis un fourmillement semblable à celui qu'on éprouve lorsqu'on présente la main à la roue électrisée ; plus près, de petites étincelles piquantes se firent sentir ; plus près encore, de fortes étincelles s'élancèrent au doigt. Lorsque je l'approchai du haut de la partie pleine de mercure, on apercevait, dans la partie vide, une légère lueur en forme de fer de lance, qui disparaissait à l'instant. Si je le portais à cette partie vide, bientôt elle était remplie d'une vive lueur en forme de colonne ; et cette lueur devenait beaucoup plus vive, lorsque je posais le doigt sur le bout supérieur du tube. En même temps l'aigrette à la pointe du fil d'archal semblait augmenter ; et ce spectacle durait tant que le bocal n'était pas déchargé. Enfin, quand on tenait le doigt à 3 lignes du bout, il en partait un jet assez considérable. D'après ces différents phénomènes, il est clair que le fluide introduit dans le mercure par la pointe adaptée à la boule, et attiré par le doigt au haut du tube, s'échappe par les pores du verre, puisque la colonne cesse de paraître dès que le bocal cesse d'être chargé ; tout ce qu'on aperçoit ensuite en touchant le tube se réduit à de très petits points lumineux apparents aux seuls endroits du contact ; encore disparaissent-ils à leur tour au bout de quelques moments... »

La perméabilité du verre continue de préoccuper Marat ; il étudie les différentes substances qui se comportent diversement, vis-à-vis du passage du fluide électrique, selon leur texture, leur épaisseur, leur densité. N'en est-il pas ainsi pour les rayons de Rœntgen. « Le verre fait de sable blanc et de potasse est assez perméable ; il l'est davantage, fait de sable blanc, de nitre et de chaux métalliques ; davantage encore, fait de sable blanc, de nitre ; mais il l'est très peu, fait de sable commun, de sel alcali et de terre calcaire, et il ne l'est point du tout, fait de sable argileux, de chaux éteinte et de cendres non lessivées[1]. Le recuit augmentant, la perméabilité diminue. L'épaisseur est aussi un coefficient... « Un matras de verre cristallin, épais de 6 lignes, s'est trouvé très perméable ; un matras de verre de Saint-Gobin, épais de 3 lignes, l'était à peine ; tandis qu'un matras de verre à bouteille, épais de 3 lignes, ne l'était point du tout[2]. »

LUMIÈRE STRATIFIÉE ET ABRIA

Puis, les expériences de Galvani, de Volta, de Davy, de Faraday, d'Arago, d'Ampère, passionnent et ouvrent un

[1] *Recherches physiques*, p. 95.

[2] MARAT, livre cité, p. 96. — M. Radiguet a constaté la luminescence, sous l'influence des rayons de Rœntgen, de diverses substances, dans l'ordre décroissant suivant, à rapprocher du travail de Marat : émaux cuits, crown, flint-glass, verre ordinaire et *cristal*, glace de Saint-Gobain, porcelaine, faïence émaillée, poudre d'émail avant cuisson, diamant taillé (*Académie des Sciences*, 25 janvier 1897).

champ nouveau. Aussi faut-il arriver à Abria, de Bordeaux, en 1843, pour voir étudié de rechef l'œuf électrique.

L'induction venait d'être découverte; il en fit passer la décharge dans le vide. Selon le degré, le phénomène varie. L'étincelle, ligne brisée ou sinueuse, mais nette, disparaît à un certain degré de vide et fait place à une belle lueur violette qui se répand dans tout le globe. Cette lumière nouvelle s'y stratifie, c'est-à-dire produit des espaces alternativement éclairés et sombres. Le phénomène est différent selon les pôles : au positif, une légère aigrette, diminutif de l'ancienne, subsiste, alors qu'au négatif une sorte de gaine obscure enveloppe le conducteur électrique. C'est ce pôle négatif qui joue un rôle prépondérant dans les rayons de Rœntgen.

DÉCHARGES DANS LE VIDE : GROVE, QUET, GESSLER

L'expérience d'Abria était oubliée, quand, en 1852, MM. Grove et Quet rappelèrent l'attention du monde savant sur la stratification de la lumière : ils virent que l'étincelle d'induction traversant un gaz à 1 ou 2 millimètres de pression donne des stries lumineuses transversales, à concavité tournée vers le pôle positif brillant; la lumière est pâle dans les parties où la section du tube est considérable (ce qu'elle gagne en étendue, elle le perd en intensité : loi du carré des distances), et est, en revanche, très brillante dans les parties étroites; elle semble disparaître avant de toucher le pôle négatif, mais celui-ci est cependant entouré d'une gaine lumineuse assez brillante.

Si la décharge électrique dans le *tube à vide* (*fig.* 2) — expression aujourd'hui consacrée — est brève comme celle d'une bouteille de Leyde, le tube devient lumineux, *luminescent*, mais sans stratification ; si la décharge est lente, grâce à un

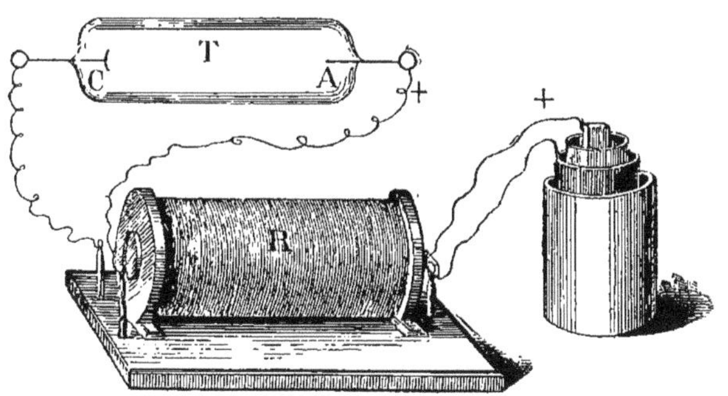

Fig. 2. — Décharge dans le tube à vide.

corps mauvais conducteur interposé (corde mouillée...), on a de la lumière stratifiée.

Si le tube à vide est à plusieurs ampoules (*fig.* 3) et

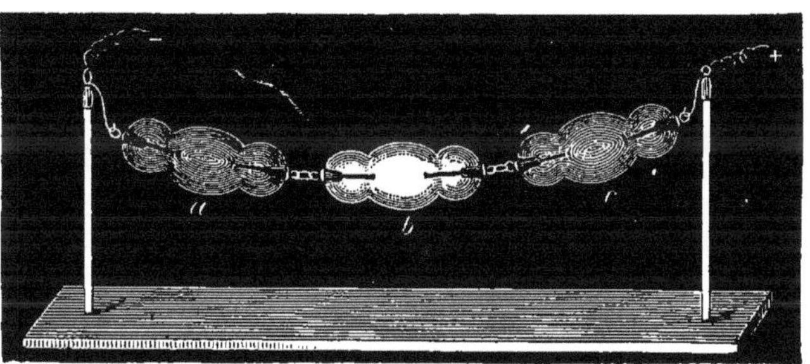

Fig. 3. — Tube de Crookes en verre de compositions différentes.

plusieurs espaces étroits et contient des gaz raréfiés ou des liquides, on a des tubes de Gessler, à illumination différente selon la nature des gaz ou des liquides.

RECHERCHES DIVERSES

L'expérience de Marat avec un tube barométrique, mais en U et relié à deux conducteurs, a été reprise d'abord à un point de vue tout à fait différent par M. Gassiot, et a prouvé que le vide absolu n'est pas conducteur, et que, s'il y a là illumination, cela tient à la conductibilité des vapeurs mercurielles qui s'y trouvent. Et l'éclat devient de plus en plus brillant si l'on chauffe le mercure (Davy), s'atténuant et disparaissant quand on le refroidit, en l'entourant de glace par exemple, comme on l'a fait depuis. Plus tard, cette question de la perméabilité du verre et de sa pénétration électro-moléculaire sera reprise par M. Crookes.

Faraday étudia également l'action électrique sur les gaz raréfiés. Il fut suivi dans cette voie par MM. Snow Harris, et Ruhlmann, Gordon, W. Thomson, Muller, qui essayèrent d'établir les relations entre le degré de vide et la longueur de l'étincelle.

LA LUMIÈRE NOIRE EN 1842. — MM. MÖSER, MASSON, BRÉGUET

Vers la même époque, le 29 août 1842, au nom de M. de Humboldt, M. Regnault communiquait à l'Académie des Sciences une note du professeur allemand Möser, portant sur un domaine bien différent, et où il était dit[1] :

[1] *Photographie à travers les corps opaques et images photofulgurales*, par E.-R. SANTINI. Paris, 1896.

« ... 9° Tous les corps rayonnent de la lumière, même dans l'obscurité ;

« 11° Les rayons émanés des différents corps agissent, comme la lumière, sur toutes les substances;

« 12° Les rayons, insensibles sur la rétine, ont une réfrangibilité plus grande que ceux qui proviennent de la lumière solaire, directe ou diffuse ;

« 13° Deux corps impriment constamment leurs images, l'un sur l'autre, même lorsqu'ils sont placés dans une obscurité complète ;

« 14° Cependant, pour que l'image soit appréciable, il faut, à cause de la divergence des rayons, que la distance des corps ne soit pas trop considérable;

« ... 17° Il existe une lumière latente comme une chaleur latente. »

Les expériences de M. Möser sur la formation des images dans l'obscurité au contact et à petite distance ont été répétées avec plein succès à Berlin par M. Aschersohn, en sa présence et en celle de M. l'astronome Encke (*Comptes Rendus Ac. Sc.*, 1842).

Arago communiquait peu après, au nom de Bréguet, la fréquence de *l'image renversée et très distincte du nom gravé sur la cuvette* des montres et s'effectuant sur le fond en face, bien qu'il y ait entre les deux une distance d'un dixième de millimètre.

M. Möser revenait sur le sujet à propos de gravures encadrées se reproduisant sur le verre de l'encadrement. Il essaya d'obtenir maintes images sur diverses substances et les obtint par *les rayons invisibles*, émanant des objets, sur des glaces, du cuivre, du zinc, de l'or... Plusieurs jours étaient nécessaires parfois, et, «... lorsque ces rayons invisibles ont agi pour les plaques, le verre,... » l'image ne paraît qu'en soufflant sur la plaque, ou en l'exposant à une vapeur d'une tension plus élevée...

Le physicien Masson écrit à l'Académie, à propos des images mösériennes :

« Longtemps après les publications de M. Möser, M. Bréguet, à qui je communiquai un phénomène particulier de *transport de matière*, me fit connaître l'observation anciennement faite dans ses ateliers et qu'il communiqua à l'Académie. Occupés à cette époque de notre travail sur l'induction, nous remîmes à un autre temps l'étude des impressions persistantes observées des boîtes de montre. Mais déjà, à cette époque, je leur attribuai une origine électrique, et je soupçonnai quelque rapport entre les empreintes et les images daguerriennes. Les expériences intéressantes de MM. Ries, Dove, Möser, Karstein, me confirmèrent de plus en plus dans mon opinion, et je fis l'expérience que j'ai eu l'honneur de communiquer à l'Académie, et qui devait servir de point de départ à un travail ayant pour but d'éclairer les questions suivantes : dans toutes les expériences de M. Daguerre et de M. Möser, la fixation des vapeurs n'est-elle pas précédée par un *état électrique des surfaces?* La lumière, la chaleur, l'*électricité* ne produisent-elles pas, en agissant sur tous les corps, *un même état final et qui la rend propre à fixer, soit physiquement, soit chimiquement, lesdites vapeurs.* Cet état final n'est-il pas un état électrostatique ? »

Masson chercha à obtenir électriquement cette image latente produite par une polarisation spéciale des molécules du corps impressionné par la lumière ou le contact d'un objet. Il mit dans l'obscurité diverses pièces de monnaie sur une plaque daguerrienne : il fit communiquer la plaque et les pièces de monnaie avec les deux pôles d'une pile sèche, puis développa la plaque sensible et obtint une image parfaite des pièces de monnaie. Il y avait identité parfaite entre ces photographies et celles prises normalement dans la chambre noire, en éclairant les pièces par la lumière solaire ou diffuse. Nous verrons bientôt les expériences de Boudet de Paris; mais nous voici ramenés sur un terrain électrique, quoique éloigné des gaz raréfiés électrisés.

DÉCHARGE STRATIFIÉE ET CROOKES

Warren de la Rue, Spokiswode, Fernet, Sarasin, Muller, Gordon, C. de la Rive, Hittorf et Crookes étudièrent bientôt et spécialement la *décharge stratifiée* avec des appareils électriques de plus en plus puissants; ils donnent au tube la forme définitive d'une ampoule allongée avec deux électrodes. Ils y retrouvent les caractères signalés par Abria : l'aigrette à l'électrode positive, ou *anode*, la gaine lumineuse et sombre à l'électrode négative, *ou cathode*, qui permettrait presque déjà de conclure à l'existence de rayons lumineux cathodiques et de rayons obscurs.

« Et, dit M. Cornu dans le magistral discours déjà cité, il va sans dire que ces expériences n'étaient pas, comme au siècle dernier, de simples récréations pour le plaisir des yeux ; on espérait y découvrir le mécanisme de la décharge, c'est-à-dire résoudre le grand problème de la propagation de l'électricité. Mais, sous ce rapport, l'espoir fut déçu, et toute recherche dans cette voie risquait d'être abandonnée, lorsque M. Crookes [1], guidé par des vues théoriques sur

[1] Sir William Crookes est né à Londres, le 17 juin 1832. Il a découvert le thallium, inventé le radiomètre, découvert l'état radiant, quatrième état de la matière... Membre du Conseil de la Société Royale de Londres, il publia, en 1877, sa *Physique moléculaire dans le vide*.

l'état de la matière dans les gaz raréfiés, chercha ce que deviendrait la décharge électrique en poussant la raréfaction à l'extrême.

« Il observa alors une série de phénomènes nouveaux : à mesure que le vide augmente, la gaine obscure de la cathode grandit, chassant devant elle les stratifications qui s'évanouissent l'une après l'autre ; lorsque, enfin, la gaine obscure remplit tout l'espace, le verre de l'ampoule devient fluorescent, surtout à l'opposé de la cathode. M. Crookes voit dans ce phénomène la confirmation de ses idées ; pour lui, ce sont les molécules des gaz raréfiés, repoussées par l'électricité négative qui bombardent le fond de l'ampoule par leurs chocs, font jaillir ces lueurs.

« Il institue alors une série d'expériences fort curieuses (*fig.* 4) pour démontrer l'existence de ces projectiles ; ici, il les arrête par un écran intérieur en aluminium, l'ombre de l'écran se peint alors au fond du tube ; ailleurs, il emploie leur impulsion

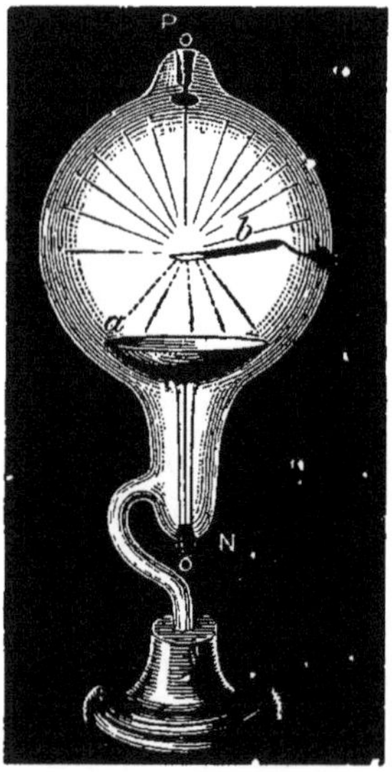

Fig. 4. — Incandescence dans les tubes à vide (Crookes).

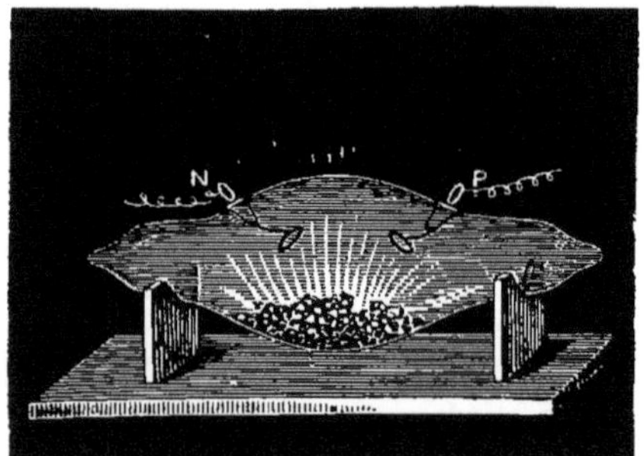

Fig. 5. — Illumination dans le vide (Crookes).

à faire tourner un moulinet ; enfin, dans un dispositif spécial, qu'on appellera plus tard le *tube focus*, il dirige les feux convergents de cette artillerie invisible sur un point déterminé, véritable foyer où les corps réfractaires, le rubis, le platine (*fig.* 5), jettent un éclat éblouissant.

« Ces brillantes expériences de M. Crookes, imaginées il y a une vingtaine d'années, firent une vive impression; elles furent répétées dans diverses conférences, auxquelles beaucoup d'entre vous ont certainement assisté et dont le succès rappelait, à un siècle et demi de distance, la vogue des leçons de physique expérimentale de l'abbé Nollet.

« Mais la gloire passe vite en ce monde : la mode change, les renommées s'évanouissent ; le tube de Crookes tomba bientôt dans l'oubli et alla rejoindre, dans les vitrines des collections, l'œuf électrique, son aïeul; ce pauvre abandonné méditait depuis quinze ans sur l'inconstance de la faveur populaire, lorsqu'un beau jour il se voit tirer de sa solitude. »

HERTZ ET LENARD

« Hertz, guidé par d'autres vues, le reprend, et vérifie que le bombardement moléculaire traverse l'écran d'aluminium enfermé dans l'ampoule, lorsqu'il n'est pas trop épais; les physiciens, sachant depuis longtemps que l'argent en couche mince, opaque pour la lumière, est transparent pour les rayons ultra-violets, n'y virent rien d'extraordinaire. Mais le phénomène devint autrement intéressant quand M. Philippe Lenard, profitant de cette transparence de l'aluminium, fit sortir dans l'air ces rayons cathodiques jusque-là confinés dans le vide, en perçant l'ampoule d'une très petite fenêtre fermée par une lame mince de ce métal. Les radiations filtrées à travers cette singulière vitre excitent la fluorescence, impressionnent les plaques photographiques, déchargent les corps électrisés, et même traversent une feuille de papier noirci. Toutes ces propriétés, minutieusement étudiées par M. Lenard, sont précisément celles auxquelles M. Rœntgen devait, quelques mois plus tard, donner un si grand retentissement ; il est juste de le proclamer, afin de bien mettre en lumière ces laborieux efforts, précurseurs ordinaires des grandes découvertes.

« Malheureusement les appareils de M. Lenard étaient complexes, délicats à manier, et ne formaient qu'un mince faisceau de ces rayons si curieux : la découverte avait donc besoin d'être complétée par l'invention d'un dispositif plus simple et surtout capable de fournir un rayonnement intense et copieux. »

RŒNTGEN [1]

« C'est le hasard, ce hasard heureux dont savent seuls profiter les observateurs perspicaces, qui mit aux mains de

[1] M. Conrad-Wilhem Rœntgen est né en 1844, à Lennep, province de Düsseldorf (Prusse). Il a fait ses études à Zurich, où il a pris, en 1869, son grade de docteur ès sciences. Il est actuellement professeur de physique à l'Université de Würtzbourg (Bavière), dont il dirige le Laboratoire.

— Il était curieux de connaître l'avis d'Edison — bien que, d'après les sources, il ne soit pas uniforme, il l'est cependant sur un point, cela dès le début — sur la valeur de la découverte de Rœntgen.

Le *Herald*, d'après *l'Electricien* du 11 avril 1896 :

« Le professeur Rœntgen ne tirera probablement pas un dollar de sa découverte. Il est du nombre de ces purs savants qui étudient, pour l'amour de l'art et le plaisir de s'instruire, les mystères de la nature. Lorsqu'ils ont produit quelque chose de prodigieux, il survient un homme tel que moi qui prend les choses au point de vue commercial et leur donne une direction pratique. Il en sera ainsi de la découverte de Rœntgen ; elle est des plus remarquables ; mais il s'agit maintenant de voir comment on peut l'utiliser et lui donner une place et une valeur commerciale. »

D'autre part, d'après le *Sun*, le *Western-Electrician*, de Chicago, Edison aurait dit :

« Ce que je voudrais savoir, c'est quel profit pratique je peux tirer de cette

M. Rœntgen (*fig.* 6) l'appareil définitif, simple et puissant.

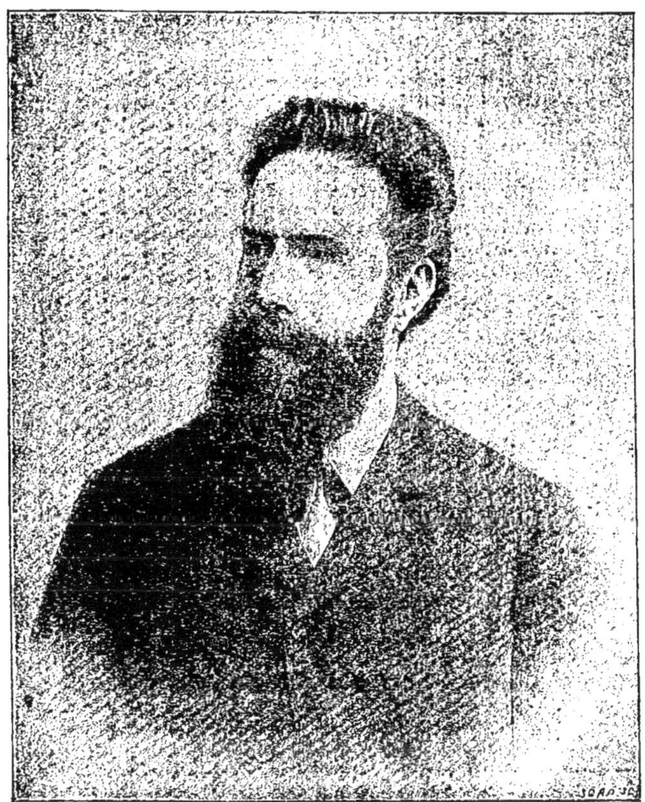

Fig. 6. — Portrait de M. Rœntgen.

Un tube de Crookes, enfermé dans une boîte de carton, fut

découverte. Voilà ce qui m'intéresse. Le professeur Rœntgen a ouvert de nouveaux horizons au monde scientifique, et cette découverte a sans aucun doute une grande importance, mais je ne crois pas qu'il en tire un avantage pécuniaire. On a prétendu qu'elle était le fait du hasard, je ne le pense pas, et je lui fais crédit pour mener à bien ce qu'il a en mains, par de sérieuses études et de solides expériences. »

Personnellement nous savons qu'en dehors du point de vue scientifique M. Rœntgen se désintéresse absolument de sa découverte et du bruit que lui et elle peuvent légitimement faire mis en action au fond d'un laboratoire obscur ; une plaque fluorescente se trouvait par hasard à côté : elle s'illumina.

« M. Rœntgen l'aperçut : il en conclut immédiatement que les radiations cathodiques d'un simple tube de Crookes sont assez intenses pour traverser l'ampoule de verre et le carton épais. La photographie à travers les corps opaques était inventée.

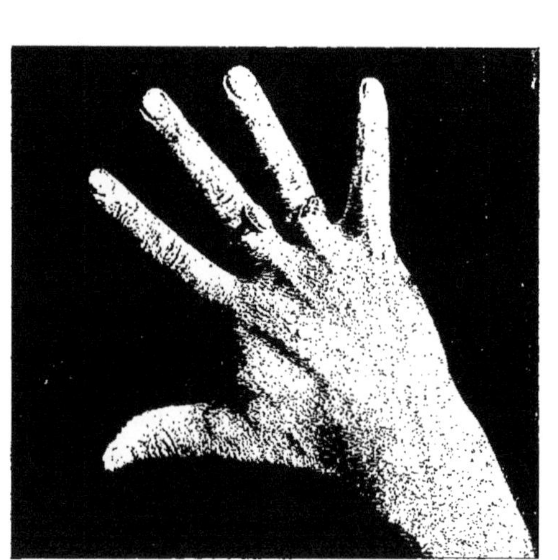

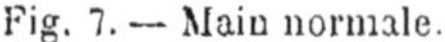

Fig. 7. — Main normale.

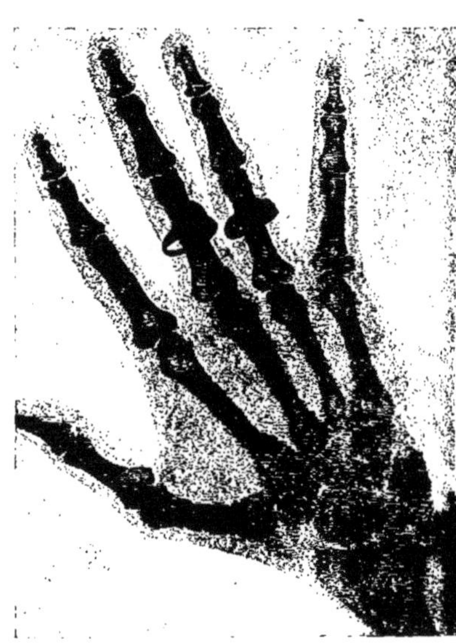

Fig. 8. — Main radiographiée.

« Vous savez le reste : M. Rœntgen constitua bientôt une méthode d'investigation des plus précieuses qu'il sut imposer à l'attention publique par cette image un peu macabre d'une main transparente laissant voir son squelette... (*fig.* 7 et 8). »

C'est donc parce que le vide avait été poussé de plus en plus loin par MM. Goldstein, G. Seguy, Benoît et Hurmuzescu,

Fitz-Gerald, J.-J. Thomson, lord Kelvin, Wiedemann, Ebert, Lenard,... qu'est devenue possible et pratique la grande découverte.

EFFLUVE ÉLECTRIQUE ET LUMIÈRE NOIRE BOUDET DE PARIS, ET TOMMASI, EN 1886

L'apport scientifique de la France en la nouvelle innovation ne paraît pas tout d'abord bien important. Cependant il convient de le citer — et si nous ne nous étonnons que peu d'un pareil oubli de M. Cornu, sur un ensemble de recherches voisines ayant été communiqué à l'Institut en 1842, puis plus près de nous, en 1886, à la Société française de Physique, — c'est qu'en réalité ces recherches, tout en poursuivant le même but, sont d'un ordre un peu différent. On les a beaucoup rappelées et même opposées aux travaux de Rœntgen. Parlons des dernières — les autres devant être étudiées plus loin (p. 305); — elles sont du Dr Boudet de Paris. Ce n'est pas, il faut en convenir, la photographie à travers les corps opaques, mais l'impression de la plaque sensible par l'étincelle de la machine statique et par des lumières diverses pour reproduire des images variées malgré une enveloppe opaque. Ces expériences n'ont eu qu'un succès de curiosité; nous les exposions dès 1887, en ces termes[1] :

« Pour étudier la conductibilité électrique des gaz raréfiés, on s'est proposé depuis longtemps de photographier les étincelles ou les effluves électriques. Par les procédés ordinaires, les épreuves sont imparfaites; aussi M. Ducretet, il

[1] *La Photographie sans appareil*, in *Indépendance luxembourgeoise*, 27 septembre 1887.

y a trois ans, eut l'idée d'impressionner des plaques gélatino-bromées en faisant passer l'étincelle dans leur voisinage. Pour cela il enferme dans une cage en verre rouge les plaques et les conducteurs électriques. Les résultats sont remarquables.

« Faute de cet appareil, M. Boudet de Paris, voulant cependant garder une trace durable des étincelles de condensateurs spéciaux[1] eut l'idée de placer dans une chambre obscure une plaque photographique, dont le côté sensibilisé portait deux pièces de monnaie légèrement séparées. Mettant alors ces pièces en communication avec les deux armatures d'un condensateur, il fit passer l'étincelle. Il obtint ainsi, après développement et fixation par les procédés ordinaires, *une image nette de la décharge et des pièces de monnaie.* Étonné, il répéta l'expérience en reliant une seule pièce à l'un des pôles d'une petite machine de Voss et promenant l'autre pôle autour d'elle. L'effigie ainsi obtenue avait plus de netteté que la première.

« Avec sa sagacité ordinaire, le Dr Boudet de Paris, que nous avons eu souvent l'heur de voir à l'hôpital des Enfants-Malades, se demanda si ces épreuves s'obtiendraient aussi facilement avec une lumière quelconque. Le pouvoir éclairant doit être seul en jeu, puisque l'examen du cliché montre des noirs pour les parties saillantes, des blancs pour les parties creuses. En outre, l'image est d'autant plus nette que l'étincelle est plus puissante, et le maximum de netteté est obtenu pour l'effluve électrique dont le pouvoir actinique et les rayons violets sont incomparablement actifs. Alors M. Boudet de Paris place sur un miroir ordinaire en verre dont le côté étamé repose sur une

[1] Les décharges des condensateurs, déjà étudiées en physiologie par M. Marey, étaient alors reprises par le Dr Boudet de Paris. Depuis, l'Américain Tesla a rendu leur obtention facile; et le Dr d'Arsonval, sous le nom de courants de haute fréquence que nous étudierons plus loin, en a rendu médicales les applications.

planchette en bois, la glace au gélatino-bromure d'argent la couche sensible en dessous ; puis, sur cette couche sensible et directement en contact avec elle, le dessin, la gravure, peinture, photographie, etc., à reproduire. Il recouvre, pour éviter les effets de transparence, d'un carton épais et d'une plaque de verre de la dimension du miroir, de manière à pouvoir saisir et maintenir cet assemblage en le pressant dans ses mains. On expose alors le tout pendant quelques secondes à la lumière d'une lampe Carcel placée à 25 ou 30 centimètres de distance, en inclinant dans tous les sens de manière à ce que les rayons lumineux, réfléchis par le miroir arrivent bien sur tous les points de l'objet à reproduire.

« On fixe alors et on développe dans l'obscurité par les procédés ordinaires, et on peut avec le cliché tirer sur le papier autant d'épreuves que l'on veut.

« Les clichés seront d'autant plus nets que les rayons lumineux chimiques, c'est-à-dire les rayons violets, sont en plus grand nombre et en plus grande intensité. Leur distance influe donc aussi sur la netteté ; celle-ci aura son maximum pour l'effluve électrique, l'étincelle et les lumières artificielles, telles que celles du magnésium, de Drummond. Viennent ensuite la lampe Carcel et la modeste bougie.

« Cependant l'électricité qui, dans l'expérience que nous venons de citer, semblait n'agir que par son pouvoir éclairant, n'est pas inutile comme nous allons le prouver.

« En effet, M. Lippmann suggéra à M. Boudet de Paris l'idée de placer la plaque photographique à l'intérieur du condensateur ; une plaque d'étain, collée sur une planchette, formait l'une des armatures ; la plaque au gélatino-bromure, placée dessus, le côté sensible en haut, servait de diélectrique; et un cachet métallique, placé directement sur la couche impressionnable, formait l'autre armature. On charge alors à saturation ce condensateur spécial avec une machine de Voss, et on fait jaillir l'étincelle entre les excitateurs polaires de la machine. M. Boudet de Paris a obtenu ainsi très nettement les reproductions d'un dessin à l'encre de Chine et d'un ancien sceau de la ville de Padoue.

« C'est alors que le savant docteur eut l'idée de substituer, à l'électricité des machines statiques qu'il avait jusque-là employées, celle des piles. Il utilisa le même condensateur et le plaça dans une cuvette pleine d'eau, relia l'armature formée par la plaque d'étain au pôle négatif, et le cachet au pôle positif d'une pile, constante (22 volts et 50 milli-ampères). Il fit passer le courant pendant cinq minutes et trouva alors, non plus un cliché — puisqu'il ne pouvait pas donner des épreuves positives — mais une véritable empreinte, comme sur la cire, et entourée d'une auréole blanche.

« Si cette expérience est faite en sens inverse, c'est-à-dire le cachet au pôle négatif, il n'y a plus ni adhérence, ni empreinte, mais rien qu'une auréole noire très marquée.

« De la différence de ces actions, on ne peut conclure au ramollissement de la gélatine par la chaleur du courant, car celui-ci produirait l'adhérence dans les deux cas, ce qui n'est pas.

« Il se produit dans le premier cas une sorte de transport de la matière gélatineuse dans les creux du cachet placé au pôle positif, c'est-à-dire en sens inverse des phénomènes galvanoplastiques. Il y a là des faits remarquables, méritant d'être étudiés et ouvrant des horizons nouveaux à la photographie. »

Peu de temps après les communications du Dr Boudet de Paris à la Société française de Physique et à la Société internationale des Électriciens (3 mars 1886), le Dr D. Tommasi communiquait à l'Académie des Sciences (22 mars) une note sur l'identité photographique de la lumière et de l'effluve électrique (décharge obscure).

M. de Narkievicz-Iodko a été plus loin. L'une des armatures du condensateur est constituée par la main de l'opérateur placé sur le sol, qui est aussi relié au pôle correspondant de la bobine. Une tige métallique, maintenue par un bouchon de caoutchouc à l'intérieur d'un tube de verre rempli d'eau, communique avec l'autre pôle. On place sur une table le tube, puis la plaque sensible et la main par dessus. Des aigrettes partant de tous les points, et suffisamment fines, impressionnent la plaque, reproduisant fidèlement tous les dessins de l'épiderme.

.Et depuis 1880, nous le répétons, M. Lenard avait, en des recherches différentes de ces actions électriques et bien voisines de celles de Rœntgen, vu l'effluve influencer la plaque sensible à travers une feuille d'aluminium[1]. Ce curieux point de départ, examiné depuis, fait de science abstraite, dédaigné du grand public qui ne voit que l'utilitarisme immédiat, prouve la longue distance souvent nécessaire à parcourir avant l'obtention et la tangibilité des résultats.

Que de temps s'est écoulé entre ces faits primordiaux, si divers quoique si voisins, et leur utilisation la plus intéressante pour nous : la vision en l'organisme.

[1] Depuis, deux expérimentateurs américains qui réclamaient, ces temps derniers, une sorte de priorité, faisaient remarquer qu'en 1891, étudiant les rayons cathodiques, ils avaient eu des plaques sensibles placées dans le lieu d'observation électrique qui leur avaient donné ensuite de mauvais clichés, ce dont ils n'avaient compris la raison que depuis la publication de Rœntgen.

RECHERCHES SUR L'ÉCLAIRAGE DU CORPS HUMAIN

Cependant l'éclairage du corps humain, but réalisé par les rayons de Rœntgen, avait été bien souvent tenté, mais avec la lumière directe et des moyens autrement complexes et difficiles à appliquer.

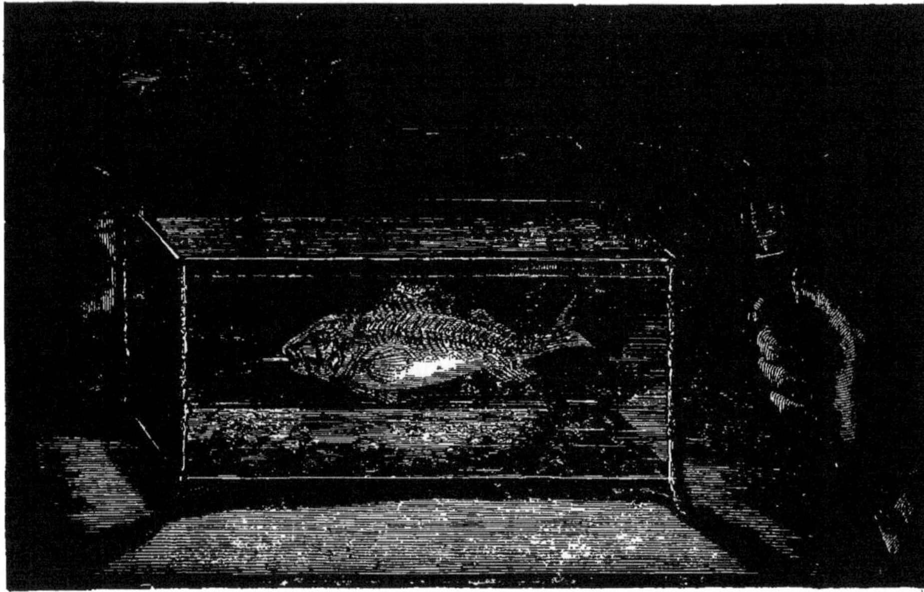

Fig. 9. — Éclairage intra-organique d'animal (M. Trouvé).

Ainsi *le Gazetier cuirassé* de 1771[1] cite le fait suivant : « Un homme, célèbre en Angleterre par ses talents, a inventé une lanterne pour éclairer les entrailles, qui commence à s'introduire dans toute l'Europe ; on assure qu'il n'y a jamais eu d'invention plus utile. »

[1] D'après *le Journal*, 15 mars 1897.

Depuis, l'éclairage des cavités organiques avait fait de notables progrès. L'ingénieur et ingénieux constructeur Gustave Trouvé avait facilité la *stomatoscopie* par une série de lampes avec miroirs réfléchissants d'un emploi commode. L'*endoscopie*, la *cystoscopie*,... existaient. Nous-mêmes, utilisant les expériences de M. Trouvé sur l'éclairage de l'intérieur d'animaux (*fig.* 9), avions été plus loin en faisant déglutir, comme une sonde œsophagienne, de petites lampes tubulaires à incandescence qui éclairaient l'estomac par transparence ; ce qui, chez les gens amaigris, permettait le diagnostic précoce de tumeurs, nappes néoplasiques[1],... tout en nécessitant une sorte d'apprentissage pour faire utilement cette lecture intra-organique.

TRAVAUX ALLEMANDS ET ANGLAIS

Rappelons encore, au bénéfice de la France, dans le domaine spécial de la radiographie, les recherches sur la luminescence des tubes à vide de l'abbé Nollet, de Marat, d'Abria, de Quet ;... mais il reste évident que les savants anglais et allemands, Crookes, lord Kelvin, Hertz, Lenard, et Rœntgen,... ont dû utiliser des phénomènes épars, en trouver surtout de nouveaux, et créer des méthodes scientifiques d'investigation électrique d'où est sortie la merveilleuse découverte du professeur Rœntgen, de l'Université de Würtzbourg.

Pas une fois encore, l'expression de rayons X n'a été employée ici ; c'est intentionnellement : que le Dr Rœntgen

[1] Dr Foveau de Courmelles, *Précis d'Électricité médicale* (Paris, 1891), et *Électricité curative* (1895).

les ait appelés ainsi par modestie ou pour toute autre raison qui ne nous importe pas, c'était son droit. Mais il convient, à notre avis du moins, de les appeler du nom de celui qui les découvrit et en créa la méthode d'investigation médicale qui fait l'objet du présent traité. Les rayons de Rœntgen ne sont pas non plus, comme on le verra, les rayons dits *cathodiques*, ainsi dénommés pour la première fois par M. Guillaume, croit M. Broca [1], et déjà connus ; ils émanent du même point, mais ont des propriétés totalement différentes.

[1] *Revue scientifique*, 1er février 1896.

CHAPITRE II

LES SOURCES D'ÉNERGIE ÉLECTRIQUE

§ 1. — LES PILES PRIMAIRES

Classification des sources d'énergie. — Piles voltaïques. — Pile de Daniell. — Unités électriques : volt, ampère, ohm, watt. — Tension et quantité. — Résistance des fils. — Groupement des piles : série et batterie. — Piles diverses. — Piles au bichromate. — L'électrolyse : polarité électrique, échanges dans les liquides. — Électrolyse des solides et des gaz.

CLASSIFICATION DES SOURCES D'ÉNERGIE

La méthode radiographique consiste soit à voir instantanément, c'est alors la *radioscopie*, soit à inscrire sur une plaque photographique les résultats de l'examen profond, ou *radiographie* proprement dite. Elle exige une source d'énergie électrique et un tube à vide. Le producteur d'énergie, dans sa modalité la plus fréquente, la plus usitée et la plus pratique, est composé de la source électrique proprement dite et d'un appareil d'induction (*fig.* 10); plus simple, mais trop irrégulière, est la machine électrostatique pouvant à la fois remplacer la pile et la bobine.

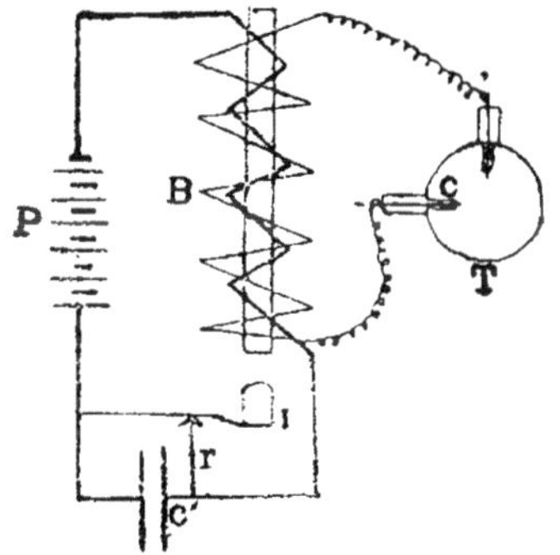

Fig. 10. — Schéma de l'outillage radiographique.
P, pile. — B, bobine. — C', condensateur. — T, tube à vide. — C, Cathode. — I, Interrupteur.

Tout en nous préoccupant des praticiens voulant le matériel le plus simple et le moins coûteux, tout en ne reculant pas devant certaines manipulations physico-chimiques, il convient d'indiquer toutes les sources d'énergie actionnant la bobine d'induction ; et cela, en allant du simple au composé.

L'appareil le plus simple est la *pile primaire* (pile de Daniell au sulfate de cuivre, pile au bichromate de potasse, au bioxyde de manganèse, au bisulfate acide de mercure...) ; puis, vient la *pile secondaire*, ou *accumulateur*, appareil que peut charger la pile primaire, ou une machine dynamo-électrique ; *une machine dynamo* à courants continus ou alternatifs, transformateurs de tous genres;... enfin, et cette quatrième forme d'énergie à la portée du praticien pourrait rentrer dans la précédente, la prise, sur un courant de ville, sur un secteur, ou une usine centrale, du courant nécessaire.

Envisageons successivement ces diverses sources d'énergie.

PILES VOLTAÏQUES

Les *piles primaires* comprennent les piles à un ou deux liquides :

Les *piles à un seul liquide*, ou voltaïques, très facilement *polarisables*, c'est-à-dire pouvant donner des courants secondaires en sens contraire du courant utile, doivent être éliminées d'emblée ; leur faible intensité et le grand nombre qui en serait nécessaire sont d'autres raisons de leur rejet. On n'est plus au temps — et encore au lendemain de leur découverte était-on heureux de le pouvoir faire — où Davy obtenait la lumière électrique avec des centaines d'éléments voltaïques.

Les *piles à deux liquides séparés* comprennent quelques types bien définis avec de nombreuses variantes augmentant soit leur intensité, soit leur commodité d'usage. Toutes ces piles sont basées sur l'action chimique, et la chaleur dégagée par les combinaisons nouvelles des corps mis en présence, énergie calorifique qui se transforme en énergie électrique.

PILE DE DANIELL

Dans la pile de Daniell, l'une des plus constantes, le vase poreux central contient le cuivre et le sulfate de cuivre ; le vase extérieur contient du zinc et de l'acide sulfurique ; il se forme du sulfate de zinc et de l'hydrogène, qui, réagissant sur le sulfate de cuivre, au contact du vase poreux, redonne de l'acide sulfurique et du cuivre [1] ; il n'y a donc pas ainsi, théoriquement, de *polarisation ;* il n'y a qu'un seul courant allant dans la pile du zinc au cuivre, et dans le circuit extérieur du cuivre au zinc. Le cuivre est appelé *pôle positif*, et le zinc *pôle négatif*. Pratiquement même, la polarisation dans la pile de Daniell est faible, et la durée du courant est considérable ; en revanche, sa force électromotrice est faible.

UNITÉS ÉLECTRIQUES : VOLT, AMPÈRE, OHM, WATT

La force électro-motrice est une pression ou encore une tension. On a même fait de cette tension de la pile de

[1] Voici les formules des réactions chimiques :

$$Zn + SO^3HO = ZnOSO^3 + H$$
$$H + SO^4Cu = Cu + SO^4H$$

Daniell l'unité de force électro-motrice qu'on a appelée le *volt*. On pourrait, si l'on veut, comparer les pressions électriques aux pressions des gaz et des liquides, c'est-à-dire le volt à l'atmosphère. Le volt est mesuré par le *volt-*

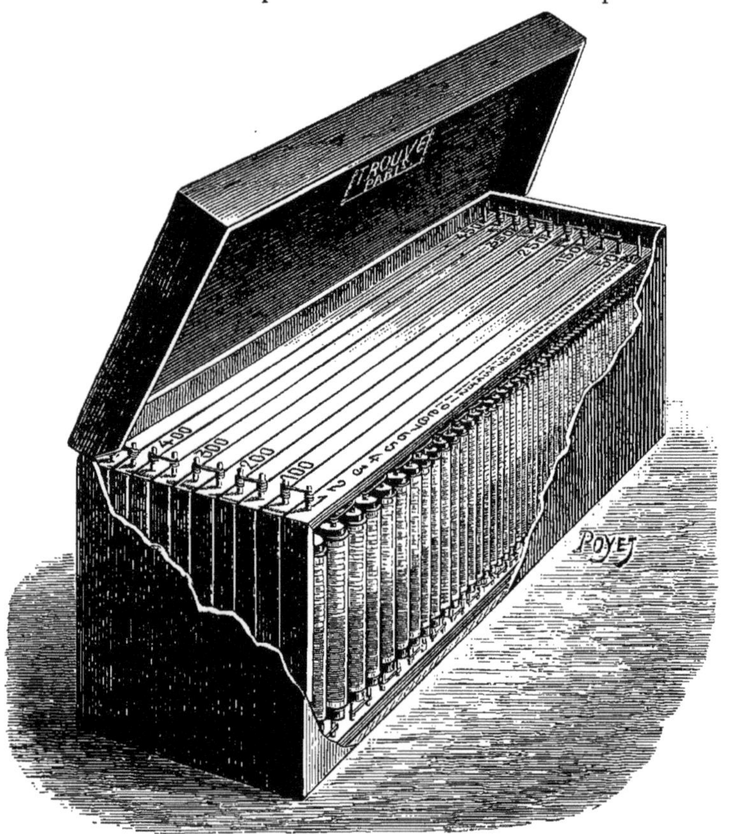

Fig. 11. — Pile humide Trouvé, de 500 couples, pour l'étalonnage et le contrôle des voltmètres.

mètre, appareil dont l'aiguille doit dévier de l'unité pour l'élément de pile étalon ; M. Trouvé a construit (*fig.* 11) un appareil de contrôle de voltmètres.

La *quantité* d'électricité émise par une pile ou une source quelconque est proportionnelle à cette pression ou voltage et à la résistance opposée au passage du courant. On pourrait calculer en un voltamètre le gaz électrolytiquement produit; mais, au lieu de litres qui évaluent le volume des liquides ou des gaz, on parlera, en électricité, d'*ampères*, et cette unité de volume, de quantité ou d'intensité électrique, correspondra au courant d'une pile de Daniell envoyé dans une colonne de mercure de $1^m,06$ de longueur sur 1 millimètre de section, cette colonne opposant au courant ce que l'on est convenu d'appeler l'unité de résistance, ou *ohm*.

L'ampère, qui est une unité, est donc le quotient du volt par l'ohm, deux autres unités ; ou mieux, l'intensité d'un courant est le quotient de sa force électro-motrice par sa résistance, ou :

$$I = \frac{E}{R}.$$

Le produit EI, ou *volt-ampère*, est la puissance de débit ; c'est le *watt* que mesurent plus ou moins bien les compteurs électriques usités dans les secteurs. C'est l'unité de vente de l'énergie électrique. Le *watt* est mécaniquement la 736e partie d'un cheval-vapeur, lequel équivaut à 75 kilogrammètres ; 1 kilogrammètre, qui équivaut donc à 9,81 watts, est la force nécessaire pour élever en une seconde un poids de 1 kilogramme à 1 mètre de hauteur. Mais toutes les machines, piles, dynamos,... ont des pertes, et ces données sont un peu théoriques.

TENSION ET QUANTITÉ

La tension d'un flux quelconque d'électricité se peut donc comparer, nous le répétons, à la pression d'un liquide dans une canalisation quelconque, et les comparaisons entre l'hydraulique et l'électricité se font de plus en plus : la matérialité de ce dernier fluide s'accusant et se démontrant. C'est la puissance avec laquelle les deux corps sur lesquels on a agi aux *pôles* tendent à se mettre en équilibre ; c'est le résultat de la différence de niveau ou de potentiel entre le réservoir et le robinet ; la partie la plus haute correspondant au pôle positif, la partie la plus basse au pôle négatif, le courant de liquide allant de haut en bas, comme le courant électrique de la partie la plus chargée d'électricité à celle qui en a le moins.

Nous avons comparé la quantité, ou intensité, au volume. Un volume de liquide passera d'autant plus vite que la canalisation dans laquelle il circule aura une plus grande section ; sinon, si la pression est considérable, il y aura destruction des conduites qui éclateront. En électricité, il en est de même ; les fils conducteurs qui devront supporter de grandes intensités, laisser passer beaucoup d'électricité ou d'ampères, devront avoir de grandes sections, devront être d'autant plus gros qu'ils seront soumis à un plus fort ampérage.

RÉSISTANCE DES FILS

La résistance des fils en *ohms* est donnée par la formule suivante :

$$R = \frac{L}{SC},$$

L étant la longueur des fils ; S, leur section ; et C, la conductibilité ou perméabilité à l'électricité, variable pour chaque métal dont l'unité est appelée *mho*, l'anagramme de *ohm*. La conductibilité du cuivre est de 50,1. On sait que le câble ordinaire des fils d'éclairage peut supporter 2 ampères par millimètre de section.

La résistance des fils s'ajoute à la résistance intérieure de la pile, quand on veut calculer l'intensité du courant, et la formule est :

$$I = \frac{E}{R + r};$$

ou

$$E = I(R + r),$$

r étant la résistance intérieure, et R la résistance des fils.

GROUPEMENT DES PILES : SÉRIE ET BATTERIE

Un seul élément de pile ne suffisant pas, on en prendra plusieurs, que l'on peut grouper de deux façons, en réunissant ensemble tous les zincs ou pôles négatifs et ensemble tous les cuivres ou pôles positifs, les derniers cuivres et les zincs réunis fournissant par un fil, pris sur chacun de ces assemblages, le courant définitif : c'est l'arrangement en *quantité*, en *surface*, ou en *batterie*. On peut encore réunir le zinc d'un élément au cuivre suivant, et ainsi de suite, le dernier zinc et le dernier cuivre, ainsi libres, fournissent le courant : c'est le groupement en *tension*, en *série* ou en pile. Si des éléments placés en série sont ensuite réunis par leurs pôles de mêmes noms, on a le groupement mixte ; ils forment en quelque sorte, si ce nombre des éléments est identique, une série de cascades identiques et superposées.

Pour n éléments en série, l'intensité sera proportionnelle à ce nombre, de même que la résistance intérieure; et la formule deviendra :

$$I = \frac{nE}{nr + R} = \frac{E}{r + \frac{R}{n}}$$

ou

$$nE = I(nr + R)$$

et ce groupement conviendra pour une grande résistance extérieure à vaincre (*fig.* 12).

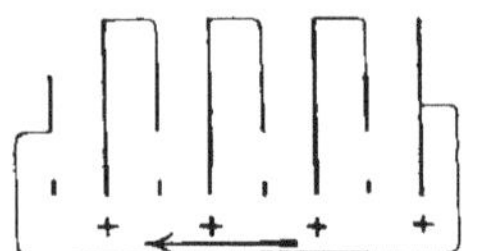

Fig. 12. — Arrangement en série.

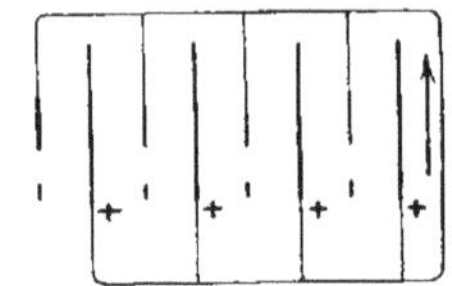

Fig. 13. — Arrangement en batterie.

Dans l'arrangement en batterie, la résistance intérieure est divisée proportionnellement au nombre des éléments (*fig.* 13), et l'on a :

$$I = \frac{E}{\frac{r}{n} + R}$$

ou

$$E = I\left(\frac{r}{n} + R\right).$$

Ces formules indiqueront donc au praticien non seule-

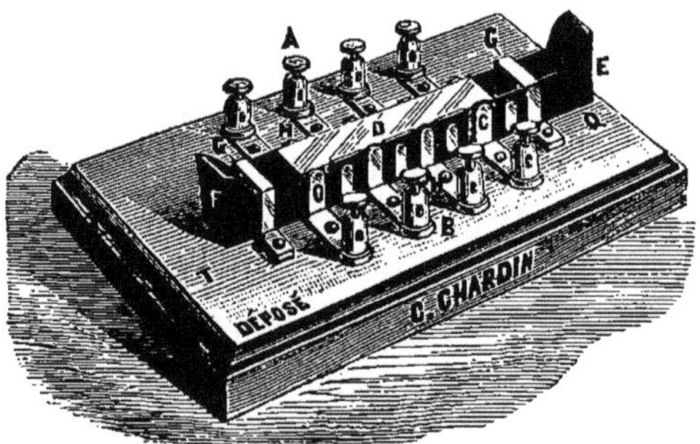

Fig. 14. — Combinateur. La partie D porte des armatures et relie à volonté, selon son sens dans la gaine EF, les éléments en tension ou en quantité.

ment le nombre d'éléments de pile, mais encore leur groupement. On peut avoir, au moyen de combinateurs spéciaux (*fig.* 14) joignant instantanément tous les pôles de mêmes noms ou alternativement de noms contraires le groupement en série ou le groupement en quantité.

Si celui-ci est mixte (*fig.* 15), on a :

$$I = \frac{nE}{\frac{nr}{n'} + R},$$

n indiquant le nombre des éléments en série, et n' le nombre de ces séries disposées en batterie ; c'est-à-dire que nous aurons n' fois des éléments (n) groupés par leurs pôles de noms contraires ; et ces séries de n éléments, groupées n' fois par leurs pôles terminaux de mêmes noms [1].

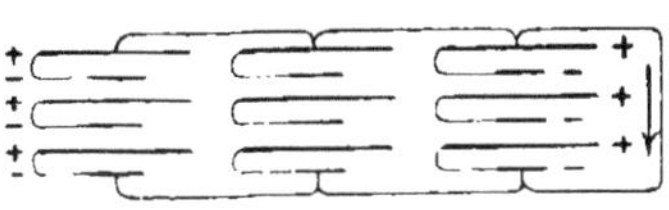

Fig. 15. — Arrangement mixte.

PILES DIVERSES

La pile de Daniell donne une faible et constante intensité. Les formules qui s'y appliquent, et dues à Ohm, sont générales, qu'il s'agisse de la pile de Daniell simple ou modifiée [suppression du vase poreux : les liquides, dissolution de sulfate de cuivre et eau acidulée se superposant par ordre de densité (*fig.* 16), pile Callaud], ou de toute autre pile. Son voltage est exactement de 1,079 volt et devient de 0,955, quand le zinc est plongé dans une solution de sulfate de zinc.

La pile de Grove diffère de la précédente par la nature de l'électrode positive (platine) et du liquide dépolarisant placé

[1] Nos figures schématiques représentent les piles diversement groupées et en *circuit fermé*, mais près des flèches on peut interrompre le fil et y placer une résistance extérieure R quelconque, sur laquelle le courant est destiné à agir.

dans le vase poreux (acide azotique). Bunsen y a remplacé le platine, dispendieux, par le charbon des cornues. Quant au pôle négatif, c'est toujours du zinc, mais du zinc amal-

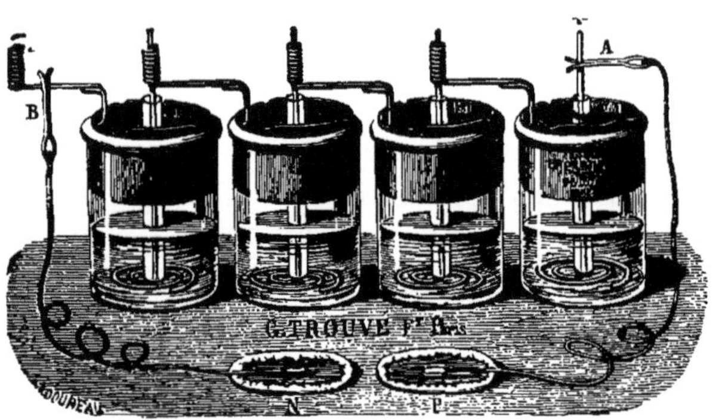

Fig. 16. — Pile Trouvé-Callaud au sulfate de cuivre.

gamé, quelque peu allié au mercure, qui évite certains courants secondaires dus aux impuretés du zinc.

La pile de Bunsen dégage des vapeurs acides ; son intensité est puissante, mais relativement momentanée ; aussi n'est-elle pas pratique en radiographie, où l'on opère dans un appartement et d'une façon intermittente. Le voltage est pour la pile de Grove de 0,936, et pour celle de Bunsen de 1,734.

La pile Leclanché, à 1,61 volt, utilisée pour les sonneries électriques, est formée d'un vase poreux, contenant des fragments de coke et de bioxyde de manganèse, avec du charbon de cornue comme électrode positive, et d'une solution concentrée extérieure de chlorhydrate d'ammoniaque, avec zinc amalgamé comme électrode négative. Le courant est trop irrégulier et facilement polarisable pour être employé. Cependant, on en fait des modifications heureuses, avec de grands zincs circulaires, à résistance intérieure très faible : élément Leclanché-Gaiffe (*fig.* 17) ; on a encore multiplié les zincs et les charbons pour augmenter en un même élément la surface des électrodes. La substance excitatrice est une solution au quart de soude caustique pure ; la substance dépolarisante, le bioxyde de manganèse, est placée entre des fils d'amiante, remplaçant le vase poreux des lames de charbon reliées à une tige de cuivre rouge, centrale, constituant le pôle positif et inattaquable aux alcalins. Nous parlerons encore, pour mémoire, vu sa faible intensité, de notre pile au sable, charbon de cornue, sel de cuisine et zinc. Dans le champ des piles Leclanché, à manipulations rares, la polarisation rapide étant supprimée — problème presque résolu — le praticien trouvera des éléments commodes pour la radiographie.

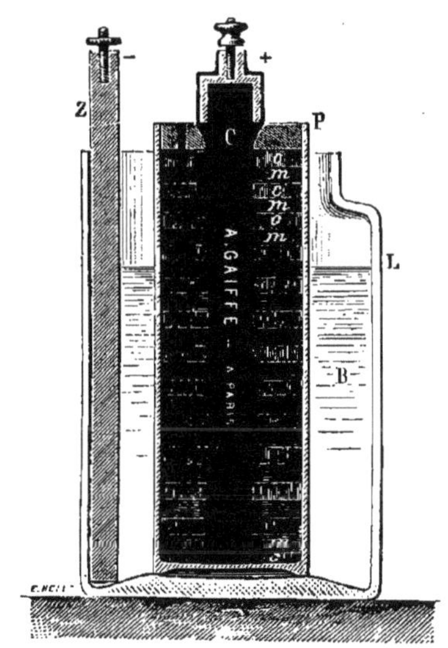

Fig. 17. — Élément Leclanché-Gaiffe.

PILES AU BICHROMATE

Mais, à l'heure actuelle, la meilleure pile primaire utilisable pour actionner la bobine radiographique, est la pile de Grenet, au bichromate de potasse, ou l'une de ses heureuses et nombreuses modifications.

La pile Grenet, ou pile-bouteille, contient deux lames de charbon, reliées ensemble à la partie supérieure et constituant le pôle positif, une lame de zinc négative et remontable à volonté pour ne tremper dans l'acide sulfurique que quand on veut produire le courant. L'eau acidulée contient également du bichromate de potasse[1]. Les liquides ne sont pas séparés dans la pile initiale la plus employée. Mais on l'a heureusement modifiée en ajoutant un vase poreux renfermant le zinc et l'eau acidulée, les lames de charbon étant extérieures, trempant dans une solution de bichromate de potasse ; un vase de grès vernissé renferme le tout. Ces piles sont les plus constantes.

D'autres modifications de la pile initiale, à un seul vase,

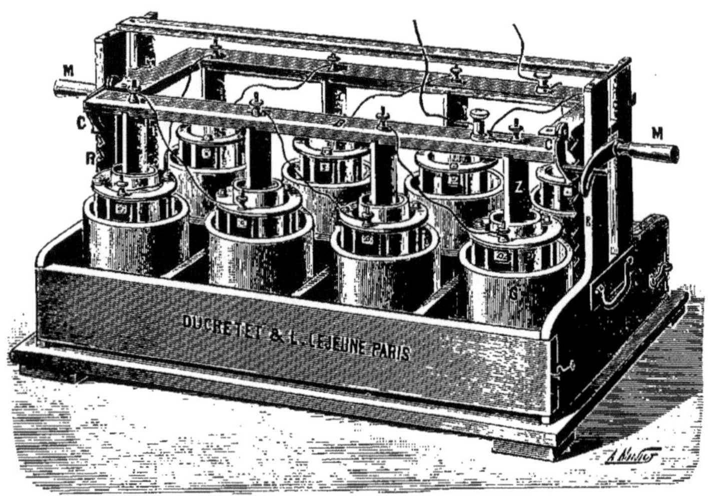

Fig. 18. — Pile Ducretet et Lejeune.

consistent à sortir facilement ces électrodes du liquide actif par un treuil, de sorte qu'on obtient pendant un grand

[1] La réaction chimique est :

$$KO,2CrO^3 + 4SO^3 + 3H = KOSO^3 + Cr^2O^3,3SO^3 + 3HO.$$

nombre d'heures un courant sensiblement constant, ce qui est précieux pour le médecin aimant peu la manipulation et ayant, du reste, peu de temps à y consacrer. On peut citer les divers modèles des constructeurs, de M. Radiguet, notamment, qui en a fait une pile pour usages domestiques utilisant les rognures de zinc ; de MM. Ducretet et Lejeune (*fig.* 18) (pile Fuller à deux liquides, au montage des charbons à

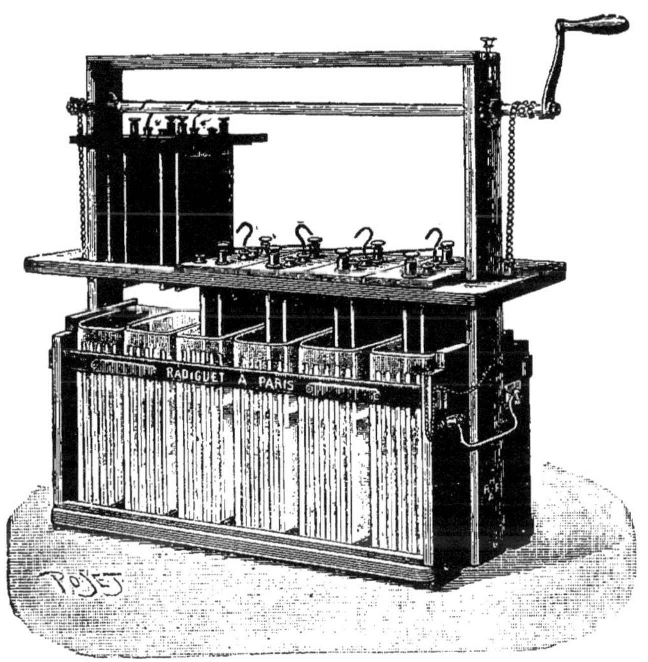

Fig. 19. — Batterie Radiguet.

contacts inoxydables, à système d'encliquetage). Les modèles Radiguet (*fig* 19 et 20) à deux liquides peuvent fonctionner trente à quarante heures à circuit fermé et ne s'usent presque pas à circuit ouvert; les cinq charbons de chaque élément plongent dans le vase extérieur, suspendus à une tige de maillechort et fixés chacun par un écrou sur une couronne de bois durci; chaque tige de maillechort des charbons est elle-même fixée à un cercle de maillechort placé entre les écrous et la couronne de bois; les vases poreux sont émail-

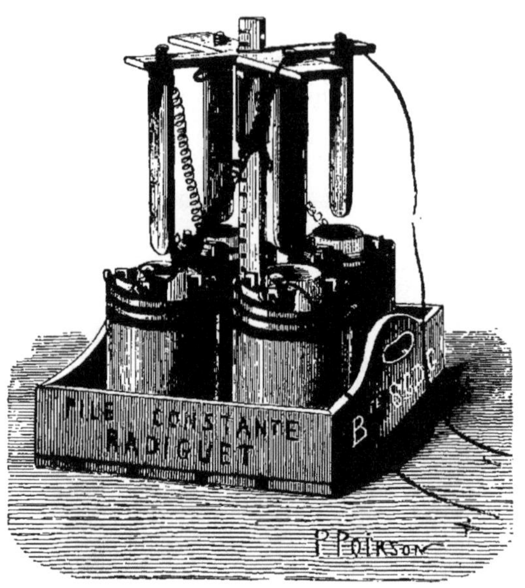

Fig. 20. — Pile constante Radiguet.

lés dans le haut, et les zincs qui y sont plongés sont très épais à leurs bases et amalgamés dans la masse; des fils souples relient entre eux les divers éléments. M. Ch. Chardin a également (*fig.* 21) un modèle depuis longtemps employé pour la cautérisation galvanique ou pyrogalvanique; le liquide monte par l'action d'une poire insufflatrice, au moment voulu, s'y maintient par la fermeture d'un robinet et redescend quand on ouvre celui-ci; les substances actives et les électrodes ne sont au contact, ne produisent de courant qu'au moment de l'action à obtenir.

La pile Trouvé, à douze charbons et six zincs, est également un ensemble groupé en tension et mobile dans le sens vertical, grâce à un treuil et une manivelle. On fait plonger les six éléments dans une auge en ébonite à la

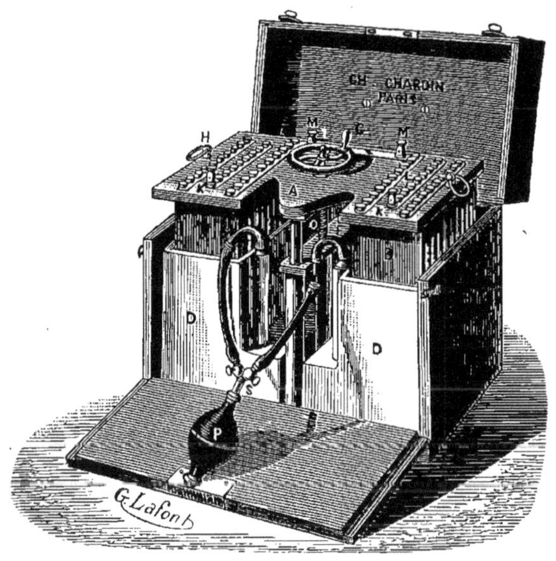

Fig. 21. — Pile au bichromate Chardin à insufflation.

profondeur voulue. La solution active a la formule suivante :

Eau..	8 litres
Bichromate de potasse pulvérisé..............	$1^{kg},0$
Acide sulfurique ordinaire....................	$3^{kg},600$

Les constantes calculées par M. Hospitalier sont :

$$E = 1,9 \text{ volt}, \qquad \text{et} \qquad r = 0,07 \text{ ohm}.$$

Le fonctionnement est de cinq heures avec un débit moyen de 10 ampères et un voltage de 10 volts environ.

M. Hospitalier a fait un dispositif dit *piles à cascades*,

où le liquide actif, arrivant neuf d'un récipient supérieur, circule, au moyen de tubes en verre, d'un élément à l'autre, placés sur une série de petits gradins, et arrive épuisé dans un réservoir inférieur.

D'autres systèmes, dits siphoïdes, sont munis de poires insufflatrices servant à faire le liquide neuf et à évacuer l'ancien.

Le praticien choisira à son gré parmi ces divers types de piles au bichromate de potasse ou de soude ; mais, à l'heure présente, ces piles sont, avec les éléments Daniell, les seules pratiques en radiographie pour qui désire n'employer que des piles primaires.

L'ÉLECTROLYSE. — POLARITÉS ÉLECTRIQUES ÉCHANGES DANS LES LIQUIDES

Nous avons signalé quelques réactions chimiques des piles; nous les retrouverons simplifiées dans les accumulateurs, mais, dans les tissus vivants, des actions chimiques se répercutant y produiront maintes réactions complexes. L'action se fait de proche en proche, comme si la molécule électrique se transportait matériellement, et elle porte avec elle des substances matérielles.

La réaction la plus simple qui se passe aussi en la pile est la décomposition de l'eau des tissus en ses éléments constituants, hydrogène et oxygène. Il y a un cheminement moléculaire portant l'hydrogène au contact du pôle négatif, et l'oxygène près du pôle positif. Il y a même là un moyen très simple de reconnaître la *polarité* d'un courant continu, quelle que soit son origine ; on place les deux fils conducteurs reliés aux pôles dans de l'eau simple, ou mieux, salée ou acidulée, car elle est alors meilleure conductrice: immédiatement un dégagement gazeux, abondant d'un côté, au pôle négatif, et peu apparent de l'autre, au positif. Le fil relié au pôle négatif, s'il est constitué par un métal attaquable, cuivre, fer, se décape, brille, alors que le positif s'oxyde et devient terne. On a fait des papiers pour reconnaître les pôles, et notre papier au sulfate de protoxyde de fer rougit, puis bleuit au pôle négatif; mais on peut ne pas avoir ces réactifs polaires, et l'on a toujours de l'eau; la polarité sera donc facile à déterminer par l'abondant dégagement gazeux du pôle négatif.

L'électrolyse des liquides, vu leur conductibilité, a fourni les premiers phénomènes constatés dans cette voie; c'est aussi le principe de certains compteurs électriques évaluant l'électrolyse de l'eau dans le voltamètre par le volume d'hydrogène dégagé par exemple et porté au pôle négatif [1]. Grotthus admit l'échange des atomes entre les molécules et l'existence d'éléments toujours libres ou *ions* prêts à se combiner soit à l'atome d'une molécule voisine, soit à la substance des électrodes. Van t'Hoff et Arrhenius complétèrent les idées de Grotthus.

Une expérience curieuse de M. Arons consiste à isoler en deux parties une auge électrolytique par une lame de verre percée d'un trou; si l'on ferme ce trou par une feuille de métal très mince, les phénomènes ne sont nullement modifiés. Il n'y a nulle polarisation pour une feuille d'or de

[1] Un courant, même en apparence parfaitement continu, a un certain degré de variabilité; aussi le calcul de l'unité d'intensité a-t-il été long. On a d'abord supposé le courant produisant 1 gramme d'hydrogène en une heure, puis le rapport de la quantité Q d'électricité au temps t. Et si i est l'intensité, k une constante, on a les formules suivantes.

$$Q = i \int_0^t kidt,$$

$$i = \frac{dQ}{dt}.$$

$0^{\mu},4$, de platine de 2^{μ}, d'aluminium de $0^{\mu},5$; au contraire, sur les deux faces du métal on trouve des traces de polarisation pour des épaisseurs supérieures à celles que nous venons d'indiquer, et d'ailleurs variables avec les métaux. Les *ions* libres traversent donc des septum métalliques minces ; ces transports, ces pénétrations électrolytiques, nous permettront de comprendre d'autres phénomènes analogues (p. 134).

ÉLECTROLYSE DES SOLIDES ET DES GAZ

Pendant longtemps on crut à l'infaillibilité des lois de Faraday, et on n'admit que dans les liquides la possibilité de l'action électrolytique. C'était nier les décompositions organiques obtenues dans l'organisme humain par Ciniselli, dès 1860 : ce savant italien ayant prouvé qu'il se faisait à l'électrode positive un dépôt adhérent et de nature acide, et à l'électrode négative un dépôt nullement adhésif et de nature alcaline.

Il existe entre les liquides et les solides des transitions représentées par l'état gluant ou visqueux de certains corps. Une simple question de température influence la cohésion et amène le corps de l'état solide à l'état liquide. M. Walthère Spring a formé des alliages dans une couche d'une certaine épaisseur au contact de deux métaux, bien au-dessous du point de fusion de chacun d'eux ; une pénétration réciproque se produit à la surface de contact et fait disparaître toute limite tranchée entre les deux blocs bien différents et séparés à l'origine. M. Roberts-Austen a également diffusé de l'or dans le plomb bien au-dessous de la température de fusion de ce métal.

L'électrolyse s'effectue donc sans même que la température soit en cause. On fait également traverser un courant en isolant le verre par une élévation de température bien inférieure à sa fusion.

L'électrolyse des gaz est récente. Elle nous aidera à comprendre les phénomènes dans les gaz raréfiés dont nous aurons longuement à parler plus tard. Dans ses *Radiations nouvelles*, M. Guillaume cite le récent travail de M. J.-J. Thomson.

Un tube en **U**, d'une ouverture aussi faible que possible, reçoit le gaz à examiner. Les extrémités de ce tube recourbées à angle droit, de manière à rester parallèles entre elles, portent les électrodes, et peuvent être amenées dans le champ d'un spectroscope, qui servira à l'analyse des produits de l'électrolyse. La décharge est fournie par une bobine de Ruhmkorff.

« Prenons, comme type des expériences, celles qui ont été faites sur l'acide chlorhydrique [1]; elles présentent l'avantage de donner deux spectres bien nets, l'un rouge, correspondant à l'hydrogène, l'autre vert, produit par le chlore.

« Le gaz étant à une faible pression dans le tube, les premières décharges l'éclairent en gris verdâtre ; puis peu à peu, le phénomène change, l'anode s'entoure d'une auréole d'un beau vert, tandis que le gaz prend une teinte rouge autour de la cathode. L'intensité des deux colorations augmente graduellement, puis les deux couleurs pénètrent l'une dans l'autre, s'estompent, et, finalement, la teinte rouge domine dans toute la longueur du tube, montrant qu'il s'est produit une diffusion, et que l'hydrogène participe à la décharge.

[1] Cet acide peut se former par détonation par la lumière ultra-violette, agissant sur un mélange d'hydrogène et de chlore; les rayons de Rœntgen n'ont pas cette action.

« Une autre expérience, dont le résultat est en quelque sorte contraire à celui que nous venons d'indiquer, consiste à introduire d'abord de l'hydrogène pur dans un tube, en vérifiant que son spectre s'y trouve seul, sans aucune trace d'un spectre étranger ; puis, à ajouter au contenu du tube une très petite quantité de chlore. Au bout d'un instant, les décharges révèleront la présence du chlore à l'électrode positive, tandis que l'autre ne montre que le spectre de l'hydrogène. En renversant le courant, on voit les spectres se fondre l'un dans l'autre, après avoir brillé pendant quelques secondes d'un vif éclat, et, enfin, les gaz ont échangé leurs places respectives par transports opposés. Ce renversement peut se reproduire un nombre de fois indéfini.

« Ces deux expériences, diffusion des produits de l'électrolyse et transport constant des gaz introduits séparément dans le tube, nous montrent que ces corps existent à deux états différents suivant leur provenance. »

Nous retrouverons souvent, dans le domaine électrique, ces actions de transport moléculaire, et nous en verrons l'utilisation thérapeutique et surtout radiographique.

CHAPITRE III

LES SOURCES D'ÉNERGIE ÉLECTRIQUE

§ 2. — LES ACCUMULATEURS

Polarisation. — Accumulateur Planté. — Potentiel, quantité, rendement. — Accumulateurs divers. — Entretien et charge des accumulateurs. — Charge sur le secteur et rhéostats.

POLARISATION

Les *accumulateurs*, ou *piles secondaires*, diffèrent des piles primaires en ce sens que, s'ils se passent bien en leur sein des réactions chimiques comme dans les premières, ces réactions sont de l'énergie accumulée, à eux confiée par des sources extérieures d'énergie.

Nous avons parlé déjà de la *polarisation* sans la définir ; nous l'avons présentée, en les piles primaires, comme un danger, comme une formation secondaire de courants agissant en sens inverse du courant principal et diminuant son intensité. Nous avons vu qu'il se formait, par l'action de l'acide sulfurique sur le zinc, de l'hydrogène tendant à se porter, à l'état gazeux, sur le charbon ou le cuivre, et là, il formerait un vernis isolant ; aussi absorbe-t-on cet hydrogène par des liquides dépolarisants ou oxydants, formant avec l'oxygène qu'ils abandonnent de l'eau inerte. Si l'on vient à isoler cet oxygène et cet hydrogène appelés à se combiner, puisqu'on les dirige l'un vers l'autre pour les combiner, il se formera un courant, dit de polarisation, parfaitement utilisable. M. Planté eut, en 1860, l'idée d'employer cette propriété pour mettre en quelque sorte en réserve une certaine quantité d'électricité.

ACCUMULATEUR PLANTÉ

« En principe, l'accumulateur Planté se compose d'un vase contenant de l'acide sulfurique dilué et de deux lames de plomb plongeant dans le liquide.

« Sous l'influence du courant primaire (de la pile ou de la dynamo), l'eau est décomposée, l'oxygène se dégage sur la lame positive, se combine avec le plomb, en forme du peroxyde de plomb, tandis que l'hydrogène se porte sur l'autre électrode (où il s'absorbe en rendant le plomb spongieux). Les deux électrodes sont alors dans un état électrique différent, et, par suite, susceptibles de donner naissance à un courant.

« Si donc on interrompt les communications avec la source d'électricité, et si l'on ferme le circuit de l'accumulateur sur une résistance extérieure, on constate la production d'un courant allant de la plaque oxydée à la plaque polarisée ; ce courant est dû à la reconstitution de l'eau d'abord décomposée et à la réduction du peroxyde de plomb à un état inférieur d'oxydation. Ces actions chimiques fournissent le courant secondaire[1]. »

Mais il en est ici de la théorie comme il en est souvent en pratique : ce qui paraît très simple à obtenir est extrê-

[1] *L'Éclairage à l'électricité*, par H. Fontaine.

mement long et difficile dans la réalité. Aussi, que de tentatives pour avoir rapidement de vieux accumulateurs, ceux-ci étant d'autant meilleurs qu'ils ont été plus souvent chargés et déchargés, qu'est devenue plus spongieuse la lame négative qui doit absorber tout l'hydrogène gazeux que fournit la décomposition de l'eau acidulée. Il faut souvent de longs mois pour qu'un accumulateur Planté puisse être utilisé. En outre, son poids est énorme. On a pu calculer qu'un cheval-heure ne pouvait être fourni que par un accumulateur de 60 kilogrammes (huit fois moins qu'un cheval en chair et en os), pour un rendement de 60 0/0.

Les tentatives ont donc porté sur la réduction de poids et la réduction de durée.

M. Planté a diminué la durée en changeant par intervalles le sens du courant primaire sur le courant secondaire, en chauffant les bains de formation, en décapant profondément les lames par leur immersion pendant quarante-huit heures dans de l'acide azotique, étendu de la moitié de son poids d'eau.

POTENTIEL. — QUANTITÉ. — RENDEMENT

La force électro-motrice du potentiel est, aussitôt la charge, de 2,5 volts, puis, deux minutes après, descend à 2,10 volts, et reste pendant les deux tiers de la décharge un peu supérieure à 1,9 volt.

La quantité totale d'électricité emmagasinée peut être, pour un couple bien formé, de 10 ampères-heure par kilogramme de plomb. A la décharge, quand celle-ci suit immédiatement la charge, on retrouve 89 à 90 0/0 de la quantité d'électricité donnée.

La décharge lente est préférable; la décharge brusque, et surtout la décharge presque instantanée en *court circuit*, sont très préjudiciables aux accumulateurs : les plaques se courbent alors, s'incurvent, se touchent et se déchargent seules. La recharge devient difficile, et souvent l'accumulateur est perdu. Le débit au régime normal, calculé pour dix heures par exemple, pourra être doublé ; mais en trois ou quatre heures les accumulateurs seront vidés.

Le rendement moyen, pour des accumulateurs bons, bien traités et normalement déchargés est de 75 0/0 en énergie et 85 0/0 en quantité.

ACCUMULATEURS DIVERS

Tous les accumulateurs dérivent du système Planté ; mais les uns sont formés lentement, les autres reçoivent des sels additionnels dans des espaces quadrillés, d'où la division en *accumulateurs à formation directe* et en *accumulateurs à formation artificielle*. M. Faure a construit des plaques percées de trous ou quadrillages en plomb fondu, dans lesquels on comprime (*pastilles*) du minium, de la litharge, du plomb réduit ou un sel de plomb : c'est le *type Faure-Sellon-Volckmar* (1882). L'accumulateur Pisca est mixte, en ce que la plaque positive rainée a les qualités de la plaque épaisse en plomb pur, donc à formation Planté, et la négative est à pastilles, c'est-à-dire à formation Faure.

On fait également des plaques en poudre de plomb, très poreuses par suite, et de formation rapide et facile.

Les boîtes peuvent être en bois ou en ébonite (accumulateurs de l'Electrical Power Storage C°, 1888), en métal et d'une seule pièce (accumulateurs Dujardin, 1890).

Les plaques peuvent être rainées, jumelles, ou soudées sur barres qui servent à suspendre les plaques supportées ainsi extérieurement (accumulateurs Gadot et Pisca, 1893).

Les accumulateurs Tudor sont du genre Planté à formation rapide et à nervures horizontales nombreuses, et il en existe depuis peu de petits éléments de laboratoire (4 volts et 5 à 6 ampères-heure) d'un poids acceptable, surtout comparé à celui de leurs grands éléments (880 kilogrammes pour 2.800 ampères en dix heures)[1].

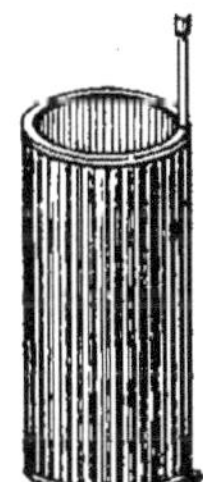

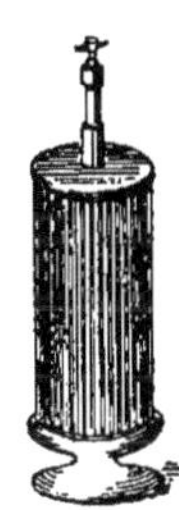

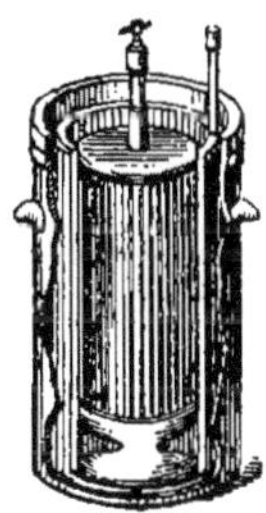

Fig. 22. — Accumulateur Peyrusson. Négatif, — Positif, — Elément complet.

Les accumulateurs Peyrusson (*fig.* 22) ne craignent pas les courts circuits : les plaques positives et négatives ne peuvent communiquer ensemble intérieurement et, par suite, se décharger insidieusement. Ils présentent une grande surface électrique sous un minimum de poids, grâce aux nombreux replis des lames : chaque pôle est, en effet, constitué par une tige centrale autour de laquelle rayonnent de nombreux feuillets plombiques constituant une surface considérable.

Les accumulateurs Blot, dits à *navettes* (*fig.* 23), ont également une grande surface, grâce à leurs multiples replis; ils

[1] Exposition de Rouen, 1896.

sont du genre Planté pur, ce qui assure un contact intime de la matière active avec son support de plomb, ce qui n'a pas toujours lieu avec des sels surajoutés. Les régimes de charge et de décharge sont très élastiques, et les courts circuits, comme chez les précédents, ne les altèrent pas. Le

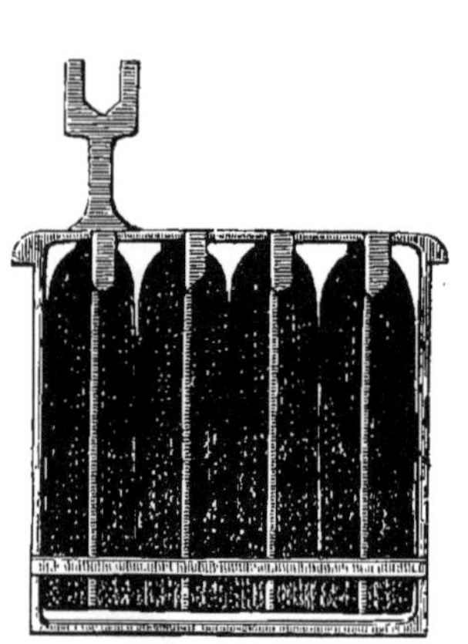

Fig. 23. — Plaque d'accumulateur Blot.

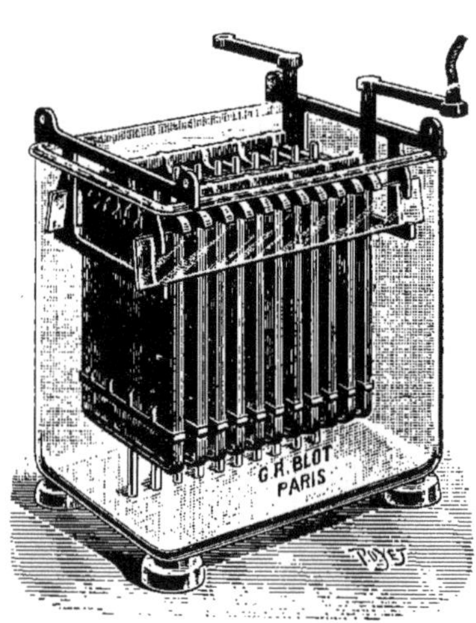

Fig. 24. — Accumulateur Blot monté.

kilogramme d'électrodes mesure un développement en surface de 33 décimètres carrés ; aussi la densité du courant au régime de l'ampère au kilogramme d'électrode est de 0,033 ampère par décimètre carré. Les électrodes sont imperméables [1] (*fig.* 24).

Tous ces accumulateurs sont très lourds, car une faible partie du poids du plomb seulement est utile ou électrolysé. M. Peyrusson qui a, comme M. Blot, augmenté la surface

[1] Communications du Dr A. d'Arsonval, membre de l'Institut, à la Société française de Physique, le 20 décembre 1895 ; à la Société Internationale des Electriciens, le 8 janvier 1896 ; — et mémoire du Dr Foveau de Courmelles, rapporteur général du groupe IX à l'Exposition de Rouen, 1896.

active, a calculé que, dans beaucoup d'accumulateurs, un vingtième du poids du plomb était à peine intéressé [1].

Les accumulateurs Fulmen sont très légers, ne pesant que 20 ou 30 kilogrammes par cheval-heure. La batterie Trouvé, formée de petits éléments, est portative (*fig.* 25);

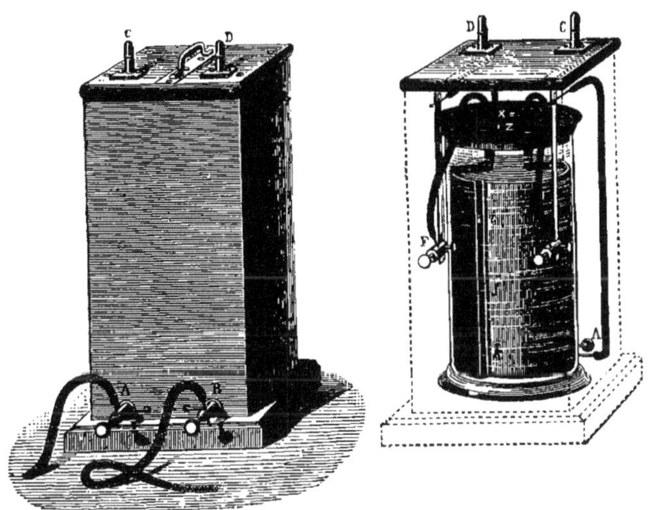

Fig. 25. — Accumulateur portatif Trouvé.

tous les constructeurs médicaux ont dû, pour les opérations au domicile des malades, satisfaire à ce desideratum de faible poids demandé par le médecin. Cette diminution de poids, si désirable pour l'industrie et l'automobilisme, ne l'est pas moins pour le médecin désirant opérer chez le malade, soit pour la galvanocaustique thermique, ou mieux, pyrogalvanie, soit pour la radioscopie ou la radiographie.

[1] Un courant ayant une intensité de 1 ampère, traversant un bain pendant une heure, électrolyse $3^{gr},858$ de plomb. La quantité de plomb intéressée sur chaque électrode par un courant de 1 ampère-heure sera donc de $3^{gr},858$, et, par suite, de $7^{gr},716$ pour les deux électrodes. Pour obtenir un travail théorique d'un cheval-heure, il faut donc $7.716 \times 385 = 2^{kg},894$ de plomb, ou environ $3^{kg},1$ de plaques, en tenant compte de l'oxydation de la plaque positive.

ENTRETIEN ET CHARGE DES ACCUMULATEURS

Supposons maintenant le praticien en possession d'une batterie d'accumulateurs chargés à point — la charge exigeant une certaine difficulté[1] — et qu'il s'agit d'entretenir.

La charge se fera par des piles primaires ou une machine dynamo ou un secteur. Le praticien emploiera de préférence les piles primaires ou le secteur.

Le liquide remplissant les éléments des piles secondaires sera de l'eau distillée acidulée à l'acide sulfurique pur, et surtout exempt d'arsenic ; il aura une densité de 1,22 (26° Baumé) au moment où les éléments sont complètement chargés.

Ce liquide, destiné à être chimiquement décomposé, *électrolysé*, dédoublé en hydrogène et en oxygène, est appelé l'*électrolyte.* Il doit avoir un niveau constant, dépassant d'environ 3 centimètres le bord supérieur des électrodes ; on ajoute, selon sa densité forte ou faible, de l'eau distillée ou de l'eau acidulée. Dans les appartements, pour empêcher l'évaporation, en même temps que les dégagements gazeux, on met une légère couche d'huile à la partie supérieure.

Un courant variable peut servir à la charge, mais son voltage ne doit pas dépasser le maximum de chaque type d'élément, variable entre 1,80 et 2,5 volts. L'accumulateur est chargé lorsqu'en le frappant légèrement on entend ou on voit de grosses bulles montant à la surface du liquide.

[1] Un accumulateur Peyrusson neuf, par exemple, doit recevoir son liquide et être *retourné*, c'est-à-dire recevoir cinq fois sa capacité, avant de donner la moindre décharge. S'il est de 100 ampères-heure, il en devra recevoir 500 ; soit, pendant trente heures, $16^A,5$ à l'heure.

On ne doit que rarement *surcharger* les accumulateurs et encore ne le faire qu'après un repos prolongé ou une décharge exagérée. Il y a avantage à utiliser de suite la charge de l'appareil, c'est-à-dire à la faire suivre de la décharge, laquelle doit être arrêtée quand le voltage aux bornes est descendu à 1,80 volt. Les appareils doivent être rechargés de suite, et en égale quantité, ce que l'on constate par un égal dégagement de gaz en chaque élément.

Quatre éléments Bunsen grand modèle peuvent charger seize accumulateurs de 30 ampères-heure. Les piles Daniell, ou mieux, au bichromate, peuvent être également employées.

CHARGE SUR LE SECTEUR ET RHÉOSTATS

Pour la charge sur le secteur, on peut employer divers moyens : si le secteur donne, comme la Compagnie Edison par exemple, un courant de 110 volts, et que l'on ait une batterie de huit accumulateurs à charger (16 à 20 volts), on

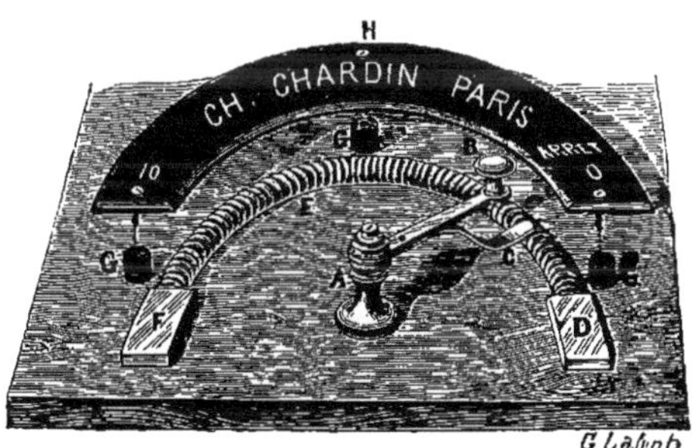

Fig. 26. — Rhéostat simple.

interposera sur le trajet du courant des rhéostats variés. Ces rhéostats seront de deux sortes : formés de fils métalliques enroulés, en maillechort (*fig.* 26), en ferro-nickel, en

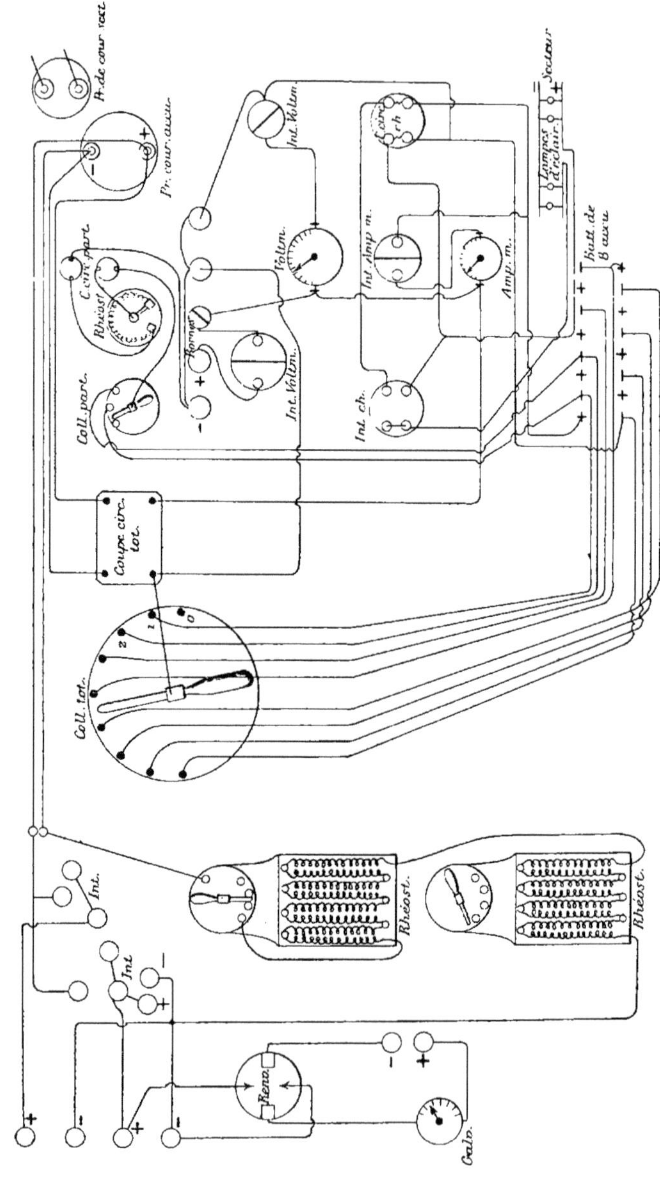

Fig. 27. — *Dispositif Foveau de Courmelles (charge économique des accumulateurs pour pyrogalvanie et radiographie).*

argentan ; ou constitués par des lampes à incandescence. Les accumulateurs seront placés en tension, sur l'un seulement des fils conducteurs, celui-ci s'entr'ouvrant en quelque sorte pour aller, par son pôle positif, au pôle positif du premier accumulateur, traverser la batterie, sortir par le négatif du dernier élément, et ainsi revenir au même fil de ligne (*fig.* 27)[1].

Si l'on emploie des rhéostats métalliques ou des lampes inutiles, on consomme sur les 110 volts 90 volts absolument perdus,... sauf pour le secteur. D'autre part, si l'on place les accumulateurs à la sortie du compteur, avant que le courant passe dans les lampes de l'appartement, habité par le praticien par exemple, il en peut résulter deux inconvénients : le premier, de diminuer l'éclairage ainsi rendu insignifiant, car une diminution de 20 volts a une action considérable d'atténuation lumineuse ; le second, si le compteur, comme presque toujours, pour n'être pas dérangé par les visites des employés de la Compagnie d'éclairage électrique est placé à la cuisine, il faut alors une ligne supplémentaire, parfois coûteuse à établir, pour aller du comp-

[1] La batterie de huit accumulateurs placés en tension est reliée, d'une part et à volonté, pour la charge, au *secteur* par un *interrupteur* et un *coupe-circuit* de charge ; à un *collecteur total* envoyant tout ou partie de leurs charges, à travers deux grands rhéostats, à l'inducteur de la bobine à radiographie, ou à deux bornes où se branche un galvanocautère (pyrogalvanic), ou par deux éléments seulement à un *collecteur partiel*, à droite, où est fixé à demeure un galvanocautère pour les petites applications courantes, avec *rhéostat* particulier, interrupteur de voltmètre et *coupe-circuits* particuliers. Les prises femelles de courant placées à droite permettent sur les *mêmes* grands rhéostats l'utilisation séparée des courants du secteur ou des accumulateurs. Une *seule* fiche mâle branchant à volonté l'un *ou* l'autre de ces courants rend impossible la distraction du praticien qui autrement les pourrait superposer ; un *coupe-circuit total* pour les huit accumulateurs et *deux coupe-circuits partiels* pour les deux accumulateurs séparés étant là encore par surcroît de précaution. Le *voltmètre* et l'*ampèremètre*, munis d'*interrupteurs* multiples, permettent de mesurer à volonté l'énergie électrique des courants du secteur, de tout ou partie des huit ou des deux accumulateurs.

Les usages médicaux ordinaires se peuvent obtenir à gauche par une ligne particulière utilisant le collecteur total, les grands rhéostats, le *renverseur* des pôles et le *galvanomètre*, et donnant à volonté un courant fort ou faible (plusieurs ampères ou quelques milliampères).

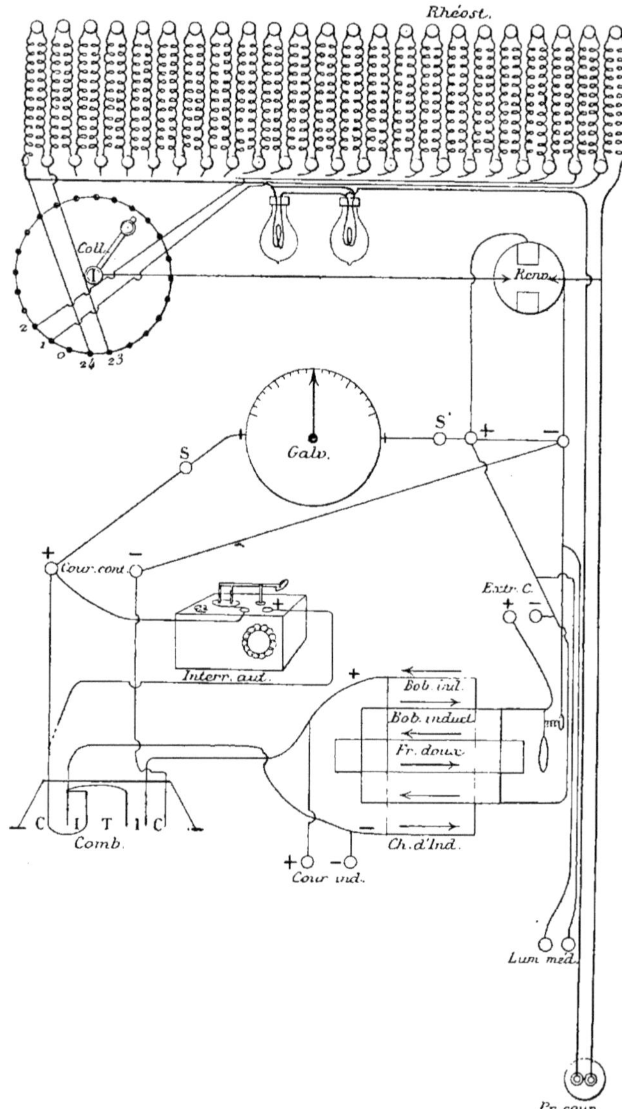

Fig. 28. — *Tableau rhéostatique mural Foveau de Courmelles (Utilisation du secteur pour courants radiographiques et médicaux).*

teur au cabinet de l'opérateur. Aussi ai-je cru pratique et économique d'opérer personnellement ainsi : Dans la pièce où se trouvent mes accumulateurs, passe toute une ligne d'éclairage servant à cette pièce et à deux autres voisines (*fig.* 27). Là, le courant est pris, passe par les accumulateurs et va ensuite aux lampes destinées à éclairer la pièce, aux prises de courant servant à faire tourner mes moteurs de machines à électricité statique et à courants sinusoïdaux, ou à actionner les tableaux rhéostatiques muraux qui me fournissent les courants continus galvano-faradiques ou induits[1]. Ces tableaux ont des fils très fins, par suite extrêmement résistants, et c'est un courant de dérivation des lampes qui traversent les rhéostats et s'y réduisent; en les formant de fils plus gros, on les peut faire servir directement à l'utilisation du secteur pour la bobine (*fig.* 28)[2]. Les lampes à incandescence de ces pièces sont de 90 volts pendant la charge, et leur lumière ne subit pas d'atteinte de l'emprunt de 20 volts de courant fait par les accumulateurs. Quand les lampes brûlent, elles chargent ces derniers ; de

[1] Communications aux Congrès de l'Association française pour l'avancement des Sciences, Tunis-Carthage ; et de Médecine interne de Nancy, 1896. — *Revue d'Andrologie et de Gynécologie*, 15 mai et 15 octobre 1896 ; — et *in extenso*, *Bulletin de l'Académie Royale de Médecine de Belgique*, séance du 27 mars 1897.

[2] Le courant peu diminué en des rhéostats faibles sera radiographique, c'est-à-dire suffisant pour l'inducteur de la bobine. Des rhéostats très fins, par suite très résistants, où le courant vient en dérivation de lampes à incandescence, changeables à volonté, donneront une intensité minime facile à graduer par le *collecteur* interposant plus ou moins de résistances, et par les lampes dont l'ampérage peut être choisi, selon les expériences ou besoins physiologiques, physiques ou médicaux, que l'on demande à l'appareil. On a ainsi tout d'abord le *courant continu* médical, avec *renverseur* de pôles ou de sens, utile en électrolyse, ou de *lumière médicale* pour les cavités organiques. Le premier est mesuré par le *galvanomètre* apériodique. En dehors du circuit de celui-ci est le courant envoyé à un mouvement d'horlogerie (*interrupteur automatique*) donnant les courants *galvano-faradiques* au rythme et à l'intensité désirés; de même le courant envoyé au chariot d'induction où l'on peut recueillir à volonté le *courant induit* et l'*extra-courant*. Un *combinateur* permet sans changements de fils de recueillir l'un ou l'autre de ces courants, voire de les combiner entre eux. En S et S' on peut brancher les fils amenant un courant quelconque et utiliser ainsi, sans le déplacer, le galvanomètre de l'appareil.

même, quand tourne un moteur, ou enfin quand un malade est électrisé d'une façon quelconque.

Quand les accumulateurs sont chargés, on remplace les lampes à 90 volts par 110 volts, et un interrupteur spécial empêche l'arrivée du courant de ville aux accumulateurs, sans mettre ceux-ci en court circuit. Pour le praticien, radiographiant ou faisant de la haute fréquence, en un mot utilisant tous les jours ses accumulateurs, le changement des lampes est inutile, et les éléments peuvent être constamment disposés comme pour la charge, tout en ne se chargeant cependant que quand brûle une ou plusieurs lampes, ou qu'un moteur tourne, ou qu'une électrisation quelconque se fait.

C'est là un procédé économique, encore déclaré impossible en maints ouvrages [1], mais qu'après de patientes recherches je suis arrivé, cela depuis plusieurs années, à rendre simple et pratique, et qui est à la portée de tous les praticiens utilisant les secteurs.

[1] *La Revue scientifique et industrielle de l'année*, par J.-L. Breton, pp. 58 et 59.

CHAPITRE IV

LES SOURCES D'ÉNERGIE ÉLECTRIQUE

§ 3. — LES MACHINES DYNAMO-ÉLECTRIQUES

Transformation mécanique de l'énergie et induction. — Principe des machines et groupement. — Transformateurs : Courants continus, alternatifs, polyphasés et de haute fréquence. — Transformateurs divers.

TRANSFORMATION MÉCANIQUE DE L'ÉNERGIE ET INDUCTION

Les machines dynamo-électriques transforment le mouvement en courants. Une force motrice les actionne, force naturelle, moteur à eau, à gaz, à vapeur... Et l'énergie se transforme. Ce n'est pas là un procédé commode pour le praticien, auquel nous tenons surtout à être utile. Nous lui avons supposé le secteur d'une compagnie, — et ce cas devient de plus en plus fréquent ; — mais il en peut être dépourvu, il peut encore désirer savoir l'origine du courant de ce secteur, ou pouvoir l'obtenir par d'autres forces à sa portée ; aussi allons-nous exposer rapidement les principes des machines dynamo-électriques.

Ces machines coûtent moins cher, pour un meilleur rendement, que les piles primaires.

Elles reposent sur l'*induction*, c'est-à-dire sur l'action à distance d'aimants ou de courants sur des masses ou mieux des fils de cuivre se déplaçant. Les expériences de

Gambey (1824), d'Arago, Babbage et Herschel et surtout de Faraday, ont créé cette modalité électrique. La sortie ou l'entrée d'une bobine de fils dans une autre électrisée par un courant développe dans la première bobine des courants dits induits; c'est ainsi que Faraday en a montré l'existence; si l'on fait s'effectuer automatiquement ces mouvements d'entrée ou de sortie de la bobine influencée, et qu'on en recueille les effets, on a ainsi l'appareil à courants alternatifs le plus simple.

PRINCIPE DES MACHINES ET GROUPEMENT

Il suffit de faire tourner soit des fils de cuivre en présence d'aimants ou de courants, soit ces aimants ou ces courants en présence de fils de cuivre. On fait des bobines de ces fils, on en réunit les extrémités à une pièce spéciale fixée sur l'axe du système tournant et appelée *collecteur;* là, viennent frotter deux *balais* de fils de cuivre qui recueillent le courant et l'envoient à son lieu d'utilisation. Les variations d'intensité du courant *inducteur* magnétique ou électrique ont leurs répercussions dans les fils de l'*induit* formé des bobines qui en subissent plus ou moins l'action, selon qu'en leur rotation elles s'approchent plus ou moins du courant agissant. Les aimants ou les courants ont été remplacés par des électro-aimants à bobines presque toujours fixes, et où il reste suffisamment des traces d'actions antérieures (*magnétisme* rémanent, *hystérésis*) pour réagir ensuite et provoquer dans les bobines induites un courant dont l'intensité va augmenter jusqu'à un maximum dépendant de la vitesse de rotation de la machine et qui peut être recueilli de façon à n'avoir qu'un même sens, à être *continu.*

L'enroulement des fils se fait de diverses manières. En *série*, les bobines inductrice (*fig.* 27, p. 74) et induite, ou l'inducteur et l'induit, comme on dit d'ordinaire, — sont dans le même circuit ; le courant qui part de l'induit passe d'abord dans le collecteur, puis dans l'inducteur, puis dans le circuit extérieur, et revient enfin au collecteur. En *dérivation* (dynamo-shunt) (*fig.* 27, p. 74), on prend une partie du courant principal fermé obtenu en série et qui a traversé les bobines de l'électro-aimant, lesquelles doivent être en fil long et fin. En *compound*, l'enroulement est mixte, et l'inducteur a deux bobinages, un de gros fil en série, un de fil fin en dérivation.

On peut varier — et on l'a fait — à l'infini ces enroulements. On a, ou non, un noyau de fer dans l'induit et destiné à augmenter son action. Les bobinages en fils gros et courts produisent une intensité considérable, tandis que ceux en fils fins et longs fournissent plus de voltage.

Le type des machines à courant continu, qui a d'ailleurs devancé industriellement celles à courant alternatif, a succédé aux machines magnéto-électriques, peu pratiques, de Clarke, de Pixii... La première — encore employée avec succès — est la machine de Gramme. L'induit est enroulé en forme d'anneau autour d'un noyau circulaire en fil de fer doux.

Les machines à courants alternatifs sont celles dont le courant change de sens périodiquement, avec une grande rapidité, telle qu'il n'existe, dans les effets produits, nulle conséquence de l'interruption. Le courant produit est de haute tension et peut être transformé pour les distributions de lumière, par exemple ; si on l'emploie directement pour une bobine, il faudra, pour ne pas détériorer les tubes à vide, supprimer l'un des courants, de façon à avoir une polarité constante.

La bobine de Ruhmkorff donne des courants alternatifs ; c'est un transformateur particulier, muni de pièces délicates et fragiles, que n'a pas l'ordinaire transformateur à courants alternatifs ; nous aurons d'ailleurs à en parler longuement.

TRANSFORMATEURS A COURANTS CONTINUS, ALTERNATIFS, POLYPHASÉS ET DE HAUTE FRÉQUENCE

Les *transformateurs* sont généralement des machines dynamo-électriques transformant un courant alternatif en courant continu, ou encore en un autre courant alternatif ou continu de faible voltage et de haute intensité, qui exigerait des conducteurs énormes et coûteux, en un courant

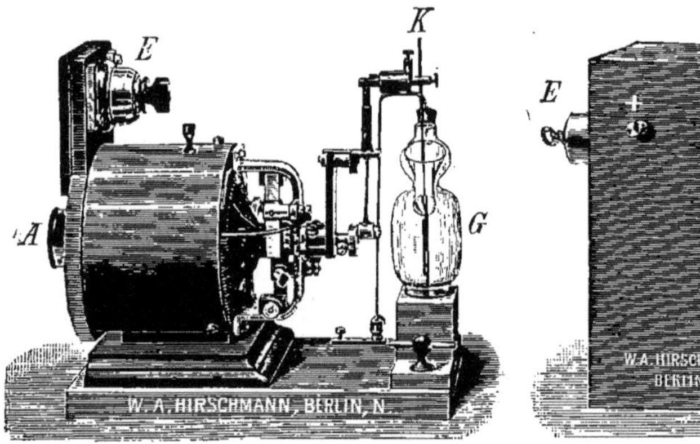

Fig. 29. — Transformateur Hirschmann.

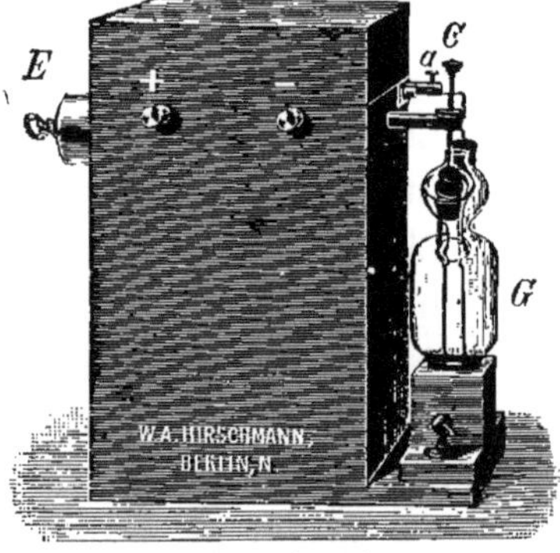

Fig. 30. — Transformateur dans sa boîte.

également alternatif ou continu, mais de haut voltage et de faible intensité, n'exigeant que de faibles conducteurs. Un noyau de fer doux central constitue un circuit magnétique libre à ses deux extrémités, c'est-à-dire ouvert, et augmente l'influence des variations d'intensité du circuit inducteur (*fig.* 29 et 30). Ce circuit peut être fermé, ce qui augmente l'action magnétique pour une même quantité d'énergie.

Les transformateurs de secteur, donnant des courants alternatifs à 110 volts, pourraient actionner directement — sans exiger les pièces de précision que nous trouverons dans la bobine de Ruhmkorff — des appareils spéciaux à 110 volts ; on aurait ainsi des courants réguliers, fonctionnant des journées entières. Ce serait là un avantage sérieux pour le spécialiste radiographe, mais celui-ci est et sera encore longtemps confondu avec le spécialiste électrothérapeute, et si, au point de vue de l'obtention des rayons de Rœntgen, il y a — ou plutôt il y aura, prochainement sans doute[1], — avantage à se servir des courants alternatifs, il y a, en électrothérapie, avantage à se servir des courants continus.

Des courants alternatifs ayant même phase et même période, mais à phases non concordantes, sont dits *diphasés*, *triphasés*, *polyphasés*,... selon qu'il y a deux courants décalés d'un quart de période, trois courants décalés d'un tiers de période... La canalisation des courants diphasés se fait avec quatre fils, ou avec trois, dont un fil de retour commun plus gros, car il doit supporter des courants plus intenses ; celle des courants triphasés a trois fils d'égal diamètre supportant une même intensité totale. Les transformateurs de ces courants sont doubles ou triples et exigent deux ou trois ano-cathodes dans le tube de Crookes. Les courants sinusoïdaux du professeur d'Arsonval sont des courants diphasés à intensité rigoureusement égale pour chaque phase et chaque période[2].

MM. Ducretet et Lejeune produisent les courants triphasés avec une sorte de dynamo Gramme pourvue d'un

[1] Il faut pour les courants alternatifs des tubes à vides particuliers : il s'en construit comme nous l'indiquons plus loin (p. 244), mais l'emploi en est trop récent pour avoir fait ses preuves.

[2] Dr Foveau de Courmelles, *l'Electricité curative*. Paris, 1895.

collecteur de courant supplémentaire formé de trois bagues métalliques isolées entre elles et communiquant à trois points équidistants de l'enroulement de l'induit. Cette machine donne à volonté des courants continus par les balais sur le collecteur ordinaire et des courants triphasés sur les trois bagues par trois frotteurs ; une partie du courant continu servant d'excitation de l'inducteur.

M. J.-L. Breton produit ces courants triphasés utilisables en radiographie avec trois bobines d'induction (*fig.* 31), for-

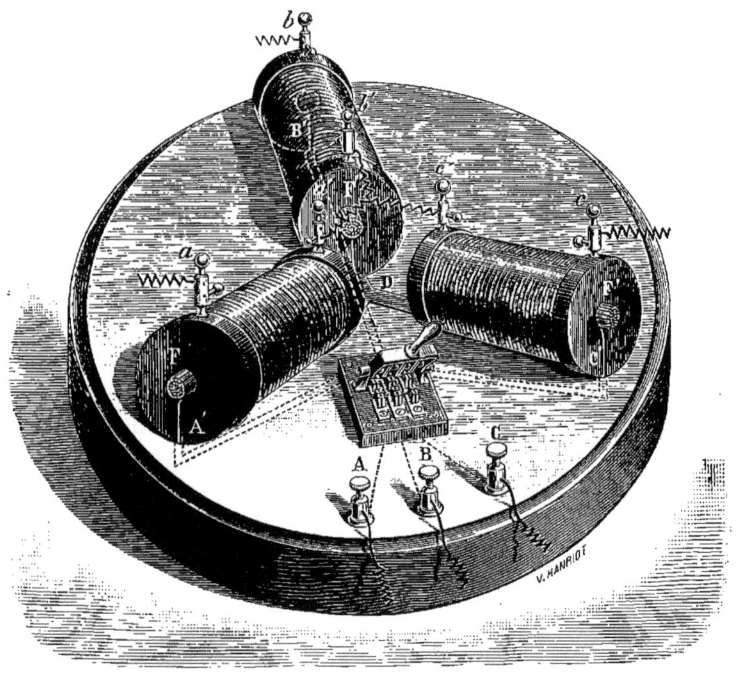

Fig. 31. — Dispositif Breton pour courants triphasés.

mées chacune de leurs circuits inducteur et induit et du noyau magnétique. Elles sont placées sur un socle circulaire, suivant trois rayons équidistants, de telle sorte que les parties des circuits secondaires qui se trouvent à peu près au même potentiel soient proches et facilement reliées entre elles (*fig.* 32) ; et que les extrémités des potentiels, très différents,

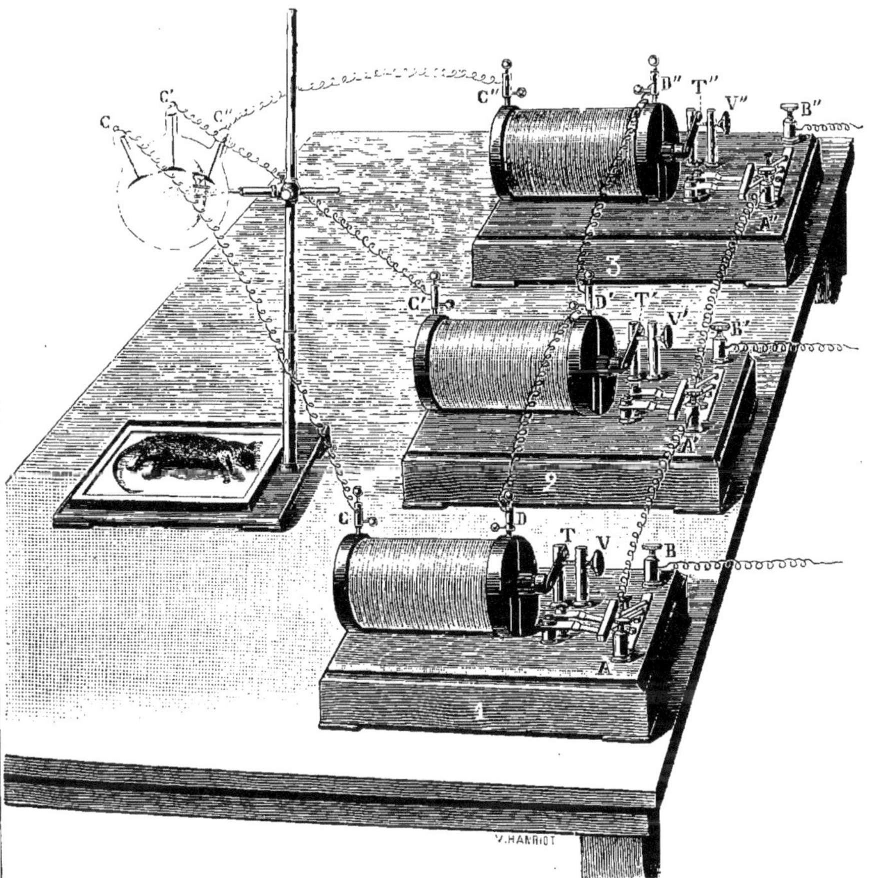

Fig. 32. — Courants triphasés radiographiques (Breton).

soient suffisamment éloignées pour éviter toutes décharges entre elles. Au point de vue industriel où les courants ne dépassent guère 10.000 volts, ces précautions seraient inutiles, mais elles sont indispensables en radiographie, comme pour les décharges électriques multiples et rapides des condensateurs qui constituent la haute fréquence (d'Arsonval, Tesla). Ces courants à décharges extrêmement rapides

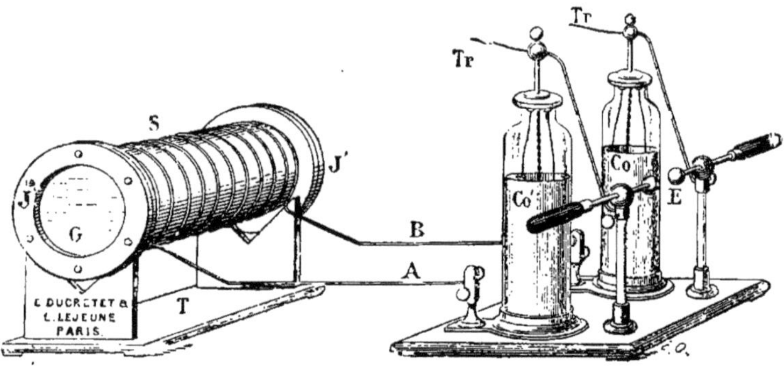

Fig. 33. — Transformateur à haute fréquence.

peuvent aussi servir de transformateurs pour la radiographie (*fig.* 33), et nous les étudions plus loin.

TRANSFORMATEURS MÉDICAUX

Au sens absolu du mot, le terme de transformateur pourrait s'appliquer à un accumulateur ou à un appareil quelconque d'induction, bobine... En principe, un transformateur à courant continu est un moteur actionnant une dynamo ; mais, dans la pratique, on superpose les deux enroulements induits sur la même carcasse, ce qui réduit les couples mécaniques et améliore le rendement. On peut arriver à rendre ce dernier de 80 à 85 0/0 (expériences de l'usine de Chelsea, 1890). Ces transformations peuvent servir au médecin à utiliser le secteur à 110 volts et quelques dixièmes d'ampère, soit pour donner quelques volts et 20, 30 ou 40 ampères nécessaires à la pyrogalvanie, soit à fournir les 10 ampères et 20 volts généralement nécessaires aux bobines moyennes employées en radiographie. J'emploie couramment un transformateur complexe formé d'un moteur et d'une dynamo, le moteur pouvant servir doublement, en soulevant un balai de la dynamo, quand celle-ci n'est pas utile, à faire tourner mes machines électro-statiques[1].

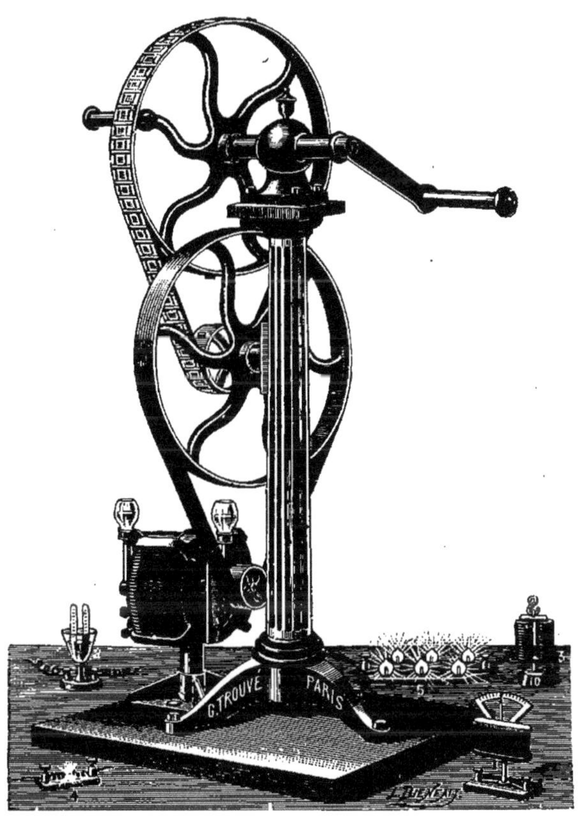

Fig. 34. — Dynamo Trouvé, à main.

M. G. Trouvé a fait un modèle de dynamo (*fig.* 34) qu'on

[1] Dr Foveau de Courmelles, *l'Electricité curative;* 1895. — Congrès de médecine interne de Nancy, 1896. — *Revue d'Andrologie et de Gynécologie*, 15 octobre 1896.

peut activer mécaniquement au moyen d'un homme tournant la manivelle et donnant un nombre d'ampères suffisant. Dans les pays perdus, où le coût de la main-d'œuvre est insignifiant, c'est là un procédé pratique.

TRANSFORMATEURS DIVERS

On essaie de construire des transformateurs puissants, quoique petits, et pouvant être actionnés simplement par un ou deux accumulateurs; les modèles portatifs pour radiographie dont nous parlons plus loin en utilisent déjà de bons modèles.

Mais le transformateur ordinaire suppose encore l'utilisation du secteur; s'il s'agit d'autres forces motrices naturelles ou artificielles, on devra procéder différemment. Si l'on a à sa portée un cours d'eau, on pourra recourir à divers moyens: les *roues à aubes*, n'utilisant guère que la moitié de la force vive de l'eau, sont encombrantes, tournent lentement et exigent maintes transmissions intermédiaires; les *turbines* ont une vitesse plus considérable et un meilleur rendement. Pour utiliser les chutes d'eau, on a fait des roues-hélices et des turbines appropriées à chaque cas. Les Américains ont utilisé des moulins à vent; le courant est évidemment irrégulier, mais on le peut conduire en des accumulateurs, et c'est toujours une énergie utilisée qui, sans cela, serait perdue. Mais les *moteurs mécaniques* peuvent être employés par les praticiens, et c'est là un procédé pratique et peu coûteux. Des moteurs à gaz, pétrole, air chaud, vapeur, peuvent les actionner. Le voisinage d'une industrie et une canalisation de vapeur est un moyen très économique, car, en règle générale, les pertes dans le rendement sont considérables; en faisant la comparaison entre le nombre des calories produites par le charbon brûlé et celui des calories réellement produites comme énergie électrique, on a des différences énormes[1]. La distribution de vapeur peut s'effectuer par la tige creuse du piston et se détendre dans des cylindres de diamètres croissants, après avoir travaillé à pleine pression sous le premier piston; on a ainsi une

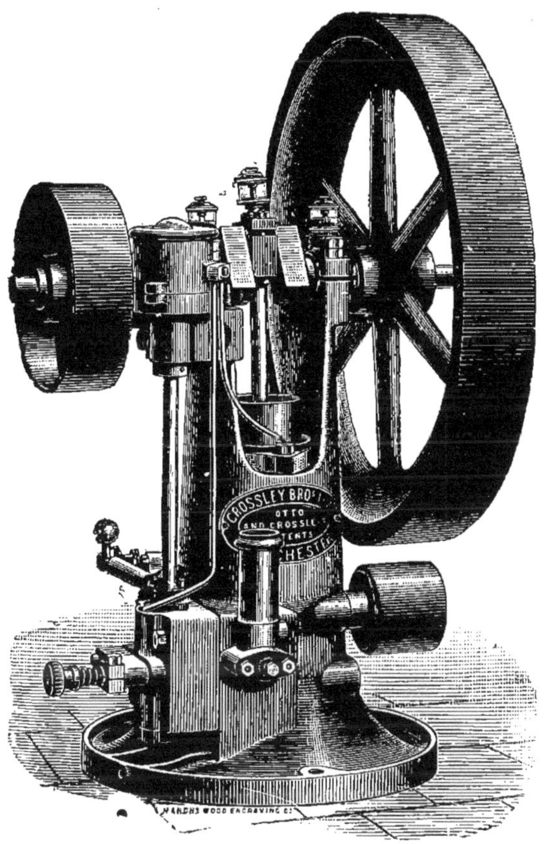

Fig. 35. — Moteur à gaz.

[1] *L'Energie*, capitaine R. Colson. Paris, 1889.

consommation de 7 kilogrammes par cheval-vapeur et par heure, au lieu de la moyenne habituelle (20). Les machines Williams, Desroziers, Conz, Smit, Gatin, Westinghouse, peuvent être reliées directement à la dynamo.

Les *moteurs à gaz* (*fig.* 35) exigent moins de place, d'entretien et de personnel. Nous connaissons à Paris des praticiens qui, n'ayant pas encore de secteur dans leur voisinage, les utilisent avec l'autorisation de leur propriétaire. Citons les systèmes l'Otto, Lenoir, Tenting, Charon, Niel, Fielding, Tangyes, Benz... Les grands moteurs développant un cheval-vapeur brûlent de 900 à 1.000 litres de gaz d'éclairage ; les petits moteurs à frottement moindre se contentent de 600 litres. Il faut, bien entendu, être sur une canalisation de gaz ; il est vrai qu'aujourd'hui avec l'*acétylène gazeux* il deviendra facile de s'en construire, même dans l'endroit le plus dépourvu de confort et de progrès. On a également construit d'excellents petits *moteurs à pétrole*, très utilisables, dans le même ordre d'idées.

CHAPITRE V

LES SOURCES D'ÉNERGIE ÉLECTRIQUE

§ 4. — LES MACHINES ÉLECTRO-STATIQUES

Actions électro-statiques sur le tube à vide. — Machine Carré. — Machines de Wimshurst.

ACTIONS ÉLECTRO-STATIQUES SUR LE TUBE A VIDE

D'un tout autre ordre que les précédentes sources d'énergie électrique sont les machines électro-statiques. Elles présentent encore des irrégularités dans leur marche, mais elles peuvent actionner directement le tube à vide ; elles remplaceraient donc à elles seules tous les appareils décrits précédemment, y compris la bobine de Ruhmkorff; elles se peuvent tourner à la main, être relativement peu volumineuses, et, par suite, seraient facilement transportables soit chez le malade, soit en tout autre endroit où les rayons de Rœntgen auraient à être utilisés. On a bien jusqu'ici paru obtenir quelques épreuves radiographiques parfaites avec les machines frankliniennes, mais certains constructeurs les possédant ne les avaient pas obtenues eux-mêmes et n'ont pu nous justifier de la facile obtention de ces épreuves ; dès le début de la découverte, nous avons essayé et avons ainsi détruit facilement et rapidement quelques tubes de Crookes;

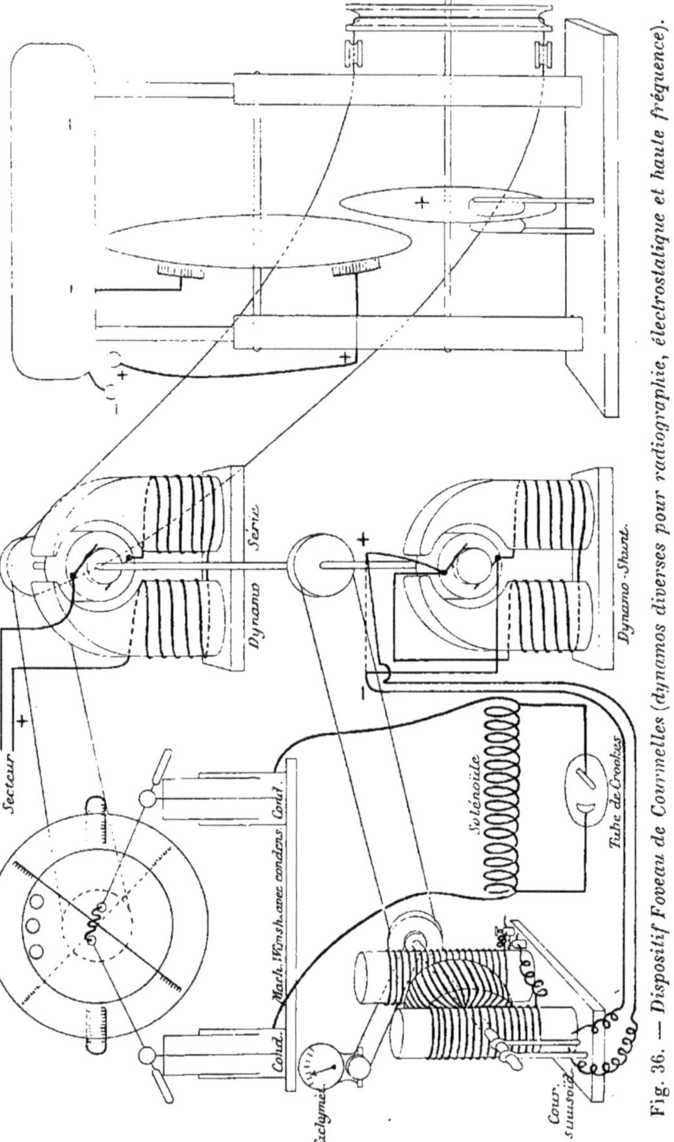

Fig. 36. — *Dispositif Foveau de Courmelles (dynamos diverses pour radiographie, électrostatique et haute fréquence).*

mais il reste cependant certain que l'idéal, pour le praticien ennemi des manipulations et se vouant uniquement à la radiographie, serait la facile utilisation des machines électriques de frottement à la production des rayons de Rœntgen. Des praticiens de Lyon et de Nancy ont annoncé récemment de bons résultats. Aussi jugeons-nous utile de décrire rapidement ces appareils qui, pour donner tous leurs effets utiles, doivent être tenus dans un endroit chaud, et souvent frottés, car les poussières, corps légers attirés, y adhèrent très facilement.

MACHINE CARRÉ

La machine électrique de Holtz et surtout celle de Carré[1], qui en dérive, doivent être préférées en médecine, aussi bien pour les emplois thérapeutiques de l'électricité statique que pour leur facile et régulier fonctionnement. Elles donnent à la fois les deux électricités. La machine de Holtz a deux plateaux, l'un fixe, l'autre mobile; des peignes et des armatures sont placés en face; il faut électriser une armature avec un peu de résine frottée pour que la machine fonctionne.

[1] Le moteur (*dynamo-série*...) mû par le courant du secteur actionne à volonté, ensemble ou séparément, la machine Carré et celle de Wimshurst; ou la *dynamo-shunt* (p. 63), transformatrice du courant à grand voltage et faible ampérage en courant de petit voltage et grand ampérage. Cette dynamo en dérivation tourne forcément, et à vide, quand son courant n'est pas utile, parce qu'elle est placée sur le même arbre que le moteur; mais, quand on la veut utiliser, on rapproche les balais des deux collecteurs, ou uniquement le seul restant ordinairement soulevé quand on n'y veut pas de courant. Cette même dynamo fournit l'ampérage voulu à l'inducteur de la bobine à radiographie ou excite le courant sinusoïdal diphasé, alors que celui-ci reçoit du moteur le mouvement de rotation à vitesse mesurée au tachymètre. La machine de Wimshurst, pourvue de condensateurs dont on utilise la décharge et dont on relie les armatures externes à un solénoïde, produit la haute fréquence que l'on peut utiliser en radiographie.

La machine Carré est à auto-électrisation. Un plateau de verre tourne entre des coussins recouverts de bisulfure d'étain ou or mussif; il se développe sur le verre de l'électricité positive qui vient réagir à travers un plateau d'ébonite sur une armature de pointes. Le fluide de même nom est repoussé dans le conducteur relié à l'armature de pointes, et celles-ci déversent de l'électricité négative sur le plateau d'ébonite. En tournant, ce plateau chargé négativement arrive devant une autre armature et y produit les mêmes phénomènes d'influence, en envoyant cette fois dans le conducteur, qui y est relié, l'électricité négative (*fig.* 36).

On a fait, pour augmenter le rendement, des machines soit à grands cylindres conducteurs, soit à plusieurs plateaux. Les corps sphériques peuvent contenir plus ou moins d'électricité, avoir une *capacité* proportionnelle à leur rayon.

On a adapté, ou non, des *condensateurs*, sorte d'accumulateurs, mais momentanés, du fluide franklinien, celui-ci n'ayant pu encore être conservé d'une façon durable. Nous retrouverons les condensateurs avec leurs oscillations électriques dans la production des courants de haute fréquence ; et leur facilité de charge proportionnelle à leur surface, leur *capacité*, augmente d'autant celle de la machine électro-statique génératrice d'énergie.

MACHINES DE WIMSHURST

La machine américaine de Wimshurst, relativement récente, donne une grande quantité d'électricité, même pour ses petits modèles. Et ceux-là seuls sont intéressants; on a vanté de grands types à cylindres, mais ils sont volumineux, encombrants, exigent un moteur et des accumulateurs, et sont alors moins pratiques que la bobine et ses accumulateurs.

Deux plateaux d'ébonite portant de petits secteurs sail-

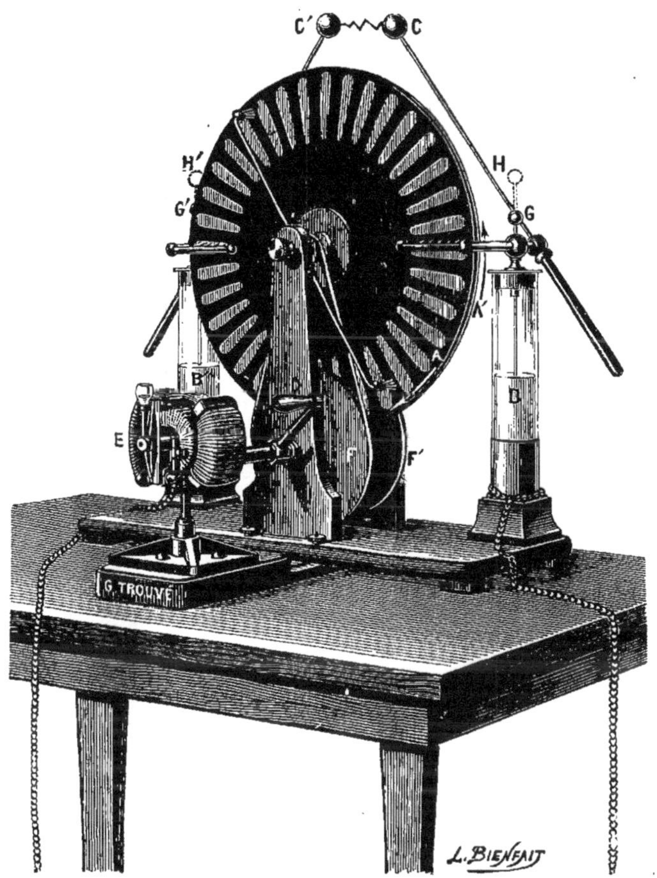

Fig. 37. — Machine de Wimshurst.

lants et recouverts de papier d'étain, et des balais métalliques, frottant sur ces secteurs, constituent les petits modèles (*fig.* 37). Sur des armatures diamétralement opposées

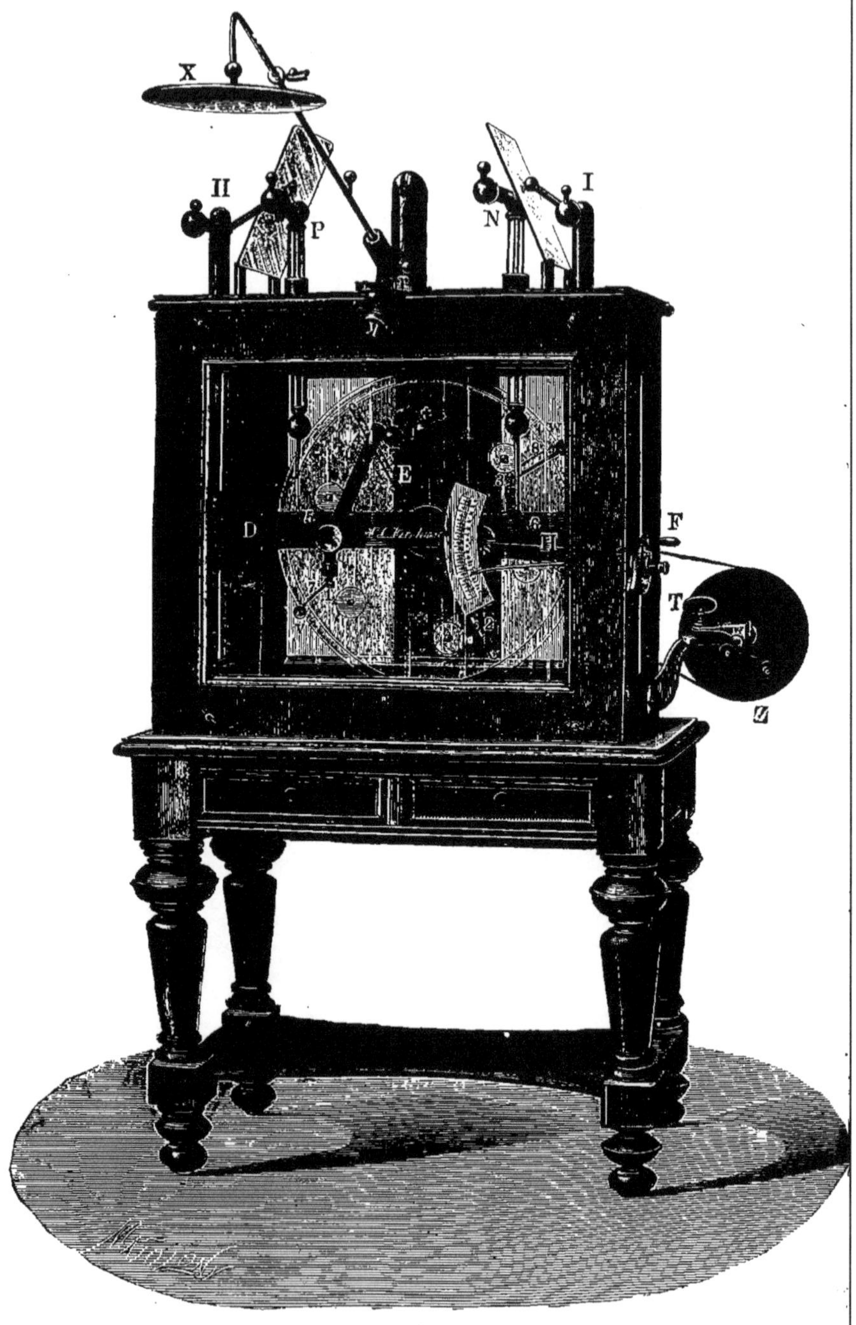

Fig. 38. — Machine de Tœpler-Hirschmann.

se développent les deux fluides que l'on distingue en approchant une bougie : le positif repousse la flamme, le négatif l'attire. On a imaginé, peu heureusement à notre avis, de supprimer les secteurs et de multiplier les balais frottant sur les plateaux d'ébonite ; mais il faut amorcer la machine avec le doigt, ce qui indique le sens du courant, le plateau touché ayant ainsi le plus haut potentiel, se chargeant positivement ; mais elle se décharge trop facilement, ayant alors besoin d'être réamorcée. L'appareil peut porter ou non des condensateurs.

Des chaînes métalliques enveloppées de caoutchouc conduisent les deux électricités aux lieux d'utilisation, aux deux pôles du tube de Crookes. Ces tuyaux de caoutchouc utilisés pour les fils conducteurs de l'électricité dynamique sont depuis longtemps employés en Allemagne pour l'électricité statique ; ils dispensent de tous ces supports en ébonite encore si usités en France et qui compliquent si inutilement les installations électro-médicales (nous avons étendu cette simplification au fauteuil isolant avec plateau à pied de verre, en le remplaçant par un fauteuil quelconque avec rondelles de caoutchouc collées à ses pieds et un étroit carré de caoutchouc jeté sous les pieds du patient au moment du bain statique par exemple). En faisant varier les types de machines statiques, depuis celle de Wimshurst à deux plateaux de 0,55, en passant par la machine à grand cylindre et la machine de Tœpler de 20 plateaux mobiles, construite par Hirschmann, de Berlin, ou Linner, de Dresde, on peut obtenir — a-t-on affirmé — toutes les modifications voulues dans la quantité et la qualité des rayons X.

La machine de Tœpler (*fig.* 38), qui permet un grand débit sous un voltage relativement faible, ne donnerait aux rayons X que des modifications dans l'intensité : l'image obtenue croissant en netteté avec la vitesse des plateaux,

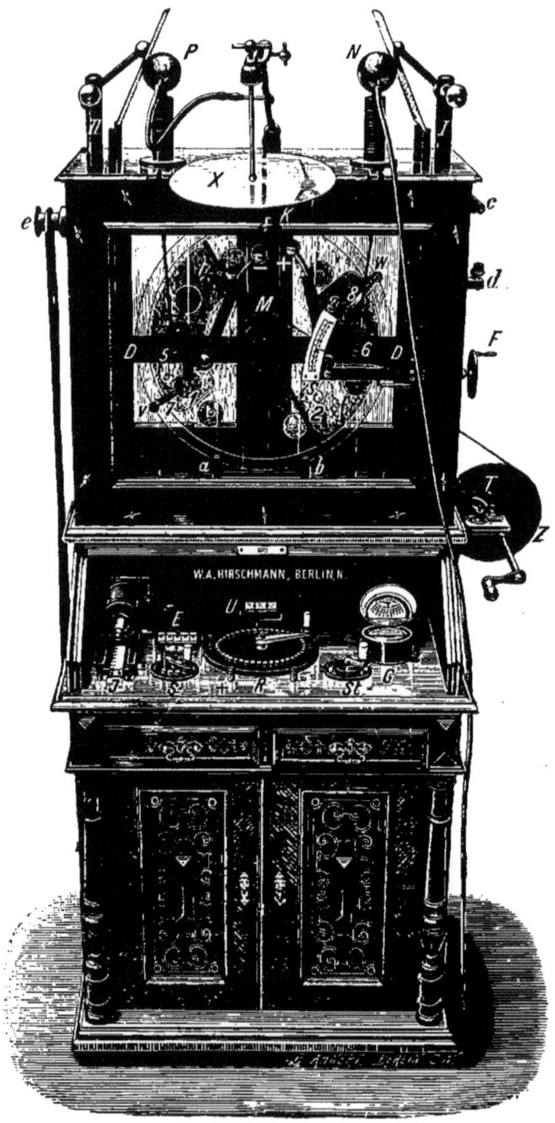

Fig. 39. — Compendium Hirschmann : courants continus et électricité statique.

mais le contraste entre la chair et les os ne dépassant pas un certain degré déjà très suffisant pour obtenir des radiographies très belles en peu de temps.

Au contraire, si, par un détonateur, on fait varier subitement et progressivement la chute de potentiel, on obtiendrait des effets de plus en plus considérables, mais ne dépassant pas, toutefois, une valeur déterminée pour chaque tube (*fig.* 39).

C'est ainsi que l'ombre de la main, vue au fluoroscope, s'éclaircirait peu à peu, atteindrait un maximum où le contraste entre les os et les chairs est nettement marqué, puis arrive, si on éloigne les boules du détonateur, à une puissance telle que les os ne tranchent plus, sur le fond illuminé, que par une pénombre légère. Ces modifications qualitatives seraient extrêmement importantes. Ces résultats ont besoin de confirmation.

L'électricité statique est loin d'avoir dit son dernier mot, et les recherches, déjà citées dans l'historique, en *effluviographie*, domaine voisin de la radiographie, exploré par notre regretté compatriote le Dr Boudet de Paris, le prouvent.

CHAPITRE VI

LES COURANTS DE HAUTE FRÉQUENCE

Courants alternatifs à interruptions rapides. — Périodes des courants. — Alternateur. — Dispositifs médicaux. — Applications aux rayons X.

COURANTS ALTERNATIFS A INTERRUPTIONS RAPIDES

Des radiations également invisibles et d'action thérapeutique intense partent de décharges électriques effectuées non plus dans un tube à vide, mais dans l'air avec répercussion sur un solénoïde en court circuit. C'est, en effet, un courant intense, quoique non perçu, et maints électriciens, quoique prévenus de l'absence d'effets physiologiques, s'étonnent de ne rien ressentir lorsqu'ils s'y soumettent pour la première fois. Une lampe témoin placée dans les mêmes conditions qu'eux (*fig.* 40 et 45), en dedans, mais séparée du circuit traversé, ne les satisfait pas, même en les éclairant ; ils veulent sentir quelque chose ; et, à ce point de vue, nous avons constaté qu'étaient à tort, puisque prévenus et sachant, plus exigents et plus sceptiques les gens

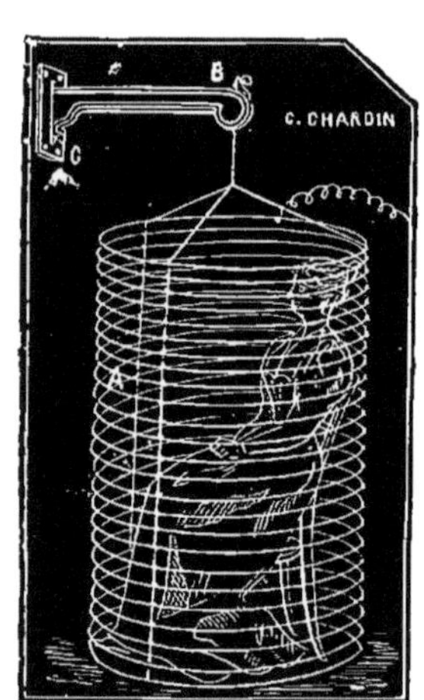

Fig. 40. — Dispositif médical de haute fréquence : un tube à vide, placé à la place de la lampe témoin, s'illumine.

s'occupant d'électricité que les malades! Le courant dit de *haute fréquence*, à oscillations isochrones extrêmement rapides, se développe en un solénoïde fermé sur lui-même, quand des condensateurs entre lesquels jaillit l'étincelle de décharge ont leurs autres armatures reliées au solénoïde. Si le courant alternatif de la bobine de Ruhmkorff ou le courant électro-statique sont envoyés aux armatures internes, par exemple, de deux condensateurs, l'étincelle de décharge jaillit entre ces armatures; pendant ce temps, les armatures

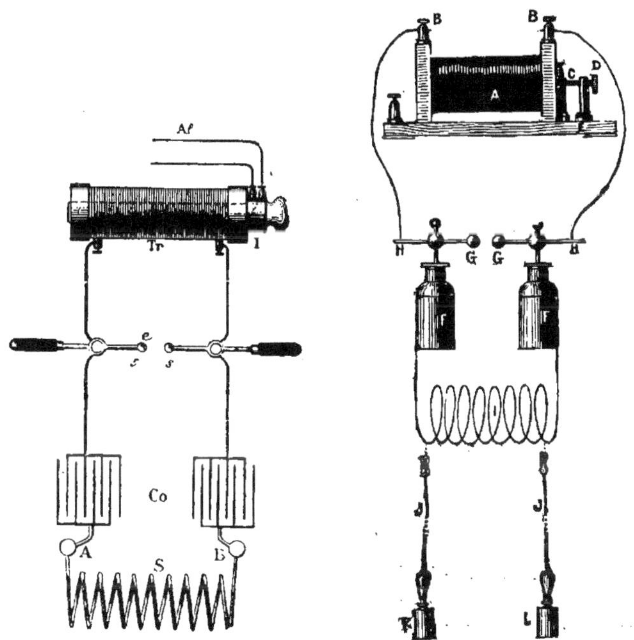

Fig. 41. — Courants de haute fréquence, dispositifs schématiques.

externes reliées à un solénoïde développent, sous l'influence de décharges rapides et multipliées, un courant appelé, par M. d'Arsonval, courant de haute fréquence. M. d'Arsonval a rendu médicale, et utilisable en thérapeutique, la décharge des condensateurs. Le professeur Marey s'en était occupé au point de vue physiologique dès 1865; puis, Boudet de Paris, Tesla; mais le professeur d'Arsonval l'a étudiée, mesurée et utilisée (*fig.* 41).

M. Gaiffe fait les analogies suivantes pour aider à la compréhension de ces faits étranges de courants à extrême pression et non perçus :

Si l'on abandonne à elle-même une lame vibrante, fixée solidement par une de ses extrémités, après avoir écarté l'autre extrémité de sa position d'équilibre, la lame va osciller pendant un certain temps autour de cette position,

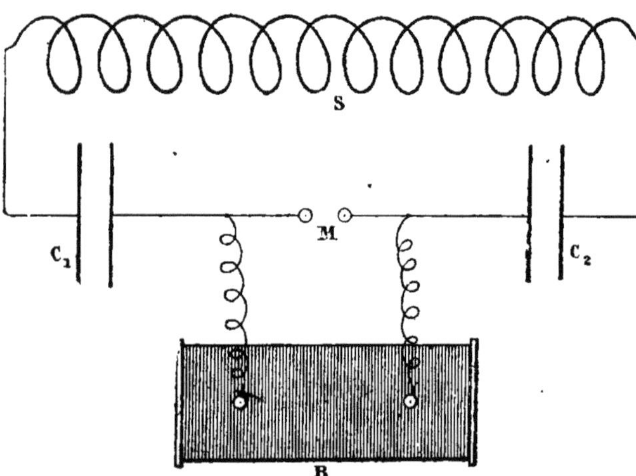

Fig. 42. — Troisième schéma de haute fréquence.

si elle est dans l'air ou dans un milieu peu résistant (eau, alcool). Si le milieu est, au contraire, un liquide très visqueux, il n'y aura pas d'oscillation, mais retour apériodique à l'état naturel.

Si l'on produit, dans un tube en **U** rempli de liquide, une dénivellation par un procédé quelconque, lorsque l'on fait cesser brusquement la cause qui produit cette dénivellation, le liquide se met en mouvement pour rétablir l'équilibre : si la résistance à l'écoulement est faible, il oscillera pendant un certain temps avant de s'arrêter au même niveau dans les deux branches ; si, au contraire, il y a une résistance au passage du liquide, le niveau se rétablira par un écoulement simple et d'une façon apériodique.

Ces trois phénomènes : décharge d'un condensateur, vibration d'une lame, et établissement de niveau dans l'un des vases communicants, produisent de l'énergie, de la chaleur, des ondes qui s'étendent au loin. La lame vibrante donne des sonorités perçues. Le courant de haute fréquence donne des radiations dont on peut prouver l'existence à l'aide d'un conducteur mobile promené dans le voisinage du circuit de haute fréquence ; il est alors le siège de courants induits, visibles par les petites étincelles qu'on peut en tirer (*fig.* 42).

PÉRIODES DES COURANTS

Les courants alternatifs habituellement employés dans l'industrie pour l'éclairage ou la transmission de force ont une faible fréquence, une moyenne maximum de 100 périodes par seconde. Ils sont dangereux, physiologiquement parlant. Le courant du secteur de la rive gauche à Paris a 42 périodes par seconde ; et celui du secteur des Champs-Élysées, 40 périodes.

Les courants oscillatoires de haute fréquence ont un nombre énorme de périodes de 100.000 à 1.000.000 par seconde ; et cette rapidité implique la différence d'action physique considérable qui existe entre eux et les courants alternatifs ordinaires. Le son a des oscillations de 36.000 périodes par seconde; l'électricité peut en atteindre 100.000.000 (Hertz). Cette période se calcule[1] par analogie avec le pendule dont le mouvement dans un sens, le retour et le mouvement en sens opposé pour revenir ensuite, symbolisent l'oscillation électrique.

M. Ch. Henry a pu interposer dans le trajet un microphone faisant fonction d'interrupteur et une boîte à musique dont une sirène mesure la hauteur du son : selon la nature des morceaux le muscle traversé (sorte de muscle téléphonique) est diversement impressionné[2].

[1] La formule du pendule, en fonction du temps T, de la longueur l, de l'accélération de la pesanteur g, est $T = \pi\sqrt{\frac{l}{g}}$, qui ici peut s'écrire : $T = 2\pi\sqrt{\frac{ml^2}{Pl}}$, pour mettre en évidence le moment d'inertie ml^2 et le couple Pl, P étant le poids mg de la lentille, et l la longueur du pendule.

Dans le cas d'oscillations électriques, la masse est représentée par la self-induction du système (L), et l'élasticité ou la pesanteur (P) sont représentées par l'inverse de la capacité du condensateur C. C'est ce qu'exprime bien la formule de sir W. Thomson :

$$T = 2\pi\sqrt{\frac{L}{\frac{1}{C}}} \quad \text{ou} \quad T = 2\pi\sqrt{L.\,C.}$$

L'amortissement modifie, en réalité, la durée des oscillations ; si la résistance est la seule cause d'amortissement, la formule devient :

$$T = \frac{2\pi}{\sqrt{\frac{1}{CL} - \frac{R^2}{4L^2}}}$$

et la période est toujours plus longue. Or il y a radiation ; donc, perte ou transformation ; il faut donc corriger la formule.

L'amortissement produit par la résistance R fait que l'amplitude, c'est-à-dire l'intensité maxima dans le conducteur ou la différence de potentiel maxima entre les armatures du condensateur pour deux ondes successives et de même sens, décroît comme les termes d'une progression géométrique dont la raison est égale à e^D, e étant la base des logarithmes népériens (2,72), et D ce qu'on appelle le *décrément logarithmique ;* il est égal dans ce cas à :

$$D = \frac{\pi R}{\sqrt{\frac{L}{C} - \frac{R^2}{4}}}$$

[2] *Académie des Sciences*, 8 février 1897.

ALTERNATEUR

M. Tesla a fait un alternateur spécial pour obtenir des fréquences de 9.600 périodes par seconde. Il produit un premier courant par un alternateur ordinaire à faible fréquence où le circuit inducteur est excité par une dynamo excitatrice ou par une batterie de piles ou d'accumulateurs ; le circuit induit est relié à un excitateur à étincelles et sert de courant inducteur à un autre transformateur placé dans un bain d'huile contenu en un récipient de verre. Le condensateur branché en dérivation sur l'induit du premier transformateur se décharge aussitôt entre les boules de l'excitateur. Il se charge donc et se décharge régulièrement un nombre de fois variable selon la distance des boules. Dans le circuit se développe un courant oscillatoire de très courte période et de très grande fréquence, si les boules sont rapprochées; et inversement, si elles sont éloignées. On peut souffler les étincelles par un violent courant d'air, afin qu'elles ne chevauchent pas en quelque sorte les unes sur les autres, se prolongeant ainsi et augmentant la durée de la période aux dépens de la fréquence. Les électro-aimants peuvent encore attirer ces étincelles et les détruire.

On peut alimenter le premier transformateur par un courant alternatif de secteur ou un courant continu de piles ou d'accumulateurs et fréquemment interrompu ; la bobine de Ruhmkorff peut être ce premier transformateur. Le second, chargé d'augmenter la tension du courant de haute fréquence, a des circuits primaire et secondaire relativement très gros et très courts. L'isolement doit être aussi parfait que possible, aussi place-t-on souvent ce second transformateur dans un bain d'huile.

MM. Ducretet et Lejeune ont fait un modèle pouvant servir à la formation des rayons X (*fig.* 43). Le courant d'une bobine d'induction charge un condensateur dont les décharges successives jaillissent sous forme d'étincelles et traversent

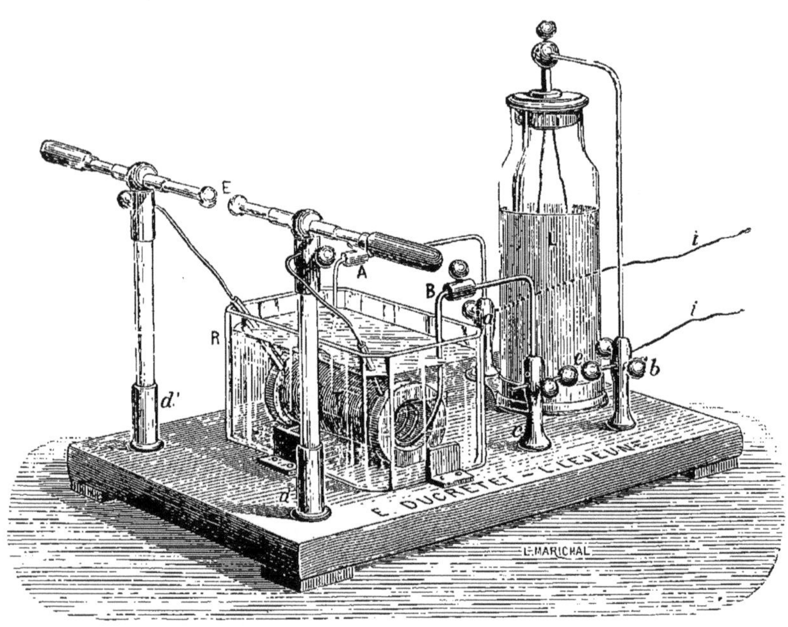

Fig. 43. — Dispositif de haute fréquence pour les rayons X (Ducretet et Lejeune).

un circuit inducteur constitué par une simple spire de gros fils. Les courants induits dans le circuit secondaire d'un transformateur plongé dans un bain d'huile contenu dans une cuve en verre sont radiographiques.

DISPOSITIFS MÉDICAUX

M. d'Arsonval a fait un modèle très ingénieux et très pratique (*fig.* 44). Le condensateur monté en dérivation est rem-

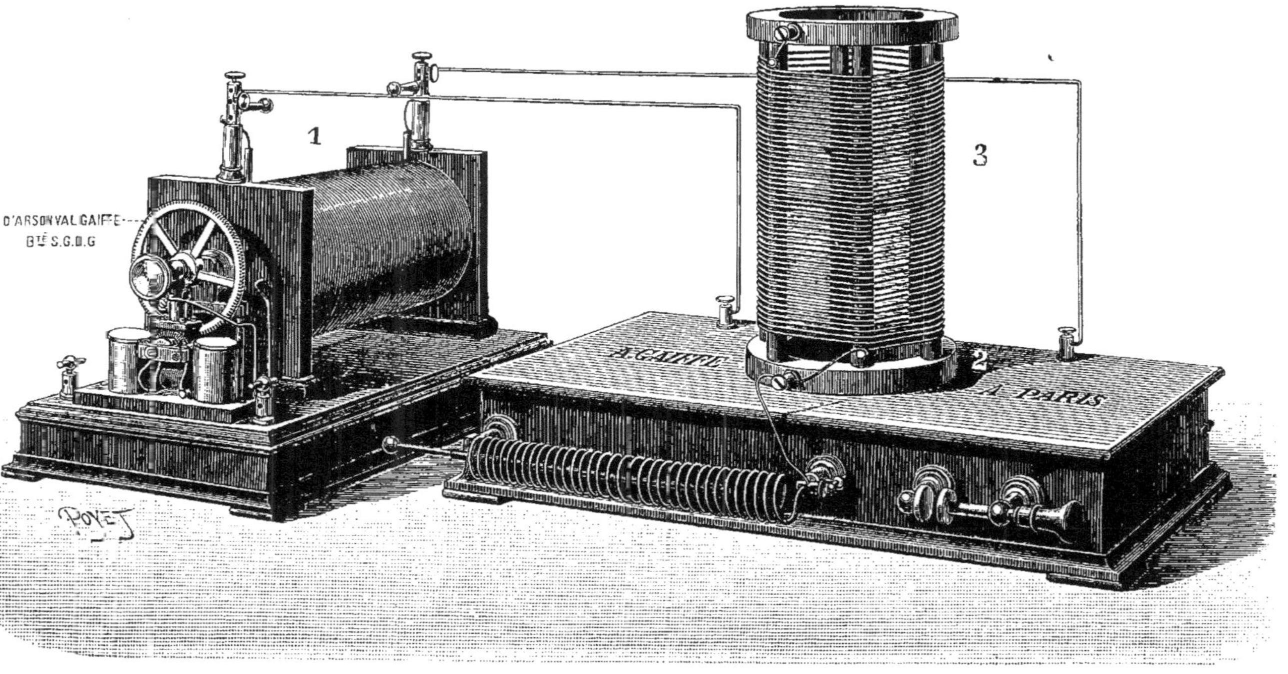

Fig. 44. — Dispositif d'Arsonval-Gaiffe.

placé par deux condensateurs montés en série sur le circuit secondaire du transformateur, et l'excitateur à étincelles est en dérivation sur ce même circuit. Les charges et décharges rapides agissent par influence et développent dans les armatures extérieures reliées à un solénoïde un courant oscillatoire de haute tension. Ce solénoïde pourrait être le circuit primaire d'un nouveau transformateur, ce qui en modifierait la tension, en cas de besoin; sinon, on peut prendre le courant en branchant deux fils aux extrémités du solénoïde.

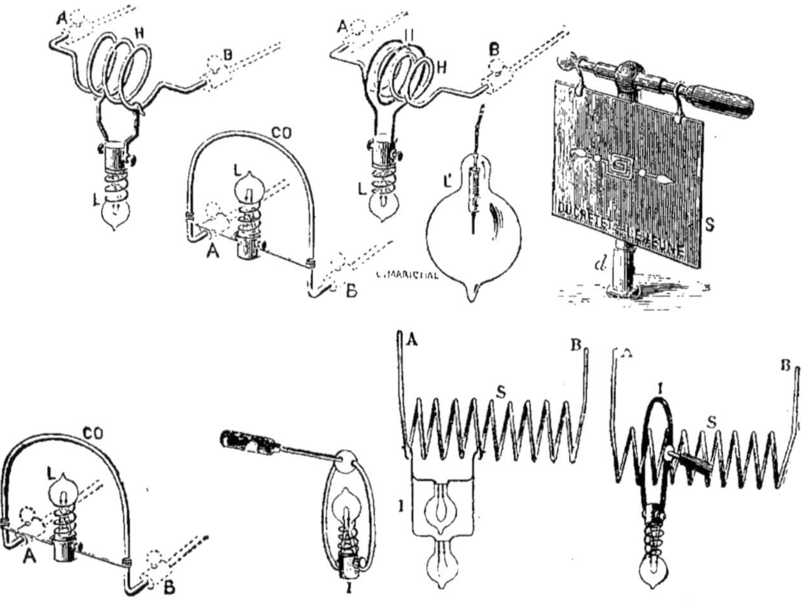

Fig. 45.—Lampes témoins placées diversement sur un courant de haute fréquence.

La *self-induction* est énorme avec ces courants, et seulement une partie minime du courant passe dans le solénoïde, le reste suivant le circuit extérieur infiniment plus résistant et dans lequel on peut placer des lampes (*fig.* 45) ou mieux, dans le cas actuel, un grand tube à grand vide sans électrode, mais à self-induction moindre.

La puissance du courant extérieur se modifie en prenant plus ou moins de spires. Un grand rhéostat métallique de lampe à arc réglable à volonté peut servir dans ce but.

Une expérience frappante consiste à relier une lampe par un fil à une spire du solénoïde et à la tenir dans la main ; avec l'autre main, si l'on touche une autre spire du solénoïde, la lampe rougira et s'allumera même. On peut parfois placer plusieurs lampes en tension, et toutes s'allument.

Le premier modèle du Dr d'Arsonval, dont le dispositif Chardin (*fig.* 46) est la réalisation, à bouteilles de Leyde

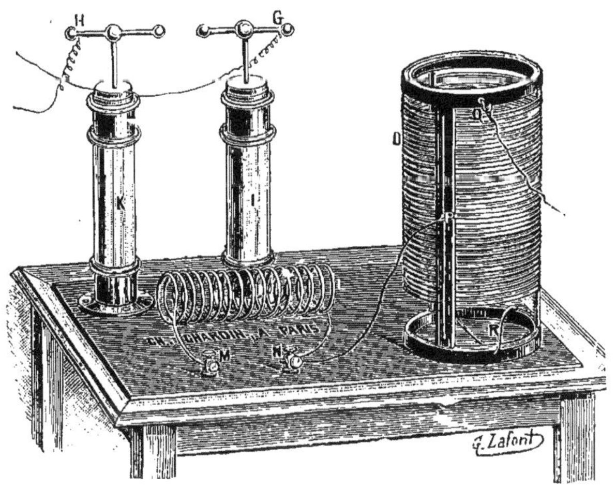

Fig. 46. — Dispositif de haute fréquence (Chardin).

servant de condensateur, a été modifié, et les condensateurs de décharge sont, comme ceux de la bobine Ruhmkorff, enfermés dans une boîte avec excitateur extérieur pour les étincelles de décharge produisant l'influence. Sur cette boîte est une sorte de résistance appelée résonateur qui peut, par une de ses extrémités, laisser jaillir un souffle électrique utilisé en thérapeutique, ou être relié à un solénoïde grand ou petit. Avec le petit solénoïde, on aura les effets signalés plus haut; avec le grand, on y pourra placer le malade, et, par des fils intérieurs secondaires et une lampe témoin, montrer au malade que, semblable à la lampe allumée, et par suite parcouru par un courant, il est lui-même en autoconduction, bien qu'il ne le sente point, — nous y insistons, — le siège d'un courant sensible, très actif et très curatif.

APPLICATIONS AUX RAYONS X

Notre modèle comprend une batterie de six bouteilles de Leyde, reliées trois par trois en quantité. Chacun de ces deux ensembles est relié à l'un des pôles de la bobine de Ruhmkorff. En réglant la distance de l'excitateur, on peut recueillir à volonté les deux courants induits de fermeture ou d'ouverture, ou seulement le courant plus intense d'ouverture ; on connaît ainsi les pôles des armatures externes et on peut les relier comme il convient au tube à vide pour la radiographie : l'ensemble des trois armatures externes dont les armatures internes sont reliées au pôle positif de la bobine étant négatif, et réciproquement pour le second ensemble des armatures externes qui est positif, en supprimant toutefois — ce qui se fait automatiquement et par construction dans le tube à vide — le courant induit de fermeture ; nous employons également la machine statique à condensateurs reliés à un solénoïde et au tube de Crookes.

On constate avec surprise que la belle phosphorescence bleue, qui illumine la lampe ou le tube à vide, correspond à un courant moyen qui peut atteindre jusqu'à 80 milliampères. Le filament de la lampe est entouré d'une gaine lumineuse. Si on augmentait le potentiel, il deviendrait incandescent comme dans les expériences de Tesla.

Mais ces courants oscillatoires de haute fréquence partagent actuellement avec les machines statiques le singulier avantage de détruire avec rapidité les ampoules à vide ; mais on peut employer avec eux de vieilles lampes à incandescence à filament brûlé et n'ayant aucune valeur, ou de simples tubes vides d'air, décrits plus loin (p. 229).

CHAPITRE VII

LA BOBINE DE RUHMKORFF

Lois de l'induction. — Détermination des intensités. — Nature des courants induits. — Marche des courants dans la bobine. — Isolement des fils. — Poids des bobines. — Condensateur, self-induction et capacité. — Interrupteurs. — Sens du courant. — Interrupteurs divers. — Interrupteur Foucault. — Interrupteurs oscillants et périodiques. — Excitateur et longueur d'étincelle. — Fils conducteurs de l'induit. — Accessoires divers, commutateur, support.

LOIS DE L'INDUCTION

Les machines dynamo-électriques nous ont fourni des types d'induction, c'est-à-dire des actions électriques à distance par des variations d'intensité d'aimants ou de courants; la bobine de Ruhmkorff (*fig.* 47), l'appareil jusqu'ici indispensable en bonne radiographie, est également un appareil de même nature. Il faut un courant principal, *inducteur*, fourni par l'une des sources d'électricité étudiées dans les chapitres précédents; c'est un courant continu ou alternatif dont l'intensité, par suite d'interruptions automatiques, va varier, tantôt dans un sens : l'ouverture du circuit inducteur donnant, tant dans ce circuit inducteur que dans tout

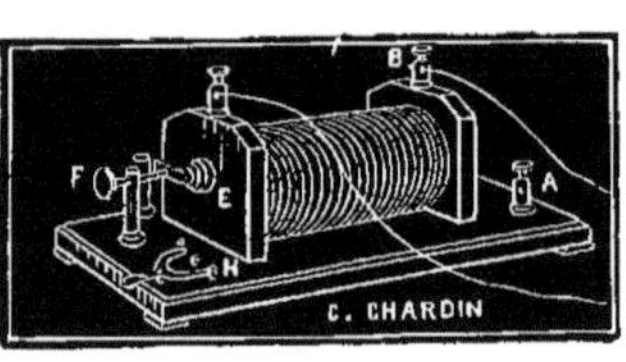

Fig. 47. — Bobine de Ruhmkorff (Chardin).

circuit extérieur voisin, naissance à un courant de même sens que le premier; tantôt en sens inverse : la fermeture du circuit produisant un courant opposé au premier, diminuant dans le circuit inducteur l'intensité de celui-ci et produisant dans tout circuit voisin un courant de sens opposé.

Il se développe donc alternativement un courant d'un certain sens, puis un courant inverse. Aussi Lenz a pu formuler sa loi que : « le sens du courant induit est tel que ce courant tend à s'opposer au mouvement produit ». Dans la bobine de Ruhmkorff, que nous allons décrire, on supprime le plus faible courant ; et ainsi on a, comme dans les courants continus, une *polarité* très importante à connaître, puisque les fameux rayons émanent, dans le tube à vide, du pôle négatif.

DÉTERMINATION DES INTENSITÉS

On peut calculer l'intensité du courant induit en fonction du courant inducteur, de façon à savoir la longueur et la section des fils à employer pour une étincelle de grandeur déterminée. Nous savons que l'intensité est donnée par la formule :

$$I = \frac{E}{R},$$

si l'on suppose nulle ou négligeable la résistance intérieure de la pile inductrice, ce qui donne encore :

$$E = RI$$

Le débit, watt ou volt-ampère, peut s'écrire :

$$W = EI,$$

ou, en remplaçant I par sa valeur $\frac{E}{R}$, l'on a :

$$W = \frac{E^2}{R},$$

la même formule s'appliquant à l'induit, on aura donc, en supposant identique à l'énergie inductrice l'énergie qui s'y va développer ; les facteurs — puisqu'il y a transformation — étant simplement changés, on aura encore :

$$W = \frac{E'^2}{R'}$$

et par suite :

$$W = \frac{E^2}{R} = \frac{E'^2}{R'};$$

ce qui peut s'écrire encore :

$$\frac{E^2}{E'^2} = \frac{R}{R'};$$

les carrés des forces électro-motrices, ou potentiels, sont proportionnels aux résistances des circuits. Connaissant les résistances par les formules :

$$R = \frac{l}{sc}$$

$$R' = \frac{l'}{s'c},$$

en supposant les fils de même nature, et par suite de même conductibilité, on a :

$$\frac{R}{R'} = \frac{\frac{l}{s}}{\frac{l'}{s'}} = \frac{ls'}{l's};$$

les longueurs et les sections des fils étant faciles à connaître, on aura facilement le rapport $\frac{R}{R'}$, et, en connaissant E, on aura E'.

On peut facilement en déduire que le fil inducteur sera gros et court, et que le fil induit sera fin et long, et leurs longueurs respectives (*fig.* 28, p. 58).

NATURE DES COURANTS INDUITS

Nous avons deux courants de sens contraire, de même quantité électrique, mais ne se détruisant pas, puisqu'ils ne passent pas au même moment. Ils débitent la même quantité d'électricité, mais cependant diffèrent d'intensité. À la fermeture du circuit, le courant s'établit relativement d'une façon lente ; il débite une quantité proportionnelle à sa durée, et l'on peut écrire :

$$Q = IT^{1};$$

Q étant la quantité d'électricité en *coulombs*, par exemple (le coulomb est le courant de 1 ampère pendant une seconde) ; T, la durée ; I, l'intensité du courant induit de fermeture.

[1] Ou exactement, d'après la formule (p. 43), $Q = \int_0^t IdT$.

Au contraire, à l'ouverture du circuit, ou mieux, à la rupture du courant inducteur, le courant induit se forme rapidement et débite encore là même quantité d'électricité :

$$Q = I'T'.$$

Le produit est constant ; mais, l'un des deux facteurs (la durée) ayant considérablement diminué, l'autre a, par le fait, considérablement augmenté, et

$$I' > I.$$

On utilisera ces différences d'intensité pour éliminer la plus faible, c'est une question de trembleur ou de résistance du tube à vide. Ainsi, n'aura-t-on qu'un seul courant, d'un sens toujours le même, ou tout au moins variable à volonté et d'une façon connue, par le changement de sens du courant inducteur. Si d'ailleurs on essaye de faire jaillir les étincelles d'ouverture ou de fermeture, on verra la plus grande épaisseur d'air que peut traverser la première.

Voyons comment la bobine de Ruhmkorff réalise ces diverses conditions et quelles sont les modifications nécessaires en radiographie.

MARCHE DES COURANTS DANS LA BOBINE

Sur un cylindre de bois on a enroulé d'abord un fil *inducteur* recevant le courant qui fournit l'énergie nécessaire ; par dessus, le fil long et fin qui doit devenir *induit*. Ainsi est constituée la bobine. En son intérieur est un faisceau de fils de fer doux s'aimantant chaque fois que passera le courant inducteur, d'ailleurs placé dans son voisinage immédiat, et perdant cette force magnétique quand est ouvert le circuit qui influence. Il y a donc ainsi une double induction par la variation du courant inducteur allant d'une intensité nulle à une intensité maximum ou *vice versa;* par la variation de l'aimantation dont les flux de force varient également entre deux quantités, l'une grande, l'autre nulle.

Le courant inducteur entre suivant un sens déterminé et connu; partant du pôle positif, il s'enroule sur la bobine, arrive à l'interrupteur, suit la base de celui-ci et revient au pôle négatif. L'*interrupteur* classique se compose d'un petit marteau dont la tête, en fer doux, est placée à une petite distance au-dessous de l'extrémité du faisceau de fils de fer qui forme le noyau de la bobine; au-dessous de la tête du marteau est une sorte de petite enclume formée par un cylindre de cuivre vertical qui est supporté par une lame métallique.

A peine le courant inducteur circule-t-il que le fer doux s'aimante, attirant à lui la tête de l'interrupteur et ouvrant le circuit, d'où production de courant direct dans l'induit; mais le courant est alors interrompu sur son trajet et ne passe plus; l'aimantation cesse, la tête du marteau retombe et rétablit la communication; le courant passe de nouveau, nouvelle communication, rupture; et ainsi de suite.

ISOLEMENT DES FILS

La construction de bobines de Ruhmkorff, puissantes comme la radiographie en exige de plus en plus, et donnant 30, 40, 50 centimètres, et même 1 mètre d'étincelle, est très compliquée. Ces bobines n'étaient construites autrefois que pour les savants, elles deviennent communes aujourd'hui. L'isolement des fils de l'induit doit être tel que l'étincelle ne jaillisse pas entre ses parties, mais que tout le courant arrive aux bornes d'utilisation. Poggendorf a proposé depuis longtemps la division du circuit secondaire de l'induit, en plusieurs parties séparées par des disques isolants; on partage donc cet induit en une série de bobines différentes, juxtaposées et groupées en tension. Si, en effet, on enroulait en spirale le fil d'une façon continue, deux couches de fils superposés, étant à des potentiels très différents, laisseraient jaillir l'étincelle à travers la mince couche habituelle d'isolant ; le court circuit annulerait la grande longueur des deux fils entre lesquels jaillirait l'étincelle, et il y aurait une grande déperdition d'électricité. Avec la division en plusieurs circuits, il n'y a plus de superposition directe entre deux fils à grande différence de potentiel et, par suite, peu ou point de danger de court circuit.

Siemens a imaginé une bobine où des précautions plus grandes encore ont été prises. Outre le cloisonnement de l'induit, on a séparé celui-ci du circuit inducteur par un tube d'ébonite cylindrique à l'intérieur, mais dont l'épaisseur augmente du milieu, à moindre potentiel, aux extrémités plus chargées. La résistance opposée par l'isolant est donc proportionnelle à la *résistivité* dont il a besoin, à la résistance qu'il doit opposer au jaillissement de l'étincelle et qui doit être tel que ce phénomène ne puisse avoir lieu.

Siemens a construit une grande bobine de 95 centimètres de longueur, avec un tube séparateur d'ébonite épais, en son milieu, de 12 millimètres et, à ses extrémités, de 26 millimètres ; le circuit secondaire est cloisonné par quinze disques d'ébonite et possède une longueur de fil de

129.000 mètres. Elle fonctionne avec six éléments de Bunsen et peut donner 58 centimètres d'étincelle.

POIDS DES BOBINES

Deux grandes bobines connues sont celles de l'Institut polytechnique de Londres et de M. Spottiswoode, dont

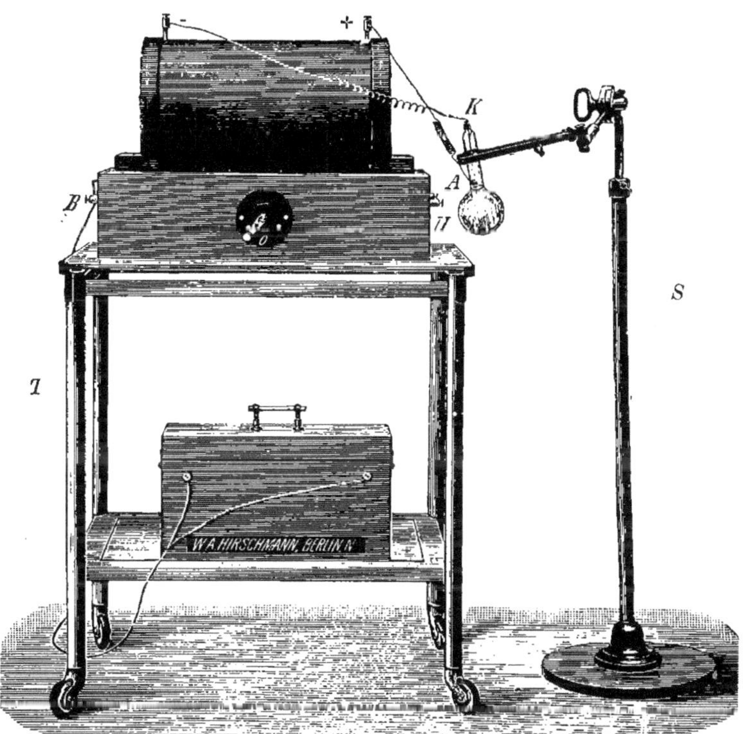

Fig. 48. — Installation radiographique Hirschmann.

nous avons cité les expériences. La première a 3 mètres de longueur, un noyau de fils de fer de 46 kilogrammes, un fil inducteur de 3.350 mètres de long pour un poids de 54 kilogrammes, un fil induit de 241 kilomètres de longueur et 4/10 de millimètre de diamètre : quarante éléments Bunsen lui font donner une étincelle longue de 74 centimètres et large de 2 millimètres traversant une plaque de verre de 127 millimètres. La seconde bobine, moins longue que la précédente ($1^m,22$), est plus lourde (762 kilogrammes) ; son diamètre est de $0^m,508$; son fil induit a plus de 450 kilomètres, et ses étincelles peuvent, avec 30 éléments Grove, atteindre $1^m,08$.

Les bobines actuelles, de 30 à 40 centimètres d'étincelle, des divers constructeurs parisiens (Radiguet, Ducretet et Lejeune, Seguy) et allemand (Hirschmann) (*fig.* 48) sont d'un poids acceptable, ce qui les rend maniables, transportables et utilisables. Cependant cette puissance d'étincelle n'est pas obtenue sans diverses modifications aux accessoires de la bobine et que nous allons décrire, ou mieux avec une modification complète de la bobine devenue transformateur (modèle portatif Seguy).

CONDENSATEUR, SELF-INDUCTION, CAPACITÉ

Le *condensateur* imaginé, comme accessoire de bobine, par Fizeau est, comme toujours, placé dans le socle de l'appareil. C'est une série de feuilles d'étain superposées et isolées entre elles par des feuilles plus grandes de mica, de soie, de gutta-percha, de papier ciré ou paraffiné. On réunit entre elles les feuilles conductrices paires par exemple, et avec une extrémité du circuit inducteur ; les feuilles impaires, également reliées entre elles, communiqueront avec l'autre extrémité du circuit inducteur. Ces deux ensembles de lames, qui n'ont aucune connexion entre eux, sont de simples déversoirs d'électricité, recevant en quelque sorte le trop-plein du courant inducteur à sa rupture. En effet, celle-ci produit non seulement son effet dans l'induit, mais encore dans son propre circuit, et ce courant particulier, ou *extra-courant*, fait jaillir entre le marteau et l'enclume une étincelle nuisible, supprimée, en grande partie du moins, par le condensateur. L'extra-courant, induction sur lui-même, sur ses propres spires du courant principal ou *self-induction*, provoquant l'étincelle dans le trajet du courant inducteur, prolonge par suite sa continuation et rend moins nette sa rupture, d'où

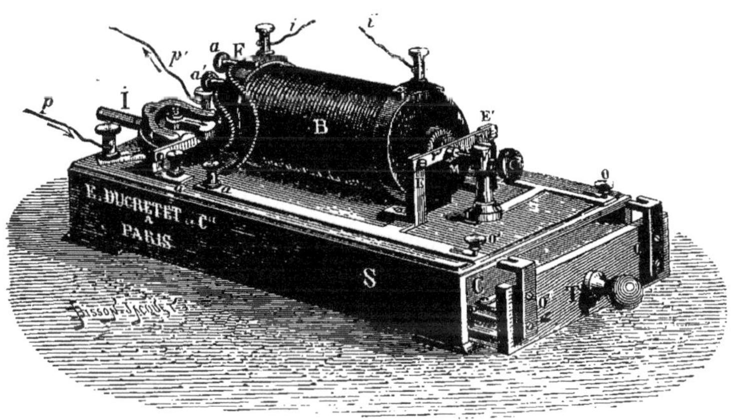

Fig. 49. — Bobine de Ruhmkorff (Ducretet et Lejeune).

tension moindre du courant réellement utile, l'induit direct ou d'ouverture du circuit; d'un autre côté, cette étincelle ronge les surfaces de contact de l'interrupteur et peut en souder les diverses parties, ce qui amènerait l'arrêt de l'appareil. Le condensateur empêche ces dangers; il se charge de l'extra-courant, qui fait ensuite retour dans le circuit primaire en sens inverse et, par suite, en diminuant l'intensité; d'autre part, l'étincelle ne recevant plus ainsi qu'une partie du courant total est d'autant moins forte. Le rôle du condensateur est donc considérable, et sa *capacité* ou faculté d'emmagasiner un certain nombre d'unités électriques, ou *farads*, représentant des *coulombs* au potentiel d'un volt, doit varier avec les longueurs d'étincelles à obtenir.

INTERRUPTEUR

L'*interrupteur*, dans les bobines destinées à la radiographie, a un rôle non moins important. Le courant induit obtenu étant alternatif en réalité, et ne devant pas l'être, tout au moins dans le tube de Crookes, doit être modifié et n'avoir plus, à sa sortie, ou lors de son utilisation, qu'un seul sens, toujours le même et à polarité constante. On sait que la cathode doit communiquer avec le pôle négatif, d'où son nom, du reste, et l'anode avec le pôle positif. Poggendorf a constaté ce que nous avons dit plus haut, qu'un intervalle d'air différent était traversé par le courant induit d'ouverture ou de fermeture, que le courant d'ouverture ou de rupture était plus intense et traversait un milieu plus résistant que le courant se produisant à la fermeture du circuit inducteur et à l'établissement de ce courant. Il suffit donc d'utiliser cette variabilité de résistance pour supprimer l'un des deux courants. Il faudra donc placer à une certaine distance les deux boules de l'appareil entre lesquelles jaillissent les courants induits, ou intercaler un tube à vide suffisamment résistant, afin seulement que l'un des courants, le plus intense, le traverse.

SENS DU COURANT

Comment reconnaître le sens du courant d'une bobine de Ruhmkorff. M. Breton indique un moyen simple et élégant : il suffit pour cela de faire jaillir l'étincelle entre deux fils de fer d'environ un demi-millimètre de diamètre dont les extrémités en regard sont situées à quelques centimètres l'une de l'autre ; le fil correspondant au pôle négatif ne tarde pas à rougir au blanc et à entrer partiellement en fusion, tandis que le fil correspondant au pôle positif atteint à peine la température du rouge cerise ; en remplaçant les fils de fer par deux petits morceaux de braise de boulanger ; l'endroit où vient frapper l'étincelle sur le charbon relié au pôle négatif présente l'aspect d'un point lumineux très brillant qui se déplace sans cesse, tandis que l'endroit d'où jaillit l'étincelle sur le pôle positif est fixe et se recouvre rapidement de cendre. Généralement le pôle positif est à droite, près des divers accessoires de la bobine.

INTERRUPTEURS DIVERS

L'*interrupteur* a subi maintes variations ; c'est en elles que résident les différences entre les diverses bobines selon leur provenance. Nous avons décrit le trembleur classique qui est aussi celui des sonneries électriques, son usure étant rapide, on garnit les pièces de contact de petits cylindres de platine qui en augmentent la longévité.

MM. Ducretet et Lejeune ont rendu mobiles et faciles à remplacer les pièces de platine : de petits ajutages reçoivent à frottement doux ces pièces, et on peut les y avancer au fur et à mesure de leur usure par une vis latérale. En outre, le ressort est plus ou moins tendu par un petit levier de

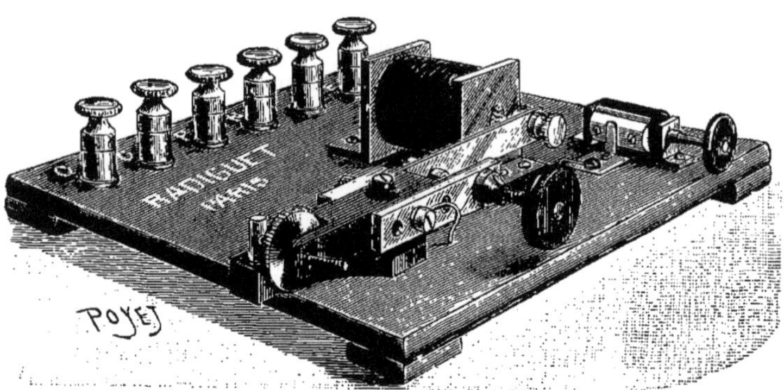

Fig. 49 *bis*. — Interrupteur renverseur.

caoutchouc qui presse sur lui au moyen d'une vis de réglage; on règle cette vis pour que le circuit ne puisse être rompu que par le maximum d'aimantation du noyau.

INTERRUPTEUR FOUCAULT

Pour les bobines de grandes dimensions, on se sert de l'interrupteur Foucault. Deux pointes de platine verticales sont fixées vers l'une des extrémités d'un levier supporté par une lame élastique verticale : au-dessous de ces points sont deux godets contenant du mercure et une couche d'alcool. L'autre extrémité du levier porte une armature de fer placée à une petite distance d'un électro-aimant. L'une des extrémités du fil de cet électro-aimant est reliée au pôle positif d'une petite pile spéciale, et l'autre extrémité avec la pointe de platine la plus rapprochée du point d'appui du levier, par l'intermédiaire de la lame élastique qui le porte. Le godet de la cuvette de cette pointe communique par un fil avec le pôle négatif de la même pile. L'autre pointe de platine, par son godet, et le levier, par son support médian, reçoivent les deux fils du courant inducteur; quand le circuit de la pile spéciale de l'interrupteur est fermé, l'armature est attirée par son électro-aimant et fait pencher le levier de côté, de sorte qu'aucune pointe ne touche plus le mercure, mais seulement l'alcool, mauvais conducteur, qui le couvre; aussi les deux circuits sont interrompus; alors le levier dont l'armature n'est plus attirée reprend sa position horizontale, et les courants repassent, d'où nouvelle interruption, nouvelle reprise de la position horizontale. L'alcool, surtout s'il est très concentré, étant très mauvais conducteur, l'interruption du circuit primaire est instantanée, et le circuit secondaire a la plus grande intensité possible.

Au début du passage du courant, on amorce l'appareil en appuyant à l'extrémité du levier pour enfoncer les tiges de platine dans le mercure, car, à l'état normal, elles y affleurent à peine. Mais l'alcool s'enflamme parfois, et le mercure est projeté au loin, ce qui est dangereux pour l'opérateur; aussi a-t-on agrandi et couvert les godets, augmenté l'épaisseur de la couche d'alcool, et surtout remplacé l'alcool par d'autres liquides également mauvais conducteurs, mais moins inflammables, comme l'huile de pétrole (p. 280). En outre, l'existence d'un courant spécial à l'interrupteur est une complication qui a été supprimée, le courant inducteur lui-même agissant par l'aimantation du noyau en fer doux de la bobine inductrice.

INTERRUPTEURS OSCILLANTS ET PÉRIODIQUES

La roue dentée de Masson, roue interrompant automatiquement le courant inducteur, a été adaptée depuis longtemps avec un petit moteur en dérivation sur le circuit inducteur par le Dr d'Arsonval. Les bobines ainsi pourvues servent à l'obtention des courants de haute fréquence et à la radiographie. C'est le système d'Arsonval et Gaiffe.

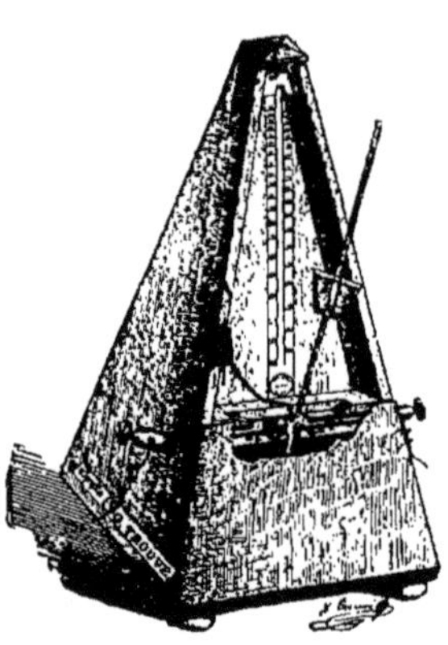
Fig. 50. —Métronome interrupteur.

Les mouvements d'horlogerie et des métronomes divers étaient déjà utilisés en électrothérapie depuis longtemps, pour interrompre d'une façon rhytmée et mesurée les courants continus : les constructeurs, Chardin, Gaiffe, Trouvé (*fig.* 50), ont chacun leurs modèles ; on les a adaptés pour produire d'une façon plus ou moins rapide l'interruption du courant inducteur dans les bobines. MM. Richard Ch. Heller, Radiguet, Chabaud (p. 281), Gaiffe et d'Arsonval, J. Chapuis (diapason), ont aussi des systèmes d'interrupteur de cette nature.

Tous ces accessoires augmentent d'une façon notable le prix des bobines. M. Radiguet a imaginé un *phono-trembleur* peu coûteux, peu bruyant, donnant à volonté des interruptions rapides pour la radioscopie, ou lentes pour la radiographie (*fig.* 51).

C'est toujours l'attraction d'un marteau de fer doux qui produit la rupture du circuit primaire ; le ressort qui le porte est fixé sur une petite règle isolante d'ébonite, laquelle porte à son tour du côté opposé une pièce de cuivre avec vis de réglage garnie de platine; cette vis amène le courant au ressort interrupteur. Le tout, mobile autour d'un axe vertical, se déplace, en outre, au moyen d'une vis supplémentaire qui le rapproche ou l'éloigne à la distance voulue de l'extrémité du noyau de fils de fer de la bobine. On peut donc, à la fois ou séparément, agir sur l'ensemble par la vis

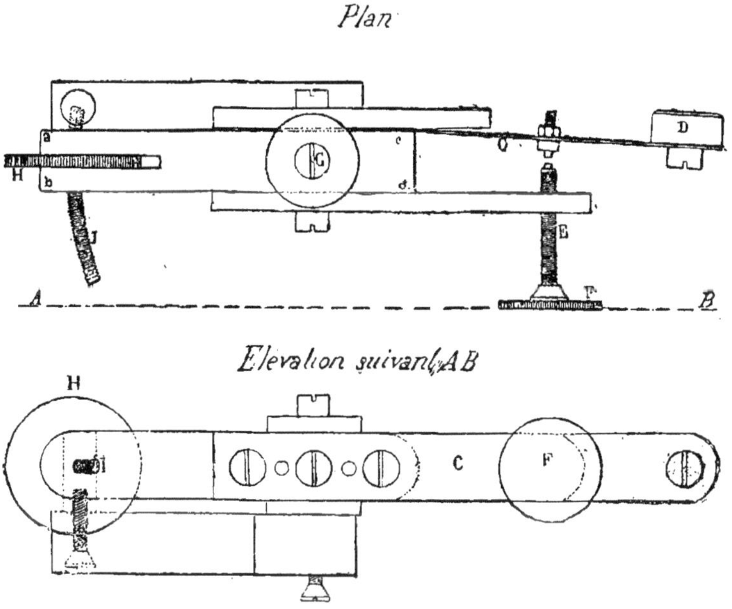

Fig. 51. — Phono-trembleur Radiguet.

additionnelle, ou sur la pièce platinée par la vis à l'approche du ressort. Tout réglage approprié rend le bruit minimum, et lentes ou rapides les interruptions (*fig.* 52).

Les pièces s'usent plus ou moins rapidement sous l'action des étincelles de rupture et irrégulièrement. C'est là le principal inconvénient des trembleurs. Les roues dentées avec moteur en dérivation sont préférables; les métronomes avec tige plongeant dans le mercure, sortes d'interrupteurs Foucault modifiés, peuvent également être

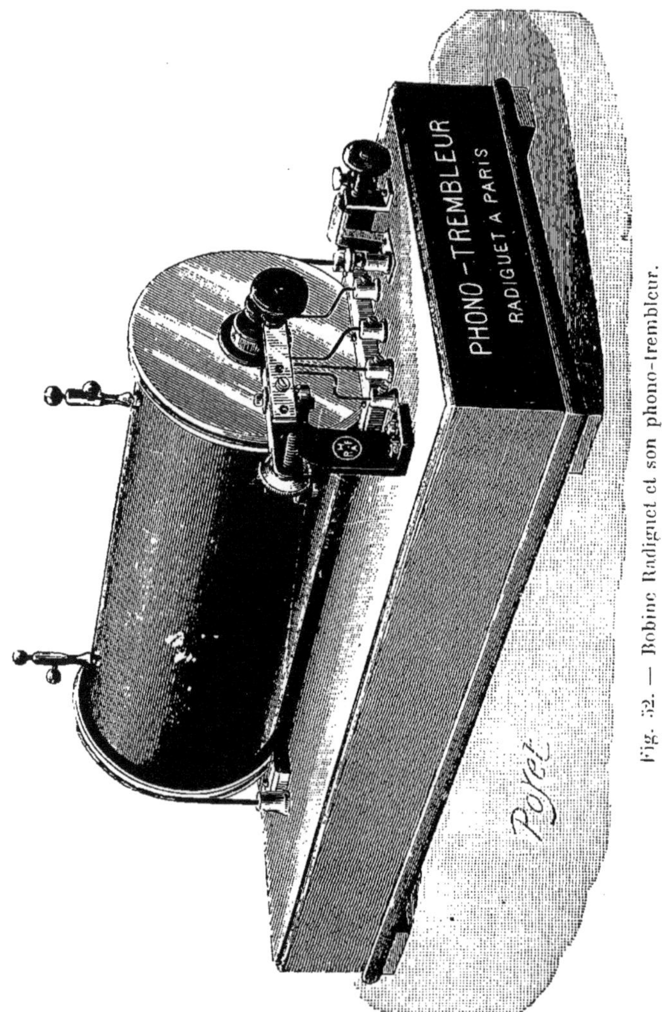

Fig. 52. — Bobine Radiguet et son phono-trembleur.

employés. Mais nous croyons qu'on a exagéré cette usure des pièces platinées, ou plutôt son influence, et rien n'est plus facile que de les remplacer.

Les interrupteurs oscillants à grande fréquence ont été obtenus depuis près de vingt ans en Angleterre (2.500 interruptions par seconde). MM. Marey, Ward, Boudet de Paris, Tesla, d'Arsonval ont constaté l'atténuation considérable des effets physiologiques perçus. M. Gordon a également obtenu avec la roue dentée de Masson, entraînée par un petit moteur électro-magnétique, jusqu'à 6.000 interruptions par seconde.

On monte verticalement l'axe de la roue, et le moteur étant au dessus. La roue est, au dessous, noyée dans un récipient sous une épaisse couche de liquide à la fois isolant et lubréfiant ; les frottements sont ainsi atténués, en même temps que la masse de liquide isolant arrête l'étincelle, et refroidit les parties métalliques. La rapidité d'interruption est fonction de la rapidité du moteur.

EXCITATEUR ET LONGUEUR D'ÉTINCELLE

La *longueur d'étincelle* se mesure par l'*excitateur*, ensemble de deux tiges terminées en pointes ou en boules métalliques. C'est entre ces extrémités que jaillit l'étincelle, et on peut mesurer leur distance, soit directement après la production, en supprimant l'arrivée du courant inducteur, soit en ayant des tiges divisées en centimètres, ce qui permet de faire aux bornes le calcul de leur éloignement. Ces bornes doivent être perforées de trous assez gros pour que les deux tiges puissent y glisser. On peut encore employer deux gros fils conducteurs insérés dans les bornes et les glisser horizontalement jusqu'à obtenir le maximum d'étincelle et mesurer ensuite directement la distance de ces conducteurs. Les constructeurs munissent généralement leurs bobines d'un excitateur.

FILS CONDUCTEURS DE L'INDUIT

Les deux *fils conducteurs* émanant de l'induit peuvent être minces, peu isolés, chacun séparément; mais il devra exister entre eux une certaine distance, afin que l'étincelle ne jaillisse pas entre eux; d'autre part, ils ne devront porter ou toucher que des substances très isolantes, car ils abandonneraient leur courant, même à des substances mauvaises conductrices, comme le bois. Aussi, quand nous disons qu'ils peuvent être minces et peu isolés, faut-il comprendre que, si l'on n'a pas sous la main de gros fils bien isolés, voire entourés de caoutchouc pour plus de sécurité, on peut cependant recourir à des fils quelconques, pourvu qu'on s'entoure de certaines précautions. Mais l'idéal est l'emploi des tubes de caoutchouc épais employé dans les canalisations électriques, notamment quand plusieurs lignes d'éclairage traversent une cloison, un mur;... chacune des lignes est alors enfermée en ces tubes caoutchoutés de 2 à 4 millimètres de diamètre intérieur et 12 à 16 millimètres de diamètre extérieur. On peut alors toucher sans inconvénient ces tubes, même quand les fils sont parcourus par des courants intenses; on ne reçoit pas de commotions au cours des expériences, commotions souvent dangereuses, et dans tous les cas désagréables, surtout pour les malades.

ACCESSOIRES DIVERS, COMMUTATEUR, SUPPORT

Les fils amenant le courant inducteur, courant d'une intensité moyenne de 10 ampères, seront des fils d'éclairage d'une section d'au moins 5 millimètres. Ils auront l'isolement normal, ordinaire, exigé par les Compagnies. Ils

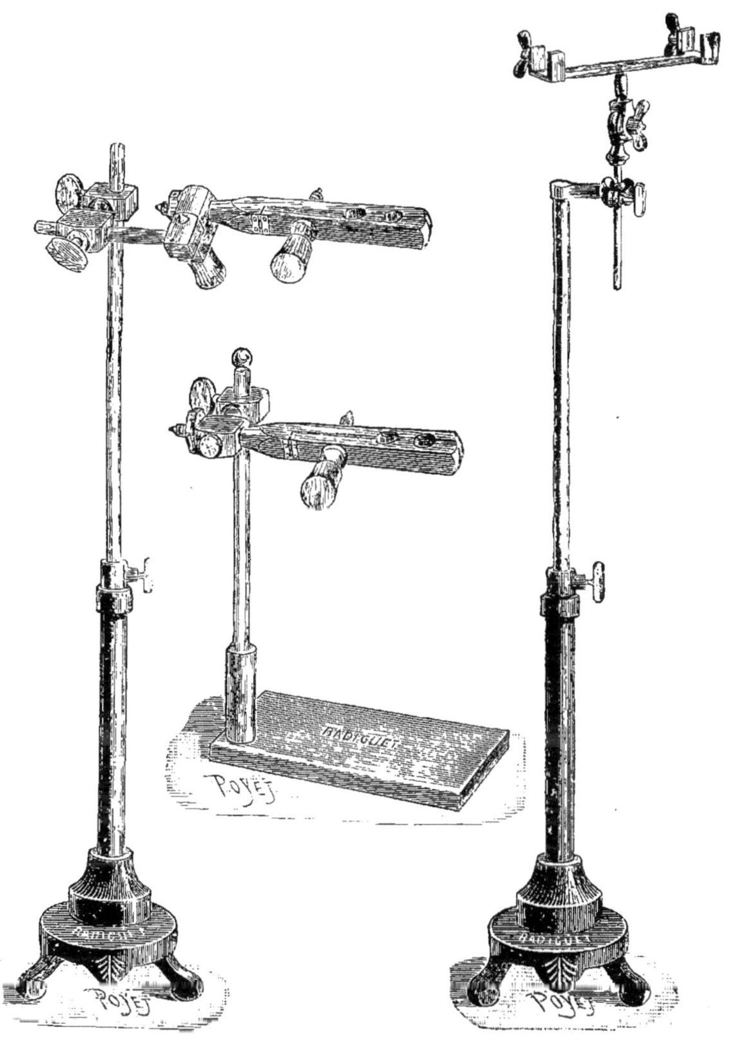

Fig. 52 *bis*. — Supports divers.

pourront être très rapprochés, se toucher même : ce courant continu étant plus maniable que le courant induit. Il devra porter un interrupteur, inverseur ou commutateur, destiné à interrompre le courant ou à en changer le sens. Les bobines portent généralement sur le côté droit tous ces accessoires, de façon à les avoir à portée de la main droite et facilement maniables. On doit pouvoir interrompre brusquement le courant, afin d'éviter les extra-courants de rupture qui détériorent si rapidement les appareils. Par ces temps où les constructeurs de bobines sont littéralement « sur les dents », on est obligé parfois de prendre une bobine non finie, au moins en attendant un appareil plus parfait; aussi faut-il savoir suppléer aux pièces absentes. Alors l'interrupteur peut être un interrupteur ordinaire d'éclairage, ou une manette portant sur un bouton placé sur le trajet de l'un des conducteurs et qui peut brusquement abandonner son contact métallique.

Le renversement du courant se fera alors en changeant de place les fils d'arrivée ; ceux-ci étant souples, au moins à leur extrémité, se manieront et se déplaceront facilement. Quant aux *rhéostats*, pour en régler l'intensité, nous les avons décrits avec les accumulateurs et avons indiqué notre procédé économique et pratique (p. 57).

Il reste à parler du *support isolant du tube à vide :* c'est un de ces appareils en bois utilisés en chimie pour porter les ballons, tubes, cornues,... et les faire tourner dans tous les sens ; on en construit exprès pour le tube à vide, formés de cinq ou six pièces articulées qui donnent à l'ensemble une mobilité excessive. Ce peut être encore un pied d'appui-tête photographique, un trépied très lourd en fonte, un gros tube vertical avec baguette intérieure de bois ou de verre. Des pinces, des morceaux de caoutchouc, du liège,... pourront supporter les fils conducteurs de l'induit (V. p. 273).

CHAPITRE VIII

GÉNÉRALITÉS SUR LES RADIATIONS
LUMINESCENCES ET ÉCRANS

Mouvements moléculaires. — Transformation des mouvements. — Travail moléculaire interne et vibrations. — Transmission des mouvements vibratoires et longueurs d'onde. — Oscillations électriques. — Absorption des rayons lumineux. — Transmission électro-lumineuse et actions sur le trajet parcouru. — Phosphorescence. — Phosphorescences diverses. — Fluorescence et luminescence. — Fluorescence radioscopique et écrans. — Formules d'écrans fluorescents. — L'énergie de la vision.

MOUVEMENTS MOLÉCULAIRES

Nous voici outillés pour obtenir les radiations nouvelles; mais, pour bien comprendre l'action des nouveaux rayons qui doivent porter le nom de Rœntgen, il est nécessaire de revenir sur leur genèse plus que rapidement exposée dans l'historique de la question, et faire quelques analogies d'ordre purement scientifique.

La théorie cinétique des gaz établit que les corpuscules de matières gazeuses ont des mouvements de translation d'une extrême rapidité. Jacques Bernouilli la formula jadis, l'idée n'eut aucun succès; mais, reprise en ces derniers temps avec des bases mathématiques, elle fut discutée et reprise, sinon adoptée.

Ces vitesses excessives des molécules gazeuses qui tendent à les éloigner, en dehors de forces simplement répulsives, les unes des autres, expliquent mal évidemment la stagnation d'une fumée légère par exemple, en un air tranquille.

La diffusion de la matière, si l'on admet la rapidité de son mouvement moléculaire, se devrait faire plus rapidement. Les calculs théoriques (vitesses proportionnelles aux racines carrées des températures partant du zéro absolu ou — 273°) amenaient à trouver, pour vitesse des molécules d'hydrogène dans les flammes, des nombres fantastiques, des 4 à 5 kilomètres par seconde, qui en faisaient de véritables projectiles. Ces conséquences, voisines de l'absurde, loin de faire succomber la théorie cinétique, en firent à la fois de violents défenseurs et de violents détracteurs.

TRANSFORMATION DES MOUVEMENTS

On expliqua que les vitesses étaient détruites en partie par les heurts réciproques des molécules, ce qui les faisait dévier de la route rectiligne et atténuait la rapidité de diffusion. Clausius étudia la répartition des vitesses entre les molécules. Maxwell en formula la loi [1].

La molécule cinétique est considérée isolément. Sa vitesse a-t-elle lieu de bas en haut, elle s'éloigne de l'astre qui l'émet et retombe après épuisement ; si l'astre est petit et la vitesse grande, la molécule s'en éloignera pour toujours. Aussi certains corps célestes dont tous ces corps radiants s'échappent ainsi constamment sont-ils dépourvus d'atmosphère.

[1] Loi de Maxwell :

$$y = Cx^2e^{-x^2},$$

y est le nombre relatif de molécules possédant la vitesse x ; C, une constante.

TRAVAIL MOLÉCULAIRE INTERNE ET VIBRATIONS

La molécule est la dernière subdivision de la matière dont s'occupe la science; on la suppose composée d'un nombre bien défini d'atomes, généralement très petit; et, d'après son étymologie, on sait que l'atome est « l'élément ultime, insécable et invariable de la matière pondérable[1] ». La molécule composée de parties matérielles également en mouvement, quoique agglomérées, subit un travail interne qui apporte son coefficient, sa part contributive en une masse gazeuse, même si celle-ci se dilate sous pression constante et en vase clos. On admet que ce travail est nul, ou constitue à lui seul le travail total, ou unité [1]. La formule de Clausius donne, pour la première valeur, un rapport $\frac{5}{3}$ des chaleurs spécifiques et égal à 1 dans le second cas.

Les vapeurs de mercure et de cadmium, les récents argon et hélium, sont dans le premier cas, et le travail interne de la molécule y est nul ; aussi admet-on que cette molécule n'a qu'un atome, que le corps est *monoatomique*. Leur spectre, à l'analyse, montre plusieurs raies, particulièrement fines pour le mercure et le cadmium. L'argon, lui, est plus complexe, a un grand nombre de raies qui feraient croire à sa complexité moléculaire. Une simple élévation de température supprimant toute action chimique ou élec-

[1] *Les Radiations nouvelles*, par Ch.-Ed. GUILLAUME, constituent un livre très consciencieux, très scientifique et très intéressant à consulter. Nous nous en inspirons largement en ce chapitre. — Paris, 1896.

[1] Formule de Clausius:

$$\frac{K}{H} = \frac{3}{r} \frac{C - c}{c},$$

K, énergie interne; H, énergie totale; C et c, chaleurs spécifiques sous pression constante et à volume constant.

trique n'a pas permis l'obtention des raies spectroscopiques.

Les molécules oscillent, réagissent les unes sur les autres, s'attirent en raison des lois newtoniennes[1]; de là, d'ailleurs, toutes ces actions d'influence. Ces vibrations mutuelles se mêlent, s'enchevêtrent, se confondent et donnent des effets en apparence inexplicables. Les actions dites à distance, comme celles constituant l'influence et l'induction, sont des actions réelles dues à des radiations invisibles ou inconnues. C'est à la phosphorescence qui en peut résulter que M. Zenger attribue la vision de l'invisible. MM. Rowland et Himstedt ont démontré qu'une masse électrique en mouvement produit un effet électro-dynamique semblable à celui du courant électrique découvert par Ampère. Les molécules entraînent des charges électriques, s'en font des supports et oscillent. Les aimants émettent des flux de force, ondulations ou émissions moléculaires agissant sur les circuits voisins.

Maxwell n'admet que l'existence de forces répulsives au sein des molécules, mais au dehors les forces attractives agiraient. Les forces internes auraient un rayon d'action très petit. Cette théorie a été attaquée comme la précédente et avec des arguments identiques.

TRANSMISSION DES MOUVEMENTS VIBRATOIRES ET LONGUEURS D'ONDE

Les modes vibratoires des molécules sont divers, ils se transmettent en des milieux matériels variés. L'éther est un agent de propagation se prêtant à transmettre tous les

[1]
$$f = \frac{Kmm'}{d^2}$$

F, force attractive; K, constante; m et m', masses; d, distance.

mouvements. L'analyse spectrale et l'étude des flammes ou autres substances astrales ont étendu dans l'étude des modes de vibrations le champ de nos connaissances. L'astronomie physique avec MM. Kirchoff, Bunsen, Janssen, et la photographie avec ses progrès incessants ont révélé les grandes longueurs d'onde et les plus courtes. Les longueurs d'onde, distances d'une alternative de compression et de dilatation, varient selon les milieux traversés et les substances irradiantes. Le spectre ultra-violet de la lumière solaire a été l'objet de maints travaux : c'est, en radiographie, celui qui paraît agir également ou s'en rapprocher tout au moins; et, par suite, il nous intéresse spécialement, car les lumières dites chimiques, soleil, électricité, magnésium, émettent des rayons actifs qui impressionneront les plaques photographiques comme le font les rayons X.

Quand les longueurs d'onde sont faibles, elles ne traversent pas tous les corps ; elles en traversent même très peu, presque absorbées qu'elles sont immédiatement. Divers procédés ont été essayés pour reculer la limite d'absorption et permettre de mesurer aussi des radiations spéciales. Un système optique en quartz, des procédés photographiques très délicats... ont permis de montrer l'existence de longueurs d'onde de 185 millionièmes de millimètre ou même de un dix-millième de millimètre (Cornu, Schuman)[1].

Les rayons infra-rouges du spectre qui sont très calorifiques ont des longueurs d'onde bien supérieures. MM. Mouton, H. Becquerel, Desains et Curie, Rubens, Poschen, Carvalho,... les ont déterminées. M. Langley à Washington a suivi des radiations de 30 μ dans le spectre infra-rouge; puis, après un espace encore inexploré et vers 6 millimètres, il a mesuré des longueurs d'onde d'origine purement électrique.

[1] Le millième de millimètre, ou μ, est l'unité employée, en ces mesures.

OSCILLATIONS ÉLECTRIQUES

Hertz, par la décharge de conducteurs particuliers, avait produit des oscillations électriques extrêmement rapides, dont l'assimilation par Maxwell aux ondes lumineuses avait été immédiatement faite. Aussi avait-on pu obtenir avec elles — l'idée étant exacte — toutes les expériences classiques de l'optique, réflexion, réfraction, polarisation, double réfraction.

M. Righi, puis MM. Lebedef, Blondlot, G. Trowbridge, ont mesuré les oscillations électriques de faible longueur d'onde et leur vitesse de propagation, qui est égale à celle de la lumière. On admet généralement dans les théories de l'induction qu'il existe des longueurs d'onde électrique de toutes rapidités, depuis les plus lentes jusqu'à une lenteur infinie; il y a donc une lacune à combler pour les mesures entre 30 μ et 6 millimètres.

Les corps qui émettent les radiations jouissent également de la propriété de les absorber (Kirchkoff, Prévost, Sadi-Carnot). C'est l'un des principes utilisés dans l'analyse spectrale ; c'est une loi calorifique, lumineuse, électrique.

Les corps réfractent la lumière, se laissant traverser par elle suivant les lois de Descartes, d'autant plus facilement que les vibrations lumineuses sont plus rapides. Mais, au voisinage des bandes d'absorption du spectre, la lumière se disperse anormalement [MM. Le Roux (1862) et Christiansen, Boussinescq (1867), G.-G. Stokes, Sellmeyer (1872), Helmholtz (1875), lord Kelvin (sir William Thomson) (1884)[1]...].

[1] *Formule de dispersion de sir W. Thomson*, ou *Conférences scientifiques et*

La théorie a pour idée directrice, dit M. Guillaume, que, « lorsque l'oscillation de l'éther autour de la molécule possède une période peu supérieure à celle de la vibration que la molécule elle-même peut prendre, celle-ci exécute des mouvements de grande amplitude ; l'énergie cinétique des molécules est alors du même ordre de grandeur que celle de l'éther dans lequel elles se meuvent, et la vitesse de propagation du mouvement se trouve modifiée ».

L'indice de réfraction de plusieurs corps, dans des régions particulières du spectre, est plus petit que l'unité, contrairement à ce qu'on pouvait attendre.

ABSORPTION DES RAYONS LUMINEUX

Les substances sont plus ou moins absorbantes pour les ondes lumineuses ou électriques, selon leur nature, selon la région du spectre auxquels les ondes appartiennent. Nos yeux varient également à ce point de vue. Certains métaux ont, au contraire, une transparence remarquable ; d'autres absorbent avec une grande facilité les rayons et, par suite, ne les réfléchissent pas. Les miroirs en argent poli ne peuvent servir de réflecteurs pour le spectre ultraviolet (sir G.-G. Stokes) qui est absorbé ; M. Cornu a constaté le même phénomène pour l'argenture chimique ; M. de Chardonnet a obtenu, derrière un miroir de Foucault, des

Allocutions. Traduction de P. Lugol et annotation de Marcel Brillouin.

$$n^2 = 1 - AT^2\left(1 + \frac{q_1T^2}{\tau_1{}^2 - T^2} + \frac{q_2T^2}{\tau_2{}^2 - T^2} + \dots\right)$$

n est l'indice de réfraction ; A, une constante ; q_1, q_2, ..., des nombres ; τ_1, τ_2, ..., les durées de vibrations propres des molécules absorbantes ; T est la période de la vibration lumineuse considérée.

actions photographiques énergiques (1882)[1]. On peut même photographier en quelques secondes l'arc électrique au travers de deux miroirs de Foucault complètement opaques. Une feuille d'or laisse passer des radiations d'un beau vert pomme. Selon que la lumière est vue par réflexion sur les corps ou par transmission au travers d'eux, on sait que la rétine est impressionnée différemment, c'est-à-dire que les couleurs perçues ne sont pas les mêmes ; il y a là une séparation de vibrations constatée depuis longtemps quant à ses effets, et parfaitement appliquée actuellement. Connaissant l'indice de réfraction[2], variant selon l'origine de l'onde, mais soumis aux mêmes formules, on peut savoir d'avance (calculs de Kundt et de ses élèves) les radiations absorbées. L'absorption est faible pour l'ultra-violet et considérable pour le rouge et l'infra-rouge.

L'étude de la lumière ultra-violette, lumière sombre cependant, *s'éclaire* vivement — on peut le dire — des notions qui précèdent et, en la complétant, nous pourrons comprendre les radiations de Rœntgen. La longueur d'onde y est très faible (serait plus faible encore pour les rayons X), en connexion avec la matière pondérable qui la transmet et dont la limite de grandeur est de l'ordre du millionième

[1] L'arc électrique et une statue en marbre de Carrare, cachés par une mince lame d'argent, ont été photographiés par M. de Chardonnet. De même, récemment, M. David Packer, de Birmingham, a obtenu la couronne solaire au moyen d'une petite ouverture sténopéique obturée par des lames minces de cuivre, d'aluminium, d'argent... (G.-H. Niewenglowski, *La Photographie et la Photochimie*; Paris, 1897) ; il en conclut que la couronne, et non le disque solaire, émet des rayons X.

[2] Nous rappellerons la formule de Descartes :

$$\frac{\sin i}{\sin r} = n$$

i et r étant les angles, avec la normale à la surface frappée, des rayons lumineux à leur entrée et à leur sortie du milieu réfringent ; et n, l'indice de réfraction. On a, en outre, δ étant l'angle entre le rayon incident et le rayon émergent dans un prisme, et A l'angle du prisme :

$$\delta = (n - 1)\,A.$$

de millimètre. Ce serait là une propagation d'une force matérielle saisissable, se rapprochant de la théorie de Newton qui faisait de la lumière une série de particules solides émises par un corps incandescent et venant frapper l'œil et les divers corps situés sur son trajet; M. Crookes, avec le *bombardement de la matière*, rend d'actualité la théorie de Newton supplantée depuis un siècle par celle des ondulations. Le radiomètre de M. Crookes, à mouvements dus à la lumière, confirme l'idée de matérialité de ce fluide.

TRANSMISSION ÉLECTRO-LUMINEUSE ET ACTIONS SUR LE TRAJET PARCOURU

Les ondes se propagent à travers les molécules en raison de la grosseur, aussi la connaissance des longueurs d'onde peut-elle aider à déterminer l'étendue du grain : certains corps grenus sont parfaitement transparents pour les oscillations électriques, si la longueur d'onde dépasse sensiblement l'étendue du grain. Hertz a obtenu leur réfraction avec un prisme d'asphalte, du bois, du carton, de l'ébonite.

Fresnel avait démontré que les corps grenus, de nature non absorbante, se laissaient traverser d'autant plus facilement que la radiation avait une plus grande longueur d'onde. Appliquer ces notions connues de la lumière aux études électriques, c'était en trouver la vérification pour celle-ci et la connaissance d'analogies insoupçonnées.

Hertz, que nous retrouvons constamment en ce domaine, remarqua bientôt la variation — selon qu'on opérait ou non à l'air libre — dans l'étincelle d'un résonnateur influencé par l'étincelle d'un circuit primaire, si la première éclatait à chaque oscillation à l'air libre; elle cessait dès que les boules entre lesquelles se produisait la décharge étaient enfermées dans une boîte quelconque. Tout corps opaque, conducteur ou diélectrique, arrêtant la radiation lumineuse, arrêtait le phénomène. Le sucre, l'alun, le sel gemme,... le diminuaient en raison de leur épaisseur; le quartz était transparent, même sous plusieurs centimètres.

L'étincelle jaillissant entre deux métaux s'accompagne donc de radiations de courte longueur d'onde, faciles à absorber; et l'on put vérifier que la lumière se comportait de même, et cela d'autant mieux qu'elle possédait plus de rayons ultra-violets.

Hertz, toujours investigateur, chercha la polarité la plus active, l'organe le plus sensible à la lumière ultra-violette, et découvrit que c'était l'électrode négative. Et l'action se fait aussi bien en un intervalle étroit où peut jaillir l'étincelle que dans l'espace où se fera lentement la décharge d'un corps électrisé (Halwachs). MM. Righi, Stoletof, Bichat et Blondlot, Hoor, Branly, vérifièrent cette identité d'action, malgré la dissémination de la matière radiante. On put mesurer la proportion d'énergie vibratoire de cette lumière avec des moyens électriques, avec l'électromètre (Halwachs).

Pour MM. Lenard et Wolf, qui cherchèrent la cause du phénomène, *la décharge des corps électrisés sous l'influence de la lumière ultra-violette* (et les rayons de Rœntgen se comportent de même) serait due à une action de transport électro-moléculaire, à l'apport de poussières détachées de la masse même des corps électrisés et allant de la lumière à ces corps ou réciproquement. Pour vérifier cette hypothèse, ils se servirent d'un jet de vapeur sursaturée et en suivirent la marche; ils constatèrent l'existence de cette poussière électro-convectrice autour d'un corps chargé négativement, toutes les fois que la radiation ultra-violette lui faisait rapidement perdre sa charge[1]. L'argent est le plus facile à pulvériser par la radiation ; viennent ensuite l'or, le fer, le plomb, l'étain, le cuivre, le platine, le mercure et le zinc. Les corps incandescents et les étincelles électriques dans les gaz (Édouard Branly), les rayons X et les flammes donnent aux gaz (Villari) un pouvoir de décharge des corps électrisés[2] pouvant rentrer dans la condensation de matières qu'ils produisent.

Nous reviendrons plus loin sur ces actions de transport si intéressantes, si anciennes (Pivati, de Florence, 1757) et longtemps si discutées (p. 134).

Il n'est pas sans intérêt, et, là encore, nous suivons l'intéressant travail de M. Guillaume, de faire, entre le son et la lumière, quelques analogies. Le son, à longueur d'onde moindre, à vitesse moins rapide (340 mètres par seconde, au lieu de 308.000 kilomètres), nous fournira des comparaisons plus saisissantes. Le sens de propagation est cependant différent, les ondes sonores sont longitudinales, et les ondes lumineuses transversales. Des timbres ébranlés vibreraient jusqu'à la rupture même, si l'air au contact ne prenait une partie de leur énergie ; chaque timbre pourra vibrer comme s'il était seul et fournir à l'ensemble une série de sons se superposant ; ou encore certaines longueurs d'onde acoustique, se contrariant, s'atténueront ou se supprimeront. Ces *interférences*, superposition de bruits donnant du silence, se retrouvent en lumière où des vibrations lumineuses se peuvent également détruire par des longueurs d'onde en période différente, et, par suite, donner

[1] L'air se charge d'autant plus fortement d'humidité qu'il contient moins de poussière (Aitken et R. von Helmholtz) ; il est alors plus conducteur de l'électricité ; la condensation d'eau se faisant, au contraire, d'autant plus vite qu'il y a plus de matières solides en suspension ; et, de la vapeur enfermée dans une caisse métallique, a constaté M. Richarz, se condense sous l'action des rayons X (*Ions cathodiques*) comme sous l'action des poussières (*Wied. Ann.*, t. XLIX, p. 592-595).

[2] *Académie des Sciences*, 26 octobre et 7 décembre 1890.

de l'obscurité. Un milieu liquide avec particules solides en suspension sera trouble, il pourra être comparé à un ensemble de molécules, avec interposition d'éther, et ne sera pas traversé par des ondes lumineuses ou acoustiques, de faible longueur d'onde, s'il occupe une grande partie de l'espace.

L'expérience vérificative a été faite par M. Hesehus. La lentille était en treillis de fer avec copeaux d'ébonite que l'on pouvait tasser plus ou moins. La vitesse du son était d'autant moins modifiée que la longueur d'onde était plus petite ; la propagation ne se faisait pas avec de grandes longueurs et s'effectuait, au contraire, par les interstices pour les petites longueurs. Quand la portion remplie par les copeaux était de 3 à 4 0/0 du volume total, la vitesse de propagation des sons de 24 millimètres de longueur d'onde atteint 261 mètres par seconde, et tombe à 146 mètres pour une densité de $0^{m},14$ et une longueur de 60 millimètres.

La comparaison du milieu utilisé par le physicien russe avec une molécule est généralement admise, la molécule n'étant pas reliée directement aux molécules voisines, et des vides remplis d'éther l'en séparent. La diminution de vitesse du son tendait à s'annuler avec la diminution de l'espace occupé par le corps solide indifférent et la longueur d'onde de la vibration sonore. Ainsi se comportent les particules solides servant de support aux radiations ultra-violettes.

PHOSPHORESCENCE

L'emmagasinement mécanique de la lumière par l'action lumineuse, quelle qu'elle soit (astres, électricité), dans certaines substances, s'explique par ces notions. Le diamant a été reconnu pourvu de cette propriété depuis la plus haute antiquité. En 1604, un artisan de Bologne, Calciarolo, la constatait dans des coquilles calcinées et fournissant, quand on les chauffe, comme on l'a constaté depuis, du sulfure de calcium. Les sulfures de calcium, de baryum, de strontium,... soumis à des radiations lumineuses, les emmagasinent et les gardent quelque temps, ainsi qu'on peut le voir en se plaçant dans l'obscurité ; les couleurs sont même différentes, allant du rouge au violet et plus ou moins durables selon le mode de préparation (Ed. Becquerel). Le diamant peut rester lumineux plusieurs heures ; la fluorine, quinze ou vingt secondes ; le spath, un quart de seconde ; les substances sont dites *phosphorescentes*, et la durée de leurs propriétés lumineuses peut être augmentée par la chaleur.

PHOSPHORESCENCES DIVERSES

Certains animaux sont phosphorescents (lampyres ou vers luisants, noctiluques...). M. Ch. Henry a essayé d'analyser les rayons émis par les lanternes sous-ventrales des vers luisants. Il a placé ces animaux sur des plaques photographiques entourées de papier à aiguilles, et il a constaté l'existence de traînées noires et blanches reproduisant l'itinéraire parcouru par les points d'émission phosphorescente, les lanternes sous-ventrales déplacées par l'animal en ses mouvements.

D'autres animaux deviennent phosphorescents après leur mort (soles, maquereaux...)

M. R. Dubois a impressionné des plaques à travers des doubles et triples épaisseurs de papier aiguille avec la lumière du siphon de la Pholade dactyle et diverses cultures liquides de photobactériacées.

La phosphorescence existe surtout dans les corps faciles à décomposer; M. Van t'Hoff, pour développer le phénomène, mélange intimement deux sels, dont l'un ajouté en très faible quantité à l'autre est prêt à se décomposer partiellement et à se combiner à une partie du second en donnant un corps généralement moins stable que les deux autres. Les sulfates de magnésie et de calcium mélangés donnent un mélange phosphorescent. Un grand nombre de corps emmagasinant la lumière n'ont cette propriété que grâce à leurs impuretés. Les sulfates ou carbonates des terres alcalines, additionnés des sels correspondants de cuivre, d'urane, de manganèse, de magnésie, deviennent très brillants, surtout les sels de chaux additionnés de manganèse (Wiedemann, Lecoq de Boisbaudran...).

La chaleur obscure et la lumière obscure, surtout ultra-violette, favorisent la phosphorescence. La lumière électrique, la décharge d'induction sur des sulfures donnent de vives phosphorescences.

Aussi la phosphorescence est, pour M. Zenger (de Prague), le seul phénomène d'origine, en électricité d'induction, des rayons cathodiques. Il se base sur ce fait qu'un de ses collaborateurs « a obtenu des images électriques (de Trouvelot) sur la plaque par plaques de cuivre (jaune et rouge), de zinc, de plomb, d'acier, pour soutenir que la gélatine devient phosphorescente » — ce qui a été contredit depuis — par la décharge électrique dans ce corps et l'air ambiant fluorescent, comme par la décharge en aigrettes (décharge sombre) de l'électricité ; aussi n'y a-t-il pas pour lui de rayonnement spécial, de rayons X, de lumière noire... On n'est pas plus radical !

L'ozone, autre phénomène de nature électrique qui réagit

diversement sur les corps vivants [1] et sur les corps inertes, qui se dégage en abondance dans le fonctionnement des tubes de Crookes, peut provoquer des phénomènes phosphoro-luminescents. Voici les conclusions d'un intéressant travail sur ce sujet :

« La luminosité qui se produit quand l'ozone et l'eau sont en contact est due à la présence, dans cette dernière, de matières organiques d'origine animale ou végétale.

« La plupart des matières organiques sont susceptibles de donner lieu, avec l'ozone, à des phénomènes de phosphorescence » (M. Marius Otto, *Institut*, 7 décembre 1896).

Il y a des solides et des gaz phosphorescents, mais pas encore de liquides.

FLUORESCENCE ET LUMINESCENCE

En revanche, des liquides non phosphorescents s'illuminent sous l'action de la lumière, mais ne jouissent de cette propriété que pendant la durée du phénomène lumineux. D'autres substances, obscures par elles-mêmes, non susceptibles d'emmagasiner les radiations, peuvent, au contraire, en révéler : ce sont les corps dits *fluorescents*.

La *fluorescence*, encore appelée *réflexion épipolique* (Brewster, G.-G. Stokes...), phénomène voisin de la phosphorescence, rend, comme lui, lumineux, les corps susceptibles de le devenir, les corps dits *luminescents*.

[1] Dr Foveau de Courmelles, *l'Ozone atmosphérique*. Communications à l'Institut (7 janvier et mai 1895), et à l'Académie de Médecine (14 novembre 1891, 18 octobre 1892, 31 octobre 1894 et 10 février 1895); étude complète in *Actualité Médicale*, 15 avril, 15 mai, 15 juin et 15 juillet 1895; et *Journal d'Hygiène*, 27 octobre 1892.
Ce sont des phénomènes de combustion lente (Péligot), qui, par opposition aux combustions vives donnant de la chaleur et de la lumière, donnent peu de chaleur, et peu de lumière cependant décélable en luminescence.

Si nous recevons dans la chambre obscure un faisceau de rayons solaires sur un cristal de fluorine, nous verrons au travers une partie de la lumière brillante et non affaiblie ; mais, si nous nous plaçons dans le prolongement de la face du cristal perpendiculaire au faisceau lumineux, nous voyons encore de la lumière qui s'est diffusée et dont la couleur varie avec l'échantillon de fluorine, de verre d'urane...

Les solutions de l'écorce de marronnier d'Inde dans l'eau, du sulfate de quinine dans les acides tartrique ou sulfurique dilués, de la chlorophylle dans l'alcool,... sont fluorescentes.

FLUORESCENCE RADIOSCOPIQUE ET ÉCRANS

En radioscopie, la fluorescence est très importante, car elle rend possible la vision instantanée des corps opaques du corps humain... Les rayons fluorescents se réfléchissent (H. Becquerel). D'où la possibilité de projeter sur un écran l'image obtenue par les rayons X (*Autoradioscopie*, Foveau de Courmelles). Les substances employées sont le platinocyanure de baryum qui a été de suite utilisé dans ce but, et le tungstate de calcium préconisé, depuis, par Edison. M. Lenard avait étudié les rayons cathodiques, grâce à un écran de pentadécylparatolylcétone.

On peut préparer son écran fluorescent de grandes dimensions sur un grand carton ou une feuille mince d'aluminium, de celluloïd, de verre, de mica;... on tourne vers soi, et opposée à l'ampoule, la substance luminescente. L'écran bien plan reçoit d'abord une substance adhésive (vernis, gomme, gélatine, collodion), puis on saupoudre de cristaux excessivement fins de platinocyanure de baryum. Cet écran est difficile à faire et exige un produit fluorescent bien pur et uniformément étendu. Le dos est recouvert de papier noir dit papier à aiguilles, et la face sensible, d'une feuille mince de celluloïd transparent.

Les écrans se sont multipliés. M. Silvanus Thompson a vanté les sulfures de calcium, de strontium et de zinc, la blende hexagonale, le fluorure de calcium, le tungstate de calcium, et notamment le platinocyanure de potassium, qui serait douze fois plus fluorescent que le sel correspondant de baryum. M. Argyropoulos a préconisé le mélange du platinocyanure de potassium et du platinocyanure de sodium, ainsi que le platinocyanure de potassium et de lithium; ces écrans pouvant être luminescents à une distance de 5 mètres de l'ampoule. M. Ch. Henry préconise le sulfure de zinc qui garde quelque temps l'image, ce qui en permet l'étude à l'obscurité.

FORMULES D'ÉCRANS FLUORESCENTS

Voici encore d'autres formules : M. Ogden prépare ainsi l'écran au tungstate de calcium; on chauffe au rouge dans un creuset, pendant deux ou trois heures, un mélange à poids égal de chlorure de sodium ou sel de cuisine, de chlorure de calcium et de tungstate de soude; on laisse fondre complètement, et le mélange se transforme en un liquide clair; on laisse refroidir et on brise le creuset pour en extraire la masse dure semblable à du verre ; on la traite par l'eau pour en enlever le chlorure de sodium qui se dissout et on recueille sur un filtre les petits cristaux de tungstate de calcium formés. On laisse dessécher complètement. On tamise ensuite ces cristaux sur une feuille de carton enduite de colle ordinaire. L'écran fluorescent ainsi obtenu l'est relativement à peu de frais.

M. Ch.-Ed. Guillaume opère ainsi dans le même but. On dissout une certaine quantité de tungstate de soude dans une émulsion de gélatine ; on ajoute à la solution un léger excès de chlorure de calcium avec très peu de chlorure de manganèse. On obtient ainsi un précipité de tungstate de calcium et de manganèse à l'état très divisé, qui brille vivement sous l'action des rayons de Rœntgen. On étend alors l'émulsion sur la feuille de carton, de mica, de celluloïd, d'aluminium ou de verre, destinée à servir de support. M. Guillaume, si autorisé en la matière, ne croit pas à la nécessité de la pureté des sels employés, les plus impurs, au contraire, étant souvent les plus fluorescents.

L'ÉNERGIE DE LA VISION

On augmente ainsi notre puissance de vision, on fait percevoir des radiations invisibles. Il se passe là des phénomènes mécaniques de faible énergie et cependant saisissables. Si l'on compare ces actions encore si peu connues aux phénomènes que nous voyons ordinairement, on est en droit de douter de l'existence de ces matérialisations infinitésimales. Cependant, on a essayé de mesurer les effets produits de ce « bombardement de la matière ». D'après M. Tumlirz, une bougie envoie à 1 mètre de distance, sur une pupille de 3 millimètres d'ouverture, une quantité d'énergie du spectre visible qui atteindrait une petite calorie en 450 jours. A 12 kilomètres, cette bougie aurait l'éclat d'une étoile de sixième grandeur ; au delà elle ne serait plus perçue. A cette distance, la pupille recevrait une petite calorie en 180 millions d'années. Certaines lumières phosphorescentes pourraient donner, pour une énergie égale, un pouvoir éclairant cinq ou six fois plus considérable. « Donc, dit M. Guillaume, l'énergie de la vibration de l'éther suffisante pour donner pendant un an, à un œil reposé, la sensation lumineuse, ne serait pas supérieure à un milliardième de petite calorie. 1 gramme de charbon donnant, par sa combustion, plus de 8.000 petites calories, il suffirait, pour nous procurer la sensation lumineuse pendant une seconde, de l'énergie fournie par la combustion, convenablement utilisée, d'une masse de charbon de 1 gramme, divisé par un nombre de 20 chiffres. »

Tout est donc, chez l'être vivant, une question de sensibilité variable avec chacun de nous. Pas plus que nous ne percevons les sons trop faibles, nous n'entendons les sons trop forts. Si on tamise, si on absorbe ces forces démesurées ou imperceptibles, nous pouvons arriver à leur connaissance.

CHAPITRE IX

LES ACTIONS DE TRANSPORT ÉLECTRO-MOLÉCULAIRE[1]

Expériences anciennes. — Actions thérapeutiques. — Transport dans les solides. — Transport dans les gaz et rayons X.

EXPÉRIENCES ANCIENNES

Les rayons de Rœntgen transportent des poussières métalliques sur la paroi anticathodique et de là vont dans l'air qu'ils rendent bon conducteurs, bon véhicule de l'électricité et d'une certaine lumière impressionnant à distance, à travers des murs. des plaques photographiques. Les corps se pulvérisent sous l'action électrique (p. 42). Ce transport, impalpable au moment où il se produit, n'en est pas moins très réel pour le tube de Crookes, puisque c'est à lui qu'est due la mise hors d'usage des tubes à vide et qu'en l'atténuant ou le supprimant on prolonge la durée de ces tubes.

Les actions de transport électro-moléculaire reçoivent, quant à leur démonstration, un nouvel appui de ces faits longtemps niés. L'idée de véhiculer la matière et surtout les médicaments n'est cependant pas neuve. Pivati, de Florence, la préconisait dès 1757 et utilisait l'électricité statique pour véhiculer les médicaments *in loco dolenti*. Il

[1] Dr Foveau de Courmelles. communication au *Congrès des Sociétés Savantes*, du 22 avril 1897, in *Journal officiel*, 23 avril 1897.

alla même plus loin et prétendit faire pénétrer par l'électricité, dite depuis franklinienne, même les substances thérapeutiques contenues dans des tubes de verre. C'était aller trop loin... pour l'époque, et l'abbé Nollet, qui vint à Florence dans l'intention de contrôler ces faits, ne put rien constater [1].

Et cependant combien d'actions de transport par la foudre, de murs entiers en briques pesant des milliers de kilogrammes (Swinton, 1809), de gens dont les vêtements ont été portés au loin [2], de foudre globulaire ou de phénomènes divers démontrant les actions mécaniques électriques produites par le fluide ambiant direct ou par des actions d'influence à distance. Le choc en retour qui peut produire le foudroiement est-il un apport ou une induction [3]?

L'expérience de laboratoire, dite du portrait de Franklin, qui volatilise une feuille d'or et en forme sur une surface plane, comme font les images photo-fulgurales exposées plus loin, l'empreinte du grand savant de Philadelphie, est à la fois une action mécanique et une action photographique; en la nature se produisent des faits analogues. Le temple

[1] *Essai sur l'électricité des corps*, par l'abbé Nollet, 1753, 3e édit. Post-scriptum, p. 217 et suivantes.

[2] Boudin, *Effets de la foudre* (*Annales d'hygiène*, 1853); — Dr Foveau de Courmelles, in *Electricité curative*; Paris, 1895.

[3] Voici dans cet ordre d'idées deux faits *inédits* qui m'ont été communiqués par M. Girou de Buzareingues, beau-frère de M. Péan, l'éminent chirurgien. A l'âge de vingt ans, un jour, il se tenait sur une terrasse couverte exposée au midi, par un temps orageux, étendu sur un canapé en bois peint en blanc; un peu souffrant, il se reposait sans rien ressentir: une de ses sœurs touchant le canapé reçut une secousse; et lui, se levant, au contact du sol, éprouva une secousse telle qu'il s'évanouit avec des symptômes asphyxiques et qu'il fallut d'énergiques frictions pour le ranimer. En 1884, à Phaltro, près de Marvejols, à 1.300 mètres d'altitude, un troupeau de 1.200 moutons appartenant à M. de Buzareingues, entrant lors d'un orage dans un parc, *fut tout entier renversé*, alors qu'une seule bête avait été frappée et la tête lancée dans le sol, 473 moutons restèrent morts sans traces de lésions; et tous ceux qui furent remués (20 ou 25) revinrent à la vie.

de Jérusalem que l'empereur Julien essaya de reconstruire et dont la foudre dispersa les pierres est un autre fait d'ordre mécanique. Les courants de haute fréquence ont permis de réaliser un appareil expérimental des effets de

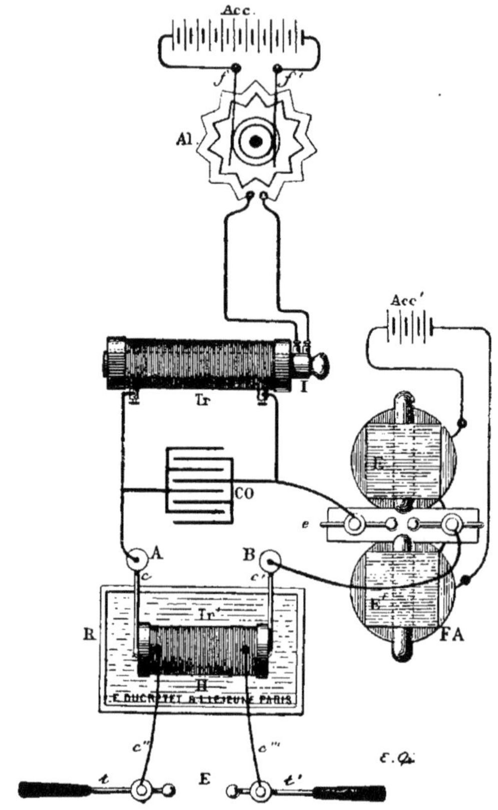

Fig. 53. — Dispositif pour reproduire expérimentalement les effets de la foudre.

la foudre (*fig.* 53). Ce courant ainsi produit et parcourant un morceau de bois lui fait lancer des flammes, puis éclater et se déchiqueter après une marche sinueuse de l'étincelle.

ACTIONS THÉRAPEUTIQUES

En thérapeutique, Bardet, Fabré-Palaprat, Peterson, Onimus, Edison reprirent l'idée du transport électro-moléculaire. Nous-mêmes (1884-1890) fîmes une série d'expériences dans cet ordre d'idées. En voici quelques-unes : Une peau de poulet entoure du papier incolore et imprégné de cyanure de potassium ; extérieurement, et sans qu'il y ait d'imbibition possible, sont des tampons imprégnés de sulfate de fer et reliés aux pôles d'un appareil électrique quelconque : on trouve en ligne droite une tache bleue de ferro-cyanure de potassium, indiquant le transport du fer à l'intérieur. Si l'on fait passer un courant dans une cuve de verre inclinée contenant de l'eau, ayant à sa partie inférieure un globule de mercure relié au pôle positif, on trouve bientôt au pôle négatif situé plus haut des traces évidentes du mercure transporté. Des tampons de charbon donnent dans la bouche une sensation métallique quand on les applique sur les glandes salivaires; le transport se ferait-il des pôles ou des fils métalliques? ces mêmes tampons imbibés de substances médicamenteuses en donnent la saveur au patient ainsi électrisé sur ses glandes buccales.

Quand il s'agit de courants continus, l'action est plus complexe. Ainsi envoie-t-on un courant dans une cuve de verre contenant une solution saturée de carbonate de lithine et des cristaux d'oxalate de chaux entourés d'une membrane parcheminée, on voit la membrane se vider de son contenu, comme le ferait un organisme d'un tophus goutteux, et la solution lithinée extérieure, incolore et limpide, se troubler, avec du carbonate de chaux en suspension. Si au sein d'une masse graisseuse on injecte une solution iodo-potassique et que des aiguilles y amènent les deux pôles d'un courant, on entend le tout grésiller ; les enveloppes conductrices de la graisse se détruisent, et l'on a bientôt des grumeaux provenant de la destruction des supports adipeux, ainsi que cela se passe chez les fibromateuses ; mais, dans l'organisme vivant, l'action se prolonge après la cessation du passage du courant principal, à cause des courants de polarisation agissant ensuite en sens contraire, comme feraient des accumulateurs.

Des électrodes solubles (cuivre, zinc...), plongées au sein des tissus, agissent de même, provoquant des actions de transport et des actions chimiques ; ces dernières procèdent doublement, électrolysant à la fois le tissu morbide et l'agent thérapeutique, d'où le nom de *bi-électrolyse,* donné par son auteur à cette méthode (Foveau de Courmelles). En hygiène, les hypochlorites ou l'eau salée en présence de matières organiques et de courants continus ont donné d'excellents résultats pour la désinfection des villes, comme pour le blanchiment des substances. L'*ozone*, qui est un bon désinfectant et un bon décolorant, comme l'eau oxygénée atmosphérique, se produit aussi bien par l'électrolyse, les courants induits, les courants de haute fréquence (*fig.* 54) et les rayons X (pp. 92 et 455).

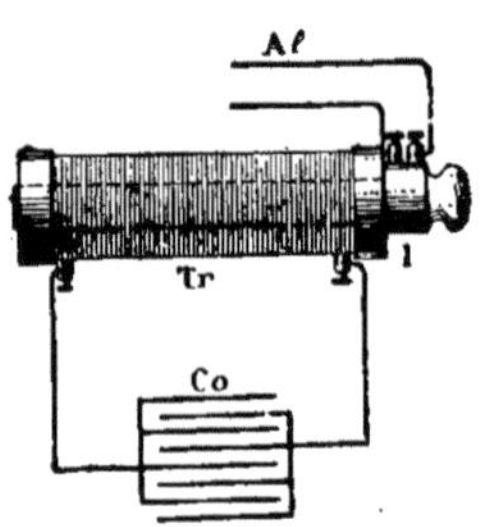

Fig. 54. — Haute fréquence pour la production de l'ozone.

TRANSPORT DANS LES SOLIDES

Les transports de matière sous l'action électrolytique s'effectuent dans les gaz, dans les liquides et dans les solides. M. Roberts-Austen les a démontrés dans l'électrolyse du verre : on remplit de mercure ou d'acide sulfurique une éprouvette de verre que l'on place dans un bain de même nature, on porte le tout pour rendre les molécules plus mobiles à une température de 100 ou 200°, bien inférieure au point de fusion du verre. Le courant électrique traverse sans peine les parois de l'éprouvette, jusqu'à ce que, du côté positif, il se soit formé un dépôt de silice qui est isolant sous une certaine épaisseur. Si on remplace le mercure par un amalgame alcalin, l'expérience se prolonge indéfiniment, la surface du verre se dépolarise alors et n'est plus isolante.

TRANSPORT DANS LES GAZ ET RAYONS X

L'œuf électrique, où la décharge jaillit entre les deux conducteurs, peut donner, s'ils sont de nature différente, des transports manifestes. Le charbon et le cuivre se portent l'un sur l'autre, et bientôt sur le cuivre on trouve des cristaux octaédriques de diamant, reconnaissables par leur action d'usure d'autres cristaux de diamant. Ce corps se transporte, et se dédouble, dans le tube de Crookes en diamant et en oxyde graphitique (H. Moissan)[1]. Si le vide est

[1] *Académie des Sciences*, 29 mars 1897.

poussé plus loin, et nous l'exposons[1], les gaz pénètrent dans les parois du verre et augmentent la résistance du tube à vide par l'augmentation de raréfaction. Il semble que le pôle négatif soit plus puissant dans ce rôle mécanique, puisque d'une cathode en aluminium par exemple, des particules de ce métal sont transportées sur la paroi située en face. L'analogie électrolytique de l'action des rayons X et du courant continu a été recherchée. MM. J. Elster et H. Geitel[2] ont remarqué que le chlorure de sodium coloré par l'électrolyse a une réaction alcaline faible, mais nette, et acquiert des propriétés photo-électriques comme sous l'action des rayons X. Si dans un tube à vide vertical avec capsule cathodique où sera placé le chlorure (potassium, sodium, cæsium) on fait passer la décharge électrique, les solutions se colorent et acquièrent des propriétés photo-électriques, et *l'on trouve des métaux sur la paroi du tube.*

L'action radiopathologique (p. 446) semble être également une action chimique, une brûlure électrolytique, et le professeur Lannelongue[3] la compare à une injection aseptique, antispécifique de mercure par exemple, qui peut provoquer des suppurations d'apparence non microbienne.

L'action radiothérapique (p. 424) est également une action électro-chimique avec phénomènes de transport de proche en proche.

Les agents thérapeutiques placés sur la peau acquièrent un certain degré de pénétration dont nous poursuivons l'étude, corollaire de nos précédents travaux sur ce terrain.

[1] *Les Rayons cathodiques*, p. 141 ; et *Réparation des tubes à vide*, p. 212.
[2] *Wied. Ann.*, t. LIX, p. 487.
[3] *Académie des Sciences*, 12 avril 1897.

CHAPITRE X

LES RAYONS CATHODIQUES

Passage de l'électricité dans les gaz raréfiés. — Bombardement de la matière et expériences de Crookes. — Discussion et expériences de M. Goldstein. — MM. Wiedemann et Hertz, Lénard et les rayons cathodiques. — Actions lumineuses des rayons cathodiques. — Radiations cathodiques.

PASSAGE DE L'ÉLECTRICITÉ DANS LES GAZ RARÉFIÉS

L'expérience de l'œuf électrique du XVIIIe siècle était oubliée quand Faraday étudia systématiquement, en 1838, les phénomènes dus au passage de l'électricité à travers un gaz sous faible pression. Toutes les machines électriques ont depuis servi à ces expériences. Sans répéter ici notre historique, nous rappellerons les expériences sur la lumière stratifiée avec sa division et son obscurité cathodique. Hittorf en avait conclu à des solutions de continuité dans le courant par un défaut de débit de la source. Hertz, augmentant l'intensité, opérant avec une batterie de 1.000 accumulateurs, vit que la décharge était parfaitement continue, et, par un dispositif particulier de mesure, vérifiait la constance du courant. Hittorf (*fig.* 55), augmentant la raréfaction des gaz, vit qu'au-dessous d'une certaine pression ($0^{mm},5$ pour l'hydrogène), la résistance du circuit ne dépend plus de la distance des électrodes, et que la décharge qui les reliait auparavant jaillit directement de la cathode. « La lueur négative est formée de rayons rectilignes, car un corps solide quelconque, isolant ou conducteur, l'interrompt sans l'infléchir et porte ombre sur les parois du tube. Sa direction est indépendante de la position de l'électrode positive. Ainsi, quand l'électrode négative est dirigée en sens contraire de la première, la lueur bleue ne se recourbe pas pour se tourner vers le pôle positif. » On peut rendre mani-

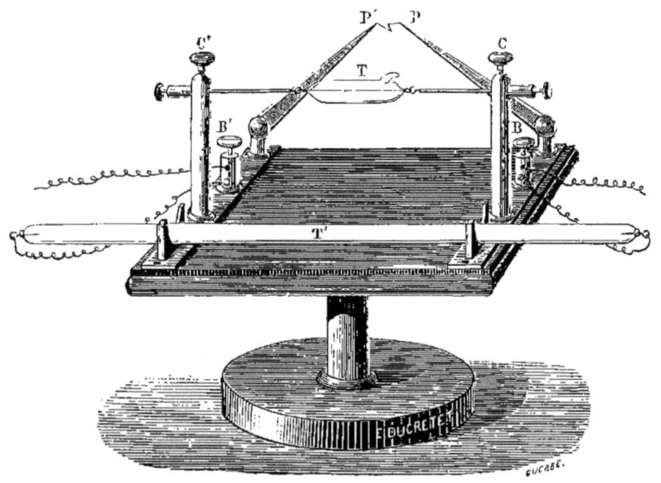

Fig. 55. — Tube de Hittorf.

feste le phénomène en prenant une ampoule à gaz raréfié avec trois fils positifs, et un fil négatif relié à une sorte de cuvette ; pour une certaine pression, le courant relie la cathode aux trois pôles positifs : pour une raréfaction plus grande, la décharge part de la cathode et forme en face d'elle, sur le verre, une tache lumineuse (*fig.* 56).

La cathode a un rôle prépondérant, et la résistance du tube est fonction de sa surface, alors que le pôle positif a une faible influence. Si la décharge trouve, pour s'échapper de la cathode, un tube étroit ouvert vers l'intérieur, la lueur disparaît (Gassiot, Sinsteden).

Dans un champ magnétique, l'arc électrique subit l'action de l'aimant, il est dévié (Davy, 1821 ; A. de la Rive, 1849). Dans l'œuf électrique, de la Rive plaçait une tige de fer doux, aimantable à volonté par une bobine, et entourée d'un tube de verre l'isolant, sauf à son extrémité : l'effluve

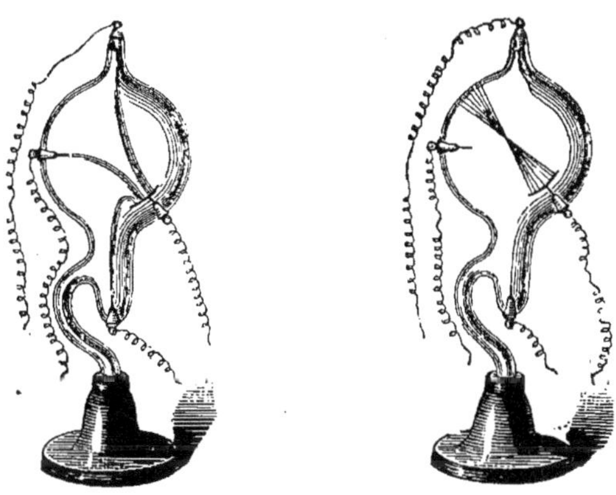

Fig. 56. — Expériences d'Hittorf.

descendait alors parallèlement à l'aimant et tournait autour de lui quand il était excité. MM. Sarrazin et L. de la Rive ont pu faire tourner ainsi à l'intérieur de l'œuf un moulinet à ailettes très mobiles. Hittorf vit aussi que la lueur se déplaçait sous l'action de l'aimant.

BOMBARDEMENT DE LA MATIÈRE ET EXPÉRIENCES DE CROOKES

M. Crookes fit, nous le savons par le discours de M. Cornu cité plus haut, des expériences sensationnelles et brillantes. Il vérifia que la décharge s'échappe normalement de la cathode et frappe une partie de la paroi du verre que MM. Benoist et Hurmuzescu ont appelée depuis peu *anti-*

cathode. M. Crookes vit l'énergie ainsi portée en ligne droite et la rendit visible par la rotation d'ailettes recevant la décharge cathodique. En outre, des expériences le renseignèrent sur le spectre, qui est tantôt continu avec quelques raies plus brillantes, tantôt franchement discontinu. Il dirigea également la décharge négative sur un certain nombre de corps phosphorescents, les sulfures alcalino-terreux, ou des cristaux, tels que le rubis et le diamant ; il leur communiqua ainsi un vif éclat indépendant, du reste, de leur température. M. Seguy, avec des fleurs, des papillons diversement enduits, a rendu manifestes ces phénomènes de phosphorescence dans le vide.

M. Tesla et divers physiciens ont pensé à utiliser ces derniers phénomènes pour obtenir un éclairage pratique et économique, et ils en entrevoient la possibilité.

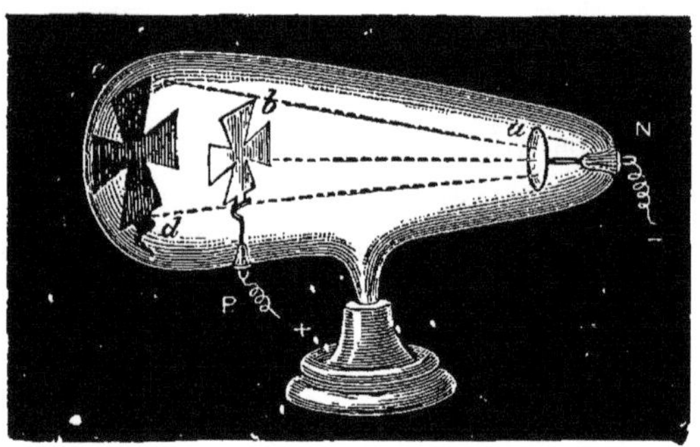

Fig. 57. — Ombre cathodique (Crookes).

M. Crookes a déduit de ses expériences sa *Théorie du bombardement*. Les molécules gazeuses dans les gaz raréfiés sont indépendantes, mais existantes, ce qui n'a plus lieu dans le vide parfait qui est isolant. La lueur cathodique se projette en ombre sur le fond du tube, une croix servant d'anode (*fig.* 57). La matière est donc nécessaire à la propagation de l'électricité, et la cathode attire les molécules gazeuses, les cherche, puis les repousse. Le choc des particules élève la température cathodique. L'aimant dévie les rayons cathodiques (*fig.* 58). Aussi M. Crookes, dans une lettre à sir G.-G. Stokes, alors secrétaire de la Société Royale de Londres, expose ainsi ses idées, et nous donnons les principales (1880) :

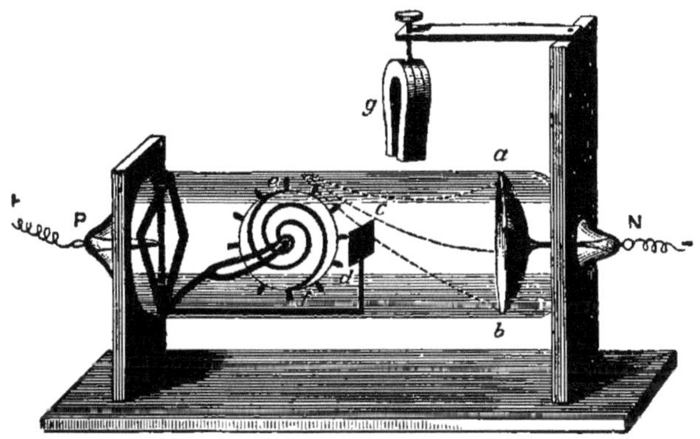

Fig. 58. — Déviations des rayons cathodiques (Crookes).

« Considérons une molécule isolée dans l'espace. Est-elle solide, liquide ou gazeuse ? Solide, elle ne peut pas l'être, parce que l'idée de solidité entraîne certaines propriétés qui n'existent pas dans la molécule isolée. En réalité, une molécule seule est une entité inconcevable, soit que nous essayions, comme Newton, de nous la représenter comme un corpuscule sphérique dur, soit que nous la considérions, avec Boscovich et Faraday, comme un centre de force, soit enfin que nous adoptions l'atome-tourbillon de sir William Thomson. Mais, si la molécule individuelle n'est pas solide, *a fortiori* elle ne peut pas être considérée comme liquide ou gazeuse, car ces deux états résultent de chocs intermoléculaires plus encore que l'état solide. La molécule individuelle doit, par conséquent, être classée pour son propre compte dans une catégorie spéciale.

« Le même raisonnement s'applique à un nombre quelconque de molécules contiguës, pourvu que leur mouvement soit dirigé de sorte qu'il ne se produise aucune collision.

« Un souffle moléculaire peut toujours être envisagé comme le résultat du mouvement de molécules isolées, de la même manière que la décharge d'une mitrailleuse consiste en projectiles séparés.

« La matière, dans son quatrième état, est le résultat ultime de l'expansion des gaz ; en raison de l'extrême raréfaction, la trajectoire libre des molécules est allongée au point que les chocs deviennent négligeables en comparaison du parcours total, et la plupart des molécules peuvent alors suivre leur propre mouvement sans être dérangées ; si le chemin moyen est comparable aux dimensions du vase, les propriétés qui constituent l'état gazeux sont réduites à un minimum, et la matière atteint l'état ultra-gazeux.

« Mais le même état de choses peut être obtenu, si, par un moyen quelconque, nous isolons une quantité limitée de gaz et si, par une force extérieure, nous introduisons de l'ordre dans les mouvements apparemment désordonnés des molécules dans toutes les directions. »

DISCUSSIONS ET EXPÉRIENCES DE M. GOLDSTEIN

M. Goldstein, qui, depuis 1871, s'occupe des décharges dans les gaz très raréfiés, combattit dès 1876 la théorie de M. Crookes et formula les propositions suivantes :

« La production de la lumière par les rayons électriques partis du pôle négatif dans un gaz très raréfié, n'a lieu que lorsque ce rayon rencontre un obstacle solide.

« Cette lumière ne se produit que lorsque le rayon est intercepté par l'obstacle.

« La cause de la production de la lumière est purement optique.

« La transformation de l'extrémité des rayons se produit non seulement lorsqu'ils frappent la paroi fluorescente, mais en quelque endroit qu'ils rencontrent une substance solide.

« Il n'est pas douteux que, avec la lumière positive ou la lumière négative, nous avons affaire à une transformation de radiations très réfrangibles dont les vibrations sont changées en vibrations plus lentes, comme dans le phénomène de la phosphorescence et de la fluorescence. Des expériences antérieures ayant montré que l'éclat des corps solides excédait la durée de l'excitation, j'ai été conduit à admettre que les apparences observées étaient dues au premier de ces phénomènes, et non au second, comme je l'avais dit d'abord. Parmi les nombreuses substances soumises à l'expérience, il n'en est aucune qui se soit montrée transparente aux radiations électriques, même sous une épaisseur aussi faible que possible. Ni des lames très minces de verre, ni des lames de spath ou de quartz, que M. Mascart a trouvées si transparentes pour les radiations très réfrangibles, n'ont laissé passer la moindre trace de ces rayons.

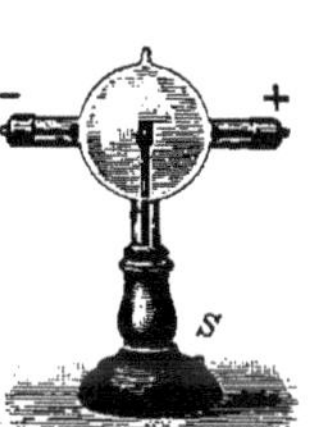

Fig. 59.
Ampoule simple.

« La paroi d'un tube qui montrait une vive phosphorescence sous l'action des rayons fut recouverte de collodion à l'aide d'une goutte d'une solution éthérée étendue. Même cette couche, dont l'épaisseur ne dépassait pas quelques centièmes de millimètre, projetait sur le verre une ombre noire comme de l'encre, tout comme si elle avait été formée d'une substance métallique opaque. Sans qu'il me soit possible de donner des valeurs numériques, on peut conclure de ces expériences que la limite des radiations éthérées que l'on peut qualifier de lumière est au-dessus de celle qu'avait indiquée M. Fizeau. »

Dans un tube de 90 centimètres de longueur (*fig.* 60), avec une pression de l'ordre du centième de millimètre, la paroi anticathodique était encore très brillante malgré la très faible quantité de matière. En outre, les rayons ne sont pas forcément normaux à la cathode, et M. Goldstein

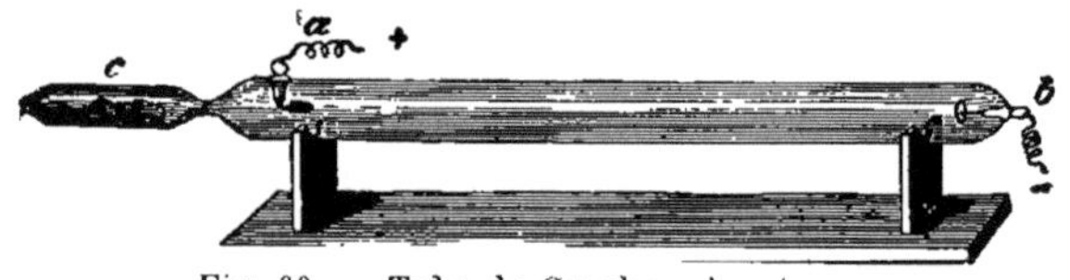

Fig. 60. — Tube de Crookes, à potasse.

les a déplacés par l'interposition d'étincelles dans le circuit extérieur. Le savant allemand voit là une *simple réflexion diffuse* et non une *transformation* de rayons, comme le veut le savant anglais. Une cathode avec de petites ouvertures a donné, de ses deux côtés, des radiations différentes : celles du côté opposé à l'anode ne sont pas déviées dans un champ magnétique et n'excitent pas, d'une manière appréciable, la luminescence du verre (Goldstein, 1881 et 1886).

On peut, avec M. Guillaume, considérer les faits qui précèdent, comme appartenant à une première et nette période de l'histoire des travaux qui ont mené à la découverte de Rœntgen. Il y a un combat scientifique entre l'Allemagne et l'Angleterre.

M. Crookes a des appareils, des faits et une théorie séduisante ; M. Goldstein a des faits quelque peu épars et peu ou point de théorie. Chaque adversaire a ses partisans dans sa nation. Il semble qu'il s'y mêle une question patriotique.

Mais, sur ce pacifique terrain, la lutte s'engage, et chacun multiplie les expériences et les recherches pour triompher. Il faudrait pouvoir excéder le cadre de cet ouvrage pour narrer en détail les incidents de ce beau combat d'où est sortie la plus passionnante, la plus troublante découverte des temps modernes.

MM. WIEDEMANN ET LES RAYONS CATHODIQUES

En 1883, Wiedemann émit l'hypothèse que les *rayons cathodiques* — c'est ainsi qu'avec M. Guillaume [1] on les nommera désormais — sont formés de radiations de faible longueur d'onde. Plus tard, M. Lenard émet cette autre hypothèse que ces rayons se comportent, par rapport à la molécule, comme les radiations lumineuses vis-à-vis d'un milieu trouble. On vient à l'idée de la vibration longitudinale de l'éther. M. J.-J. Thomson croît à la dissociation du gaz dans la décharge et à la transformation des molécules en ions libres.

Hertz chercha alors l'action des aimants, puis la marche du courant, et il trouva des anomalies qui lui firent rejeter la réalité de l'action magnétique. On sait aujourd'hui que les rayons cathodiques ne sont qu'une partie de la charge. En opérant dans un tube à deux cathodes, avec, en face d'elles, deux ouvertures dans une lame de mica, on constatait que les rayons partaient de chaque cathode comme s'ils étaient seuls, sans s'influencer. Hertz reconnut que les rayons cathodiques traversaient les métaux, sous une certaine épaisseur, contrairement aux affirmations de M. Goldstein.

[1] André Broca, *Revue scientifique*, 1er février 1896.

Un morceau de verre d'urane, recouvert, du côté de la cathode, d'une feuille d'or, est au moins aussi phosphorescent que sans la feuille d'or ; de petits fragments de mica collés sur la feuille d'or projettent une ombre intense se diffusant dans le verre.

MM. Wiedemann et Ebert (1891) reconnaissaient la transparence, pour les rayons cathodiques, d'un dépôt de platine formé à l'intérieur de l'ampoule et absolument opaque à la lumière, et démontraient (*fig.* 61), contraire-

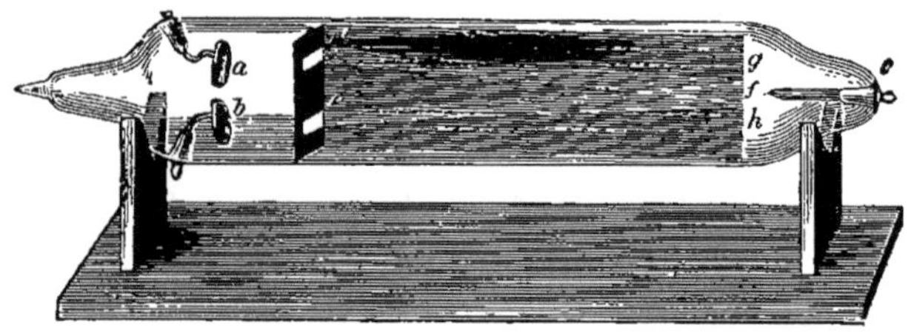

Fig. 61. — Actions multicathodiques (non répulsives. Wiedemann et Ebert).

ment à l'opinion de M. Crookes, que plusieurs cathodes n'exerçaient pas les unes sur les autres d'actions répulsives.

M. Ph. Lenard, de Bonn, utilisa la perméabilité de feuilles minces de métal aux rayons cathodiques pour les étudier, isolés de toute autre influence. Un tube fermé par un septum métallique recevait les rayons et les laissait seuls sortir. La cathode était dans l'axe du tube, et l'anode cylindrique était en retrait. En avant, une fenêtre en aluminium. Le tout est enfermé dans une caisse en métal en contact avec l'armature et mise à la terre (*fig.* 62).

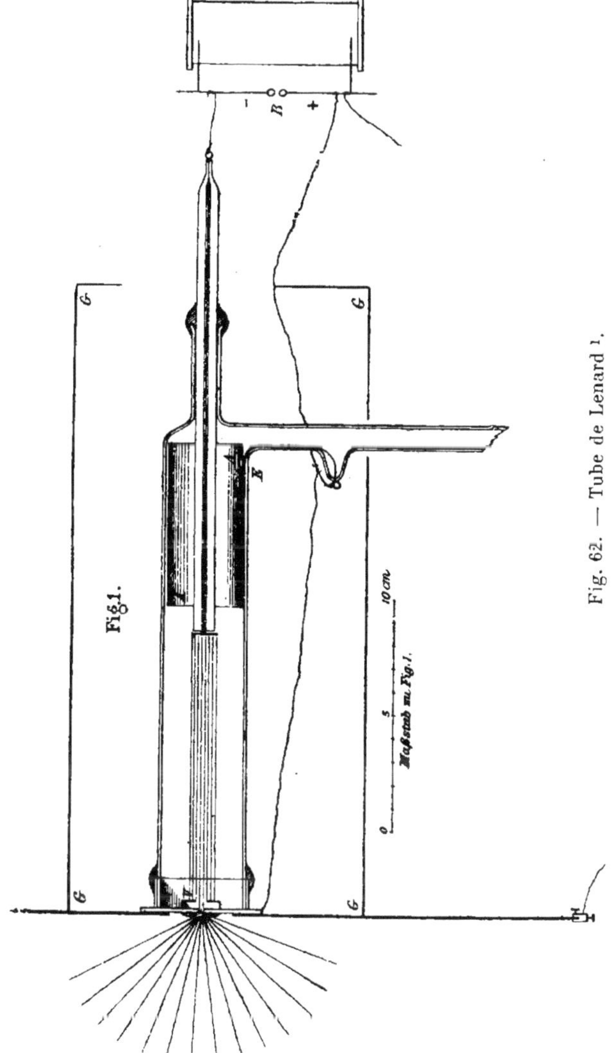

Fig. 62. — Tube de Lenard [1].

[1] Gravure de la *Revue générale internationale*, décembre 1896.

ACTIONS LUMINEUSES DES RAYONS CATHODIQUES

Les tubes de Gessler peuvent tourner au moyen de petits moteurs actionnés par des piles au bichromate (*fig.* 63); c'est là un amusement de laboratoire qui a initié déjà

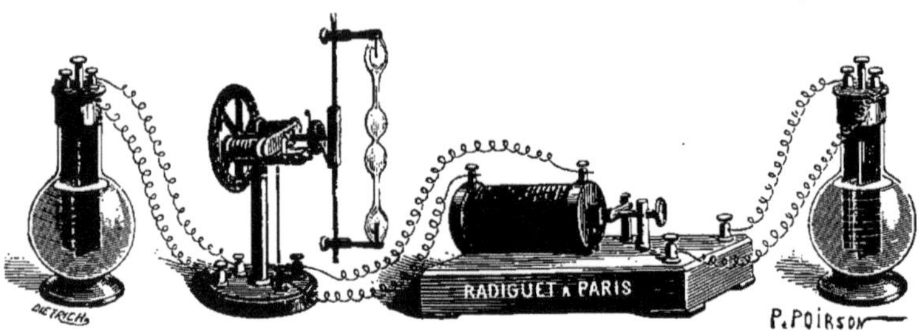

Fig. 63. — Rotation d'un tube de Gessler, moteur, bobines et piles.

maintes générations de jeunes élèves aux beautés de la lumière stratifiée (*fig.* 64). Au point de vue de la lumière

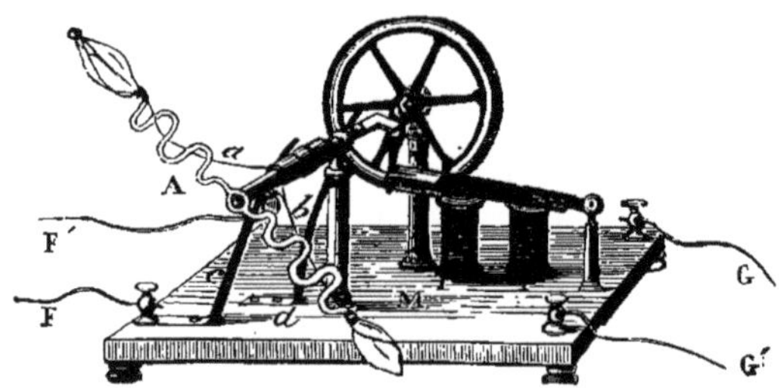

Fig. 64. — Rotation d'un tube de Gessler.

cathodique, on n'a pas encore utilisé ces mouvements rotatoires qui donneraient peut-être, et nous le cherchons actuellement, des résultats curieux; et l'on obtient des images avec des plaques photographiques convenablement disposées et les rayons X à action presque instantanée aujourd'hui (p. 235). Mais les premiers observateurs ont opéré au repos, en leurs études des rayons cathodiques, et voici, dans ce cas, la marche de l'expérience :

Les rayons sortent du tube par la fenêtre et se répandent dans l'atmosphère, et l'écran de papier de soie fluorescent au pentadécylparatolylcétone de M. Lenard donne une belle luminescence verte. On peut suivre ainsi les rayons. On note leur action photographique, déjà reconnue par M. Goldstein; quoique pour celui-ci une mince couche de collodion empêchât d'agir le pouvoir encore inconnu de décharger rapidement les corps électrisés, un électroscope se déchargeait instantanément, même à 30 centimètres de l'appareil; M. Lenard se servait de la méthode optique, et encore, pendant quelques secondes seulement, aussi sa fenêtre trop étroite laissait-elle passer peu de rayons. Son écran était protégé du côté du tube par une mince feuille d'aluminium complètement opaque à la lumière ordinaire. M. Lenard imagina des tubes divers, y fit le vide aussi parfait que le permettent les trompes à mercure, et les rayons passèrent, d'où il conclut à leur indépendance de la matière gazeuse.

M. Lenard mesurait la distance à laquelle pouvait encore se faire la tache luminescente et l'obtenait encore très nette à plus de 1 mètre de la fenêtre. Il en mesurait également l'intensité [1]. Pour un certain nombre de corps, le pouvoir

[1] Soit i_0 l'intensité des rayons dans un milieu non absorbant à une distance 1 de la source. Dans un milieu absorbant et à une distance r, on aura :

$$i = i_0 \frac{e^{-ar}}{r^2}.$$

Si R est la distance où une intensité I donne une luminescence perceptible, et la quantité $\frac{i_0}{I}$ étant considérée comme constante, on l'élimine à l'aide de l'équation relative au vide :

$$1 = \frac{i_0}{I^2},$$

et l'on trouve alors a en cm^{-1}, les longueurs étant exprimées en centimètres.

absorbant est proportionnel à leur masse spécifique.

L'action d'un champ magnétique, représenté par un aimant qui déviait les rayons, s'exerçait entre deux écrans successifs : on étudiait les taches produites avant et après l'action magnétique : *avant*, la lumière avait un point central très brillant avec, quelquefois, un halo diffus; *après*, le halo s'étalait sur un côté du point brillant, parfois très distinct de ce point.

M. Lenard ne voit cependant pas de différence entre les rayons produisant ces effets différents.

Il décrit également à cette époque l'expérience suivante: une plaque sensible était disposée *dans une boîte d'aluminium entièrement fermée;* sa moitié de droite était couverte d'une mince feuille d'aluminium; sa moitié inférieure, d'une lame de quartz de $0^{mm},5$, de sorte que le quart inférieur droit était protégé par les deux écrans. L'aluminium ne projetait qu'une ombre très faible, le quartz arrêtait absolument les rayons, mais la lumière phosphorescente de l'air la traversait, et seulement sous les deux écrans la plaque était indemne.

RADIATIONS CATHODIQUES

M. Eilhardt Wiedemann, au Congrès de la *Société Électro-chimique*, session de juin 1895, décrit ses expériences sur les radiations cathodiques, et où il a été conduit à distinguer une nouvelle espèce de rayons doués de propriétés particulières. On chauffe un écran thermoluminescent, on le couvre partiellement d'une lame de quartz, ou mieux, de spath-fluor, et on expose le tout à la radiation d'une étincelle, ou on le dispose à l'intérieur d'un tube à vide. On chauffe ensuite l'écran et ses modifications apparaissent, avec des parties plus ou moins brillantes. Beaucoup d'écrans sont également transformés dans leurs portions nues comme dans leurs portions abritées par le spath-fluor, alors que d'autres ont ces dernières portions restant sombres, alors que s'illuminent brillamment les parties demeurées découvertes.

« Ces expériences montrent que l'étincelle contient une espèce spéciale de rayons qui ne traversent pas le spath-fluor; les décharges dans les gaz raréfiés donnent aussi naissance à ces rayons. *Je n'ai pas encore pu constater une action quelconque de l'aimant sur ces rayons.*

« L'observation des rayons de décharge, conclut M. Wiedemann, présente un intérêt général en ce qu'elle nous montre que, même dans des domaines souvent explorés, des formes encore inconnues de l'énergie, en quantité très appréciable, se cachent aussi longtemps qu'on n'a pas trouvé un mode d'observation capable de les déceler. »

On a cherché la vitesse des rayons cathodiques soit pour prouver qu'ils sont des mouvements de la matière, soit des phénomènes lumineux. Cette dernière hypothèse serait vérifiée, si la vitesse du rayon était égale à celle de la lumière. MM. Wiedemann et Ebert ont trouvé que la vitesse des particules lumineuses autour de la cathode ne pouvait dépasser 5 kilomètres par seconde.

L'effet lumineux est produit — nous l'avons dit — par le choc des rayons sur des particules matérielles, ou par la recombinaison des éléments dissociés par le choc; ainsi, au moment où elles émettent la lumière, la vitesse ne serait pas considérable.

MM. J.-J. Thomson, de Cambridge, a fait de récentes expériences à ce sujet et a trouvé 200 kilomètres par seconde.

Les rayons cathodiques peuvent se réfléchir par le verre et le métal dans un tube de Crookes de forme sphérique (*fig.* 65) (M. G. Seguy, *Académie des Sciences*, 20 janvier 1896) ; ils peuvent transporter des charges électriques, ainsi que l'a constaté M. Perrin [1] :

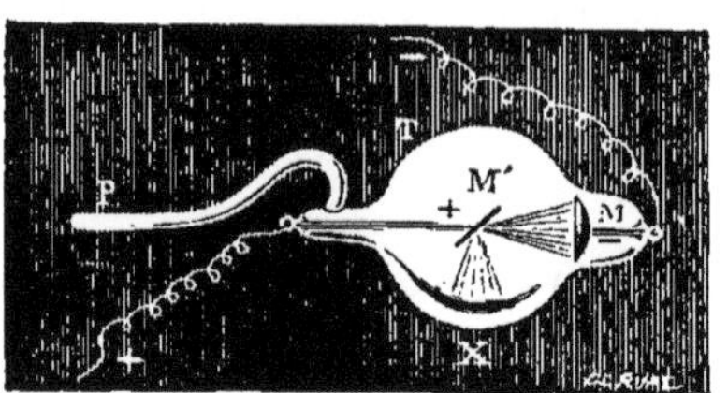

Fig. 65. — Réflexion des rayons cathodiques.

« Une cage de Faraday, placée à l'intérieur d'un tube à vide, contient une feuille cylindrique de papier d'étain réunie à un électroscope. La cage elle-même, qui sert d'anode, est à la terre, et son ouverture, très petite, est en regard de la cathode. Lorsque les rayons tombent sur l'entrée de la cage, l'électroscope se charge négativement. L'action électrique cesse lorsqu'on dévie les rayons à l'aide

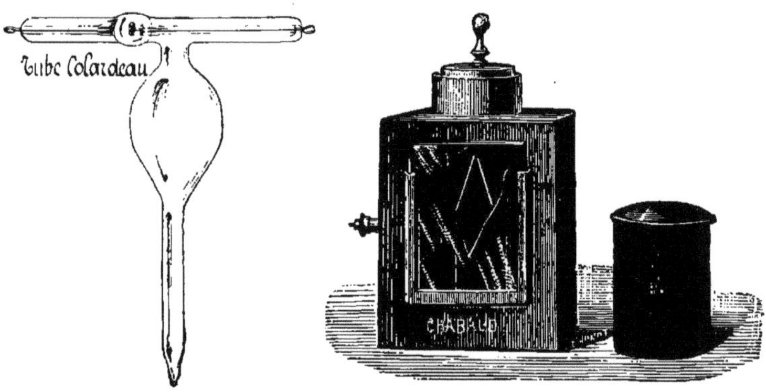

Fig. 66. — Ampoule et dispositif électroscopique Chabaud.

d'un aimant. Le phénomène inverse se reproduit si l'on renverse les pôles de la bobine [2] (*fig.* 66). »

[1] *Comptes Rendus de l'Académie des Sciences*, 1895, p. 1130.

[2] Ch.-Ed. Guillaume, *Les Radiations nouvelles.* — R.-P. Leray, *Les Rayons cathodiques et la théorie cinétique des gaz* (Extrait du *Cosmos*); Paris, 1896.

M. Perrin en conclut que les *ions* entourant la cathode et chargés de fluide le perdent en entrant dans un autre milieu. L'air serait d'ailleurs conducteur à la manière d'un électrolyte.

Après un emploi un peu prolongé, ces *ions* qui se sont livré constamment en quelque sorte à un transport moléculaire ont fait pénétrer des bulles gazeuses dans les parois des tubes à vide. En chauffant le verre, les bulles deviennent plus apparentes. Le verre a pris un aspect mat qui pourrait faire croire à une dénitrification. On trouve les bulles à une petite profondeur dans le verre, et le ramollissement du verre les met en liberté (Gouy). D'après M. Tesla, ce transport de bulles est la preuve du bombardement moléculaire et pourrait s'effectuer à travers le verre quand il est assez échauffé, d'où l'amélioration, d'ailleurs constatée, de certains tubes par leur fonctionnement.

CHAPITRE XI

LES RAYONS X

Découverte des rayons X. — Une nouvelle espèce de rayons. — Différences des rayons X et des rayons cathodiques. — Propriétés des rayons X. — Théorie de Rœntgen. — Théorie de Tesla. — Nouvelles recherches sur les propriétés et l'origine des rayons X par Rœntgen. — Expériences optiques. — Production simultanée de rayons X et de lumière stratifiée. — Propriétés électriques. — Milieux transmetteurs. — Compositions des rayons X. — Rôle des surfaces frappées. — Rayons anodiques.

DÉCOUVERTE DES RAYONS X

Le professeur Rœntgen, de l'Université de Würtzbourg, donna la primeur de sa communication désormais mémorable à la Société physico-médicale de cette ville.

L'observation heureuse et inopinée de la phosphorescence de quelques paillettes de platinocyanure de baryum auprès d'un tube de Hittorf enveloppé complètement dans du carton noir, et, par suite, opaque à toutes les radiations connues ; puis la construction consécutive et voulue d'un écran, et la vue du squelette des doigts le tenant, tel est le point de départ. — On vit ensuite que l'écran s'illuminait encore derrière un volume de 1.000 pages, une planche de bois, une plaque d'aluminium de 15 millimètres d'épaisseur. Le hasard aidait l'observateur, mais combien aidé ce hasard ! que de travaux déjà faits, si près du but non entrevu !

M. Rœntgen étudiait depuis longtemps la question, sans quoi il n'aurait pas plus remarqué que maints de ses prédécesseurs la pénétration de rayons inconnus à travers des corps opaques. Il reconnut d'abord la corrélation étroite entre la densité et l'opacité des corps.

UNE NOUVELLE ESPÈCE DE RAYONS

Citons le texte même de M. Rœntgen, intéressant tant au point de vue des idées nouvelles qu'il renferme que pour introduire ici un document désormais historique[1].

« 1° La décharge d'une grosse bobine d'induction traverse un tube à vide de Hittorf, ou un tube de Lenard ou de Crookes dont le vide a été poussé plus loin. Le tube est entouré d'un écran de papier noir qui s'y adapte exactement ; on peut alors constater, dans une salle où l'obscurité est complète, qu'un papier dont une face est recouverte de platino-cyanure de baryum, présente une fluorescence brillante quand on l'amène au voisinage du tube. La fluorescence est encore visible à 2 mètres de distance.

« Il est facile de montrer que la cause de la fluorescence réside dans le tube à vide.

« 2° On voit donc qu'il existe un agent capable de pénétrer une plaque de carton noir, absolument opaque pour les rayons ultra-violets, pour la lumière de l'arc ou celle du soleil.

« Il est intéressant de rechercher si d'autres corps se laissent pénétrer par le même agent.

« On montre facilement que tous les corps présentent la même propriété, mais à des degrés très différents. Par exemple, le papier est très transparent ; l'écran fluorescent s'illumine quand on le place derrière un livre de mille

[1] D'après la *Revue générale des Sciences*, de M. Louis Ollivier, 30 janvier 1896. Nous donnons le texte complet, mais avec de courts résumés de place en place.

pages : l'encre d'imprimerie n'offre pas de résistance sensible. De même, la fluorescence se manifeste derrière deux jeux de cartes ; une carte unique ne diminue pas visiblement l'éclat de la lumière. De même aussi, une seule épaisseur de papier d'étain projette à peine une ombre sur l'écran ; il faut en superposer plusieurs pour produire un effet notable. Des blocs de bois épais sont encore transparents. Des planches de pin de 2 ou 3 centimètres d'épaisseur absorbent très peu.

« Un morceau d'une feuille d'aluminium, de 15 millimètres d'épaisseur, laisse encore passer les rayons X (c'est ainsi que j'appellerai ces rayons pour abréger), mais diminue beaucoup la fluorescence.

« Des plaques de verre de même épaisseur se comportent de la même manière ; toutefois, le cristal est beaucoup plus opaque que les verres de plomb. L'ébonite est transparente sous une épaisseur de plusieurs centimètres. Si l'on tient la main devant l'écran fluorescent, les os projettent une ombre foncée et les tissus qui les entourent ne se dessinent que très légèrement.

« L'eau et plusieurs liquides sont très transparents. L'hydrogène n'est pas notablement plus perméable que l'air. Des plaques de cuivre, d'argent, de plomb, d'or et de platine laissent aussi passer les rayons, mais seulement quand le métal est en lame mince. Une épaisseur de platine de 2 millimètres laisse encore passer quelques rayons ; l'argent et le cuivre sont plus transparents. Le plomb, sous une épaisseur de $1^{mm},05$, est pratiquement opaque. Une tige de bois carrée, de 2 centimètres de côté, peinte au blanc de plomb sur une de ses faces, ne projette qu'une ombre légère quand on la tourne de façon que les rayons X soient parallèles à la face peinte, mais l'ombre est noire quand les rayons doivent traverser cette face. Les sels métalliques, solides ou en dissolution, se comportent généralement comme les métaux eux-mêmes.

« 3° Les expériences précédentes amènent à conclure que la densité des corps est la propriété dont la variation affecte spécialement leur perméabilité.

« Au moins, aucune autre propriété ne semble avoir une influence aussi directe. Cependant la densité seule ne détermine pas la transparence.

« En augmentant l'épaisseur, on augmente la résistance offerte aux rayons par tous les corps. On a pris sur une plaque photographique une épreuve de plusieurs feuilles de papier d'étain, superposées comme les marches d'un escalier et présentant ainsi une variation d'épaisseur régulière. Cette épreuve sera soumise à des mesures photométriques quand on pourra disposer d'un appareil convenable.

« Des pièces de platine, de plomb, de zinc et d'aluminium en feuilles, ont été préparées de façon à obtenir le même affaiblissement de l'effet. Le tableau ci-joint donne les épaisseurs relatives et les densités de feuilles de métal équivalentes :

	Epaisseur mm	Epaisseur relative	Densité
Platine.............	0,018	1	21,5
Plomb......	0,050	3	11,3
Zinc...............	0,100	6	7,1
Aluminium.........	3,500	200	2,6

« Il résulte de ces valeurs que l'opacité n'est pas proportionnelle au produit de la densité par l'épaisseur d'un corps. La transparence augmente beaucoup plus rapidement que le produit ne décroît. On le prouve, en employant comme écrans des lames d'égale épaisseur de spath d'Islande, de verre, d'aluminium et de quartz, portées par un support (*fig.* 67). Le spath d'Islande se montre beaucoup plus transparent que les autres corps, bien qu'il ait approximativement la même densité. Je n'ai pas remarqué que le spath d'Islande présentât une fluorescence considérable relativement à celle du verre. »

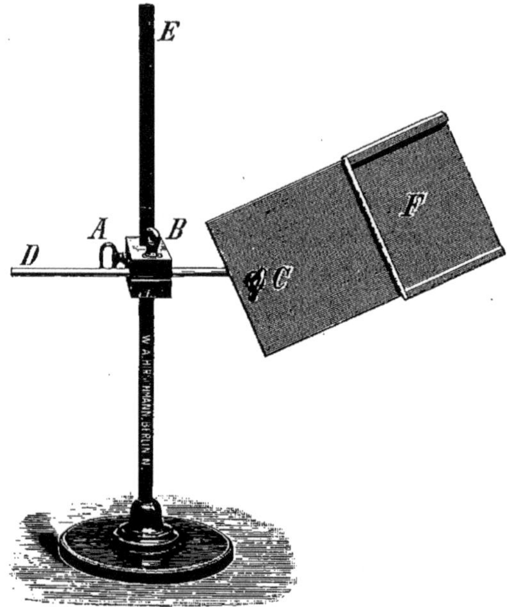

Fig. 67. — Support pour l'étude des opacités.

Pour M. Guillaume, les expériences sur l'aluminium et le zinc ne peuvent guère renseigner sur le rôle de la densité, vu les phénomènes de luminescence que présentent les oxydes de ces deux métaux.

« 6° La fluorescence au platinocyanure de baryum n'est pas la seule action des rayons X qu'on puisse observer. Il est à remarquer que d'autres corps présentent la fluorescence, parmi lesquels le sulfure de calcium, le verre d'urane, le spath d'Islande, le sel gemme, etc. Dans cet ordre d'idées, un fait particulièrement intéressant est la sensibilité des plaques photographiques sèches pour les rayons X. On peut ainsi mettre en évidence les phénomènes, en excluant tout danger d'erreur. J'ai confirmé de la sorte beaucoup d'observations faites d'abord en regardant l'écran fluorescent. C'est ici que la propriété que présentent les rayons X de passer à travers le bois ou le carton devient utile.

« La plaque photographique peut être exposée à leur action sans qu'on ait à enlever le volet du châssis, ni aucune boîte protectrice, de sorte que l'opération n'a pas besoin d'être conduite dans l'obscurité. Il est clair que les plaques qui ne sont pas en expérience ne doivent pas être laissées dans leurs boîtes au voisinage du tube.

« Il resterait à savoir si l'impression sur la plaque est un effet direct des rayons X, ou un résultat secondaire dû à la fluorescence de la matière de la plaque. Des pellicules peuvent être impressionnées aussi bien que les plaques sèches ordinaires. Je n'ai pas réussi à mettre en évidence aucun effet calorifique des rayons X. On peut cependant supposer qu'un tel effet existe ; les phénomènes de fluorescence montrent que les rayons X sont capables de se transformer.

« Il est donc certain que tous les rayons X qui tombent sur un corps ne le quittent pas dans le même état.

« La rétine de l'œil est absolument insensible à ces rayons ; l'œil placé tout près de l'appareil ne voit rien.

« Il résulte clairement des expériences que cela n'est pas dû à un défaut de perméabilité de la part des milieux de l'œil. »

M. Rœntgen a cherché les actions calorifiques des rayons X sans y parvenir ; cette énergie peut être faible et non encore mesurable par nos instruments, pas plus que perceptible par notre appareil visuel. L'œil, en effet, ne perçoit pas ces rayons. M. Rœntgen croit, on le voit, à l'insensibilité de la rétine, d'autres croient à l'opacité des milieux de l'œil. Le médecin allemand, Dr Brandès, de Halle, attribuait au cristallin l'opacité de l'œil pour les rayons X, disant avoir vu des sujets dépourvus de cristallin être sensibles à ces rayons; le Dr Darieix a vérifié ces dires, à Paris, à l'hospice des Quinze-Vingts en 1896, et y contredit formellement[1]. Des expériences faites avec M. de Rochas sur le passage des rayons à travers l'œil sorti de l'être vivant donnait le même résultat ; cependant, le Dr Vuillomenet, puis le Dr Galezowski, reprenant la question, et plaçant un grain de plomb dans un œil de lapin, obtenaient la radiographie du grain de plomb[2]. Nous reviendrons plus loin sur ces résultats (p. 431).

« 7° Après mes expériences sur la transparence d'épaisseurs croissantes de milieux différents, j'ai cherché à voir si les rayons X pouvaient être déviés par un prisme. Des expériences, faites avec de l'eau et du sulfure de carbone contenus dans les prismes de mica de 30°, n'ont fait voir aucune déviation soit sur la plaque photographique, soit sur l'écran phosphorescent.

« Comme terme de comparaison, on a fait tomber des rayons de lumière sur les prismes disposés pour l'expérience. Les déviations ont atteint respectivement 10 millimètres et 20 millimètres avec les deux prismes.

« Avec des prismes d'ébonite et d'aluminium, on a obtenu sur la plaque photographique des images qui font soupçonner une déviation.

« Elle est toutefois incertaine et correspondrait à un indice au plus égal à 1,05. On n'a pu observer aucune déviation avec l'écran fluorescent. Des expériences sur les métaux lourds n'ont jusqu'ici conduit à aucun résultat, à cause de leur transparence et de l'affaiblissement qui en résulte par les rayons transmis.

[1] *Académie des Sciences* (23 février 1896), et *Société française d'ophtalmologie*.
[2] *Académie des Sciences*, 23 mars 1896; et *Recueil d'ophtalmologie*, 1897, n° 2.

« La question est assez importante pour qu'il y ait lieu de rechercher par d'autres moyens si les rayons X peuvent se réfracter. Des corps réduits en poudre fine ne permettent, sous une petite épaisseur, que le passage d'une faible partie de la lumière incidente, par suite de la réflexion et de la réfraction. Dans le cas des rayons X, au contraire, ces couches de poudre présentent, pour une même masse d'un corps, la même transparence que le solide lui-même. Nous ne pouvons donc conclure à l'existence d'aucune réflexion, ni d'aucune réfraction des rayons X. L'expérience a été exécutée sur du sel gemme finement pulvérisé, de l'argent électrolytique en poudre fine et de la poussière de zinc ayant déjà servi plusieurs fois à des opérations chimiques. Dans tous les cas, les résultats donnés, soit par l'écran fluorescent, soit par la méthode photographique, n'ont indiqué aucune différence de transparence entre la poudre et le solide cohérent.

« Il est clair alors qu'on ne peut pas compter sur les lentilles pour concentrer les rayons X ; effectivement, des lentilles d'ébonite et de verre de grandes dimensions se sont montrées également sans action. L'ombre photographique d'une tige ronde est plus foncée au centre qu'au bord ; l'image d'un cylindre rempli d'un corps plus transparent que les parois présente plus d'éclat au centre que sur les bords.

« 8° Les expériences précédentes, et d'autres que je passe sous silence, indiquent que les rayons ne peuvent pas se réfléchir. Il sera néanmoins utile de rapporter avec détails une observation qui, à première vue, semblait conduire à une conclusion opposée.

« J'ai exposé une plaque, protégée par une feuille de papier noir, aux rayons X, de façon que la face libre regardât le tube à vide.

« La couche sensible était recouverte partiellement de platine, de plomb, de zinc et d'aluminium, en forme d'étoiles.

Le négatif développé montra que la plaque avait été fortement impressionnée devant le platine, le plomb et plus encore devant le zinc ; l'aluminium ne donnait pas d'image. Il semble donc que ces trois métaux puissent réfléchir les rayons X ; toutefois, une autre explication est possible, et j'ai répété l'expérience avec cette seule différence que j'interposais une lame d'aluminium extrêmement mince entre la couche sensible et les étoiles de métal. Cette plaque d'aluminium est opaque pour les rayons ultra-violets, mais transparente pour les rayons X. Sur l'épreuve les images apparurent comme précédemment, indiquant encore l'existence d'une réflexion sur les surfaces métalliques.

« Si l'on rapproche ce résultat de la transparence des poudres et du fait que l'état de la surface n'exerce aucune action sur le passage des rayons X à travers les corps, on est conduit à conclure avec vraisemblance que la réflexion régulière n'existe pas, mais que les corps jouent, vis-à-vis des rayons X, le même rôle que les milieux troubles vis-à-vis de la lumière.

« Puisqu'on n'observe aucune trace de réfraction à la surface de séparation de deux milieux, il me semble probable que les rayons X se meuvent avec la même vitesse à travers toutes les substances, dans un milieu qui pénètre dans tous les corps et qui baigne les molécules de ces corps. Les molécules arrêtent les rayons X avec d'autant plus de force que la densité du corps considéré est plus grande.

« 9° Il a semblé possible que la disposition géométrique des molécules modifiât l'action qu'exerce un corps sur les rayons X, de sorte que, par exemple, le spath d'Islande pourrait présenter des phénomènes différents, suivant l'orientation de la lame par rapport à l'axe du cristal. Des expériences faites sur le quartz et le spath d'Islande n'ont donné aucun résultat. »

M. Rœntgen a donc cherché la déviation des rayons X à travers le prisme et l'a trouvée nulle, la propagation étant rectiligne. Il a essayé de calculer la diffusion à travers la surface des corps grenus, elle était insensible : le faisceau éprouvait, en traversant une colonne de sel gemme, de zinc ou d'argent pulvérisés, la même absorption qu'au passage d'une masse égale des mêmes solides en morceaux compacts. On peut conclure encore de cette expérience que la réflexion à la surface des corps est faible.

La disposition géométrique des molécules peut-elle influencer la direction des rayons X ? Selon l'orientation d'un cristal de spath d'Islande, l'angle des rayons avec son axe, peut-on avoir des phénomènes différents ? Les expériences tentées sur le quartz et le spath d'Islande ont été négatives.

DIFFÉRENCES DES RAYONS X ET DES RAYONS CATHODIQUES

Pour M. Rœntgen, le point d'émission des rayons X est l'endroit du tube où les rayons cathodiques frappent le verre, l'anticathode.

L'intensité diminue ensuite en raison inverse du carré de la distance. L'air ne les absorbe que faiblement. La source des rayons X est déplacée quand on déplace les rayons cathodiques par un aimant. On provoque la formation des nouvelles radiations en arrêtant les rayons cathodiques à l'air d'une plaque d'aluminium.

M. Rœntgen ne croit pas à l'identité de ces rayons qu'il a appelés *X Strahlen*, qu'il convient, à notre avis, d'appeler *rayons de Rœntgen*, avec les rayons cathodiques ; il leur trouve des différences importantes, comme leur insensibilité à l'action de l'aimant[1].

« 10° On sait que Lenard, dans ses recherches sur les rayons cathodiques, a montré que ce sont des modifications de l'éther et qu'ils traversent tous les corps. Il en est de même pour les rayons X.

« Dans son dernier travail, Lenard a déterminé les coefficients d'absorption de divers corps pour les rayons cathodiques, y compris l'air, à la pression atmosphérique qui donne 4,10, 3,40 et 3,10 pour 1 centimètre, suivant le degré de raréfaction du gaz dans le tube à décharges.

« J'ai opéré à la même pression et, aussi, par occasion, à des pressions plus fortes et plus faibles. J'ai trouvé, en employant un photomètre de Weber, que l'intensité de la lumière fluorescente varie à peu près comme l'inverse du carré de la distance qui sépare l'écran du tube à décharges. Cette loi résulte de trois séries d'observations très concordantes faites à 100 et à 200 millimètres. L'air absorbe donc les rayons X beaucoup moins que les rayons de cathode. Ce résultat est en accord complet avec le résultat, déjà indiqué plus haut; la fluorescence de l'écran peut s'observer encore à une distance de 2 mètres du tube à vide. En général, les autres corps se comportent comme l'air : ils sont plus transparents pour les rayons X que pour les rayons de cathode.

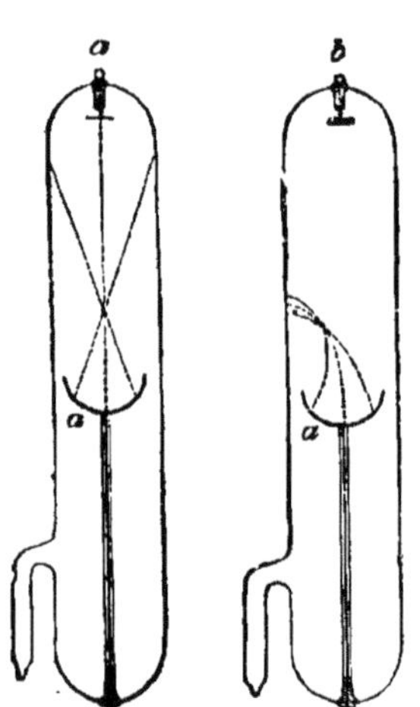

Fig. 68. — Déviation par l'aimant des rayons cathodiques.

[1] Depuis, M. Lenard, à la réunion des *Deutschen naturlischer*, à Francfort, a différencié une série de rayons cathodiques, de sensibilités diverses selon la force électrique mise en jeu, et formant des transitions avec les rayons X.

« Une nouvelle distinction, et qui doit être notée, résulte de l'action d'un aimant. Je n'ai pas réussi à observer la moindre déviation des rayons X, même dans des champs magnétiques très intenses.

« La déviation des rayons cathodiques par l'aimant (*fig.* 68) est une de leurs caractéristiques spéciales ; Hertz et Lenard ont observé qu'il existe plusieurs espèces de rayons cathodiques, qui diffèrent par leur propriété d'exciter la phosphorescence, la facilité d'absorption et leur degré de déviation par l'aimant, et on a observé une déviation notable dans tous les cas étudiés, et je pense que cette déviation constitue un caractère qu'on ne peut pas négliger facilement. »

PROPRIÉTÉS DES RAYONS X

« 12° Il résulte d'un grand nombre d'essais que les points du tube à décharges où apparaît la phosphorescence la plus brillante sont le siège principal d'où les rayons X naissent et se propagent dans toutes les directions, c'est-à-dire que les rayons X partent de la région où les rayons de cathode frappent le verre. Que l'on déplace les rayons de cathode dans le tube à l'aide d'un aimant, et l'on verra les rayons X partir d'un nouveau point, c'est-à-dire encore de l'extrémité des rayons de cathode. Pour cette raison également les rayons X, qui ne sont pas déviés par un aimant, ne peuvent pas être considérés comme des rayons de cathode qui auraient traversé le verre, car ce passage ne peut pas, d'après Lenard, être la cause de la différence de déviation des rayons.

« J'en conclus que les rayons X ne sont pas identiques

aux rayons de cathode, mais sont produits par les rayons de cathode à la surface du tube.

« 13° Les rayons ne se produisent pas seulement dans le verre. Je les ai obtenus dans un appareil fermé par une lame d'aluminium de 2 millimètres d'épaisseur. Je me propose, par la suite, d'étudier le rôle d'autres substances.

« 14° L'appellation de « rayons » donnée au phénomène se justifie en partie par les silhouettes régulières qu'on obtient en interposant un corps plus ou moins perméable entre la source et une plaque photographique ou un écran fluorescent.

« J'ai observé et photographié un grand nombre de ces silhouettes.

« J'ai aussi le dessin d'une partie d'une porte peinte au blanc de plomb. J'ai obtenu l'image en plaçant le tube à décharges d'un côté de la porte et la plaque sensible de l'autre. J'ai aussi l'ombre des os de la main, d'un fil enroulé sur une bobine, d'une série de poids dans une boîte d'un cadran de boussole, avec l'aiguille, le tout complètement enfermé dans une boîte de métal, d'un morceau de métal dont les rayons X décèlent les défauts d'homogénéité et de plusieurs autres objets.

« Pour la propagation rectiligne des rayons, j'ai une photographie, à la chambre obscure, de l'appareil de décharge, recouvert de papier noir; elle est pâle, mais très nette cependant.

« 15° J'ai cherché à produire l'interférence des rayons X, mais sans résultat, peut-être à cause de leur faible intensité.

« 16° Des recherches sur l'action que peuvent exercer des forces électrostatiques sur les rayons X sont en cours, mais non encore achevées. »

Un certain nombre de substances s'illuminent par les rayons X, et la plaque sensible est influencée à travers elles, de là des points de repère et des comparaisons possibles au moyen de l'intensité des impressions.

Les applications de M. Rœntgen — vues des parties denses d'un organisme, ombres d'objets enfermés dans des boîtes en bois... — ont été ainsi connues, et nous les verrons plus loin en détail, aussi bornons-nous en ce moment à l'étude physique des rayons X.

Après avoir recherché en vain à obtenir les phénomènes classiques de l'optique, interférence, polarisation, M. Rœntgen ne crut pas à l'origine lumineuse de ces rayons :

« Que sont donc ces rayons, dit-il? Puisque ce ne sont pas des rayons cathodiques, on pourrait supposer, d'après leur faculté de produire la fluorescence et l'action chimique, qu'ils sont dus à la lumière ultra-violette. Un ensemble imposant de preuves est en contradiction avec cette hypothèse; cette lumière nouvelle possède, en effet, les propriétés suivantes :

« *a*) Elle ne se réfracte pas en passant de l'air dans l'eau, dans le sulfate de carbone, l'aluminium, le sel gemme, le verre ou le zinc;

« *b*) Elle ne peut se réfléchir régulièrement à la surface des mêmes corps;

« *c*) Elle n'est polarisée par aucun des milieux polarisants ordinaires;

« *d*) Elle est absorbée par les différents corps, surtout en raison de leur densité.

« Ce qui revient à dire que les nouveaux rayons doivent se comporter tout autrement que les rayons visibles ou infra-rouges et les rayons violets déjà connus. Cela paraît assez invraisemblable pour que j'aie cherché à faire une autre hypothèse.

THÉORIE DE RŒNTGEN

« Il semble y avoir une sorte de relation entre les nouveaux rayons et les rayons lumineux; tout au moins la production d'ombres, de fluorescence et d'actions chimiques semble l'indiquer. Or on sait depuis longtemps qu'en outre des vibrations qui rendent compte des phénomènes lumineux il est possible que des vibrations longitudinales se produisent dans l'éther; certains physiciens pensent même que ces vibrations doivent exister. Toutefois, il faut convenir que leur existence n'a jamais été mise en évidence et que leurs propriétés n'ont pas été établies par l'expérience. Ces nouveaux rayons ne devraient-ils pas être attribués à des ondes longitudinales de l'éther?

« Je dois avouer qu'à mesure que je poursuivais ces recherches, je me suis accoutumé de plus en plus à cette idée, et je me permets de l'énoncer, sans me dissimuler que l'hypothèse demande à être établie plus solidement. »

M. Arthur Schuster, membre de la Société royale de Londres[1], croit à la possibilité d'obtenir les phénomènes optiques et à la petitesse de longueur d'onde de ces *X Strahlen* de Rœntgen. M. J.-T. Bottomley, du même corps savant, rapporte des extraits des *leçons* de lord Kelvin à l'Université, Johns Hopkins, en 1884, sur *les vibrations longitudinales de l'éther luminifère.* L'identité de la propagation des perturbations électriques et magnétiques et de la théorie ondulatoire de la lumière y

[1] La *Revue générale des Sciences pures et appliquées*, du 30 janvier 1896, (Directeur: M. Louis Ollivier), contenait divers articles de MM. L. Ollivier, H. Poincarré, W. Rœntgen, A. Schuster, J. Bottomley, J. Perrin, mettant au point la question des *X Strahlen*, et formant un ensemble où nous avons largement puisé.

est admise comme possible, probable même : « ... Dans la théorie ondulatoire de la lumière, toutefois, nous supposerons simplement que la résistance à la compression de l'éther luminifère et la vitesse de propagation d'une onde de condensation sont infinies. Nous emploierons quelquefois les mots « pratiquement infini » pour éviter de supposer que ces quantités soient infinies « absolument ».....

« Rien ne nous révèle des actions de cette espèce, et cela suffit à nous prouver que, s'il en existe, elles doivent être excessivement petites. Mais je crois qu'il y a des ondes de cette espèce, et je crois que la vitesse de propagation de la force électrostatique est la vitesse de condensation inconnue dont nous parlons. »

« Je dis ici *croire* dans un sens un peu différent. Je ne peux dire que je croie cela comme un article de foi, mais bien comme une vérité scientifique très probable. »

THÉORIE DE TESLA

D'autre part, le savant américain Tesla (traduction de M. Jougla) a émis cette théorie :

« Il est peu douteux, aujourd'hui, qu'un courant cathodique dans un tube soit composé de petites particules de matière lancées à l'électrode avec une grande vitesse. La vitesse probable réalisée justifie pleinement les effets mécaniques et calorifiques produits par le faisceau contre la paroi du tube ou de l'obstacle qu'il rencontre. Il est d'ailleurs reconnu que les lambeaux de matière projetés agissent comme des corps non élastiques, comme d'innombrables boulets infinitésimaux. On peut montrer que la vitesse du courant peut atteindre 100 kilomètres à la seconde et même plus. La matière se mouvant avec une telle vitesse doit sûrement pénétrer à une grande profondeur dans les obstacles qu'elle rencontre, si les lois de la mécanique sont applicables au courant cathodique.

« La matière composant le courant cathodique est réduite à une force primaire jusqu'ici encore inconnue, car de telles vitesses et des chocs aussi violents n'ont probablement jamais été étudiés ni même réalisés avant que ces manifestations extraordinaires aient été observées. Le point important signalé d'abord par Rœntgen et confirmé par les recherches subséquentes, à savoir qu'un corps est d'autant plus opaque aux rayons qu'il est plus dense, ne saurait s'expliquer d'une façon plus satisfaisante que par la théorie considérant ces rayons comme des courants de matière.

« Cette relation entre l'opacité et la densité est de toute importance quant à la nature des rayons, car elle n'existe pas pour les vibrations lumineuses et ne devrait pas, par conséquent, être trouvée à un degré aussi marqué, et dans toutes les conditions, pour des vibrations similaires aux vibrations lumineuses et de fréquence à peu près pareille. Une preuve décisive de l'existence de courants matériels est fournie par la formation d'ombres dans l'espace à une certaine distance du tube. Ces ombres ne sauraient être fournies dans les conditions décrites que par des courants de matière. »

NOUVELLES RECHERCHES SUR LES PROPRIÉTÉS ET L'ORIGINE DES RAYONS X

Le professeur W. Rœntgen est revenu[1] sur la passionnante question dont il avait soulevé le voile. Et, dussions-nous faire double emploi avec des recherches ultérieures

[1] *Revue générale des Sciences*, 30 mai 1896.

confirmatives de ses recherches, nous croyons intéressant de donner également ce second texte, alors que les théories pourraient n'en être pas définitivement acquises. — Des théories sont-elles jamais inébranlables ! — D'ailleurs, celui qui a pénétré dans l'inconnu devine souvent intuitivement plus qu'il n'en a découvert, et cela à bon droit, car il y a pénétré.

« Depuis la publication de mes premiers travaux, que j'ai été forcé d'interrompre pendant plusieurs semaines, j'ai obtenu quelques résultats nouveaux, et je puis aujourd'hui faire connaître les suivants :

I. — « Au moment de ma première publication, je savais que les rayons X possèdent la propriété de décharger les corps électrisés, et je supposais que c'est aux rayons X et non aux rayons cathodiques, lesquels, dans les expériences de Lenard, traversaient sans modification la fenêtre d'aluminium de son appareil, qu'il faut attribuer l'action sur les corps électrisés éloignés qu'a observée ce savant. J'ai attendu, pour publier mes recherches, d'être en état de communiquer des résultats indiscutables.

« Ces résultats ne s'obtiennent que quand on effectue les observations dans un espace mis absolument à l'abri non seulement du champ électrostatique émanant du tube à vide des fils conducteurs, de la bobine d'induction, mais aussi de l'air qui vient du voisinage de l'appareil de décharge.

« Pour réaliser ces conditions, j'ai fait construire, avec des lames de zinc soudées l'une à l'autre, une chambre de dimension suffisante pour contenir ma personne et les appareils nécessaires, fermée hermétiquement, sauf une ouverture close par une porte de zinc. La paroi opposée à la porte est couverte de plomb sur une grande partie de sa surface ; en un point voisin du lieu où se trouve, à l'extérieur, la bobine d'induction, la paroi de zinc a été enlevée sur une longueur de 4 centimètres, avec la lame de plomb qui la recouvre, et l'ouverture a été refermée hermétiquement par une lame d'aluminium mince.

« Les rayons X peuvent pénétrer par cette fenêtre à l'intérieur de la chambre d'observations.

« Voici maintenant ce que j'ai constaté :

« 1° Des corps électrisés, positifs ou négatifs, conservés dans l'air, se déchargent quand on les expose aux rayons X, et cela d'autant plus rapidement que les rayons sont plus intenses. On évaluait l'intensité des rayons d'après leur action sur un écran fluorescent ou sur une plaque photographique.

« En général, il est indifférent que les corps électrisés soient isolants ou conducteurs. Jusqu'ici je n'ai d'ailleurs observé aucune différence spécifique entre les façons dont se comportent les différents corps, au point de vue de la rapidité de la décharge ; le signe de l'électricité ne semble pas avoir d'influence. Toutefois, il n'est pas certain que de petites différences n'existent pas.

« 2° Quand un conducteur électrisé est plongé, non plus dans l'air, mais dans un isolant solide, par exemple la paraffine, l'action des rayons est la même que celle d'une flamme mise à la terre qui lécherait la couche isolante.

« 3° Si l'on recouvre la couche isolante d'un conducteur qui l'entoure étroitement et qui soit mis à la terre, les rayons X n'exercent aucune action que j'aie pu déceler avec les moyens dont je disposais, même quand le second conducteur et l'isolant sont pris sous des épaisseurs assez faibles pour être transparents aux rayons X.

« 4° Les observations rapportées ci-dessus en 1, 2, 3, prouvent que l'air qui a été exposé aux rayons Rœntgen a acquis la propriété de décharger les corps avec lesquels il vient en contact.

« 5° S'il en est bien ainsi et si, en outre, l'air conserve encore cette propriété quelque temps après son exposition aux rayons X, il doit être possible de décharger les corps électrisés qui n'ont pas été eux-mêmes atteints par les rayons, en amenant sur eux l'air qui a reçu le rayonnement. On peut, de plusieurs façons, se convaincre que cette conséquence se vérifie. J'indiquerai une manière, qui n'est pas la plus simple, de disposer l'expérience. Je me servais d'un tube de laiton de 3 centimètres de diamètre et de 45 centimètres de longueur; à quelques centimètres d'une des extrémités, on avait enlevé une portion de la paroi, qu'on avait remplacée par une plaque d'aluminium mince; à l'autre extrémité, qui est fermée hermétiquement, est fixée une sphère de laiton portée par une ligne métallique isolée des parois du tube. Entre la sphère et l'extrémité fermée du tube est soudé un petit tube latéral relié à un aspirateur; quand on aspire, la sphère de laiton se trouve baignée dans un courant d'air, qui, en suivant le tube, a passé devant la fenêtre d'aluminium. La distance de la fenêtre à la sphère est d'environ 20 centimètres. Ce tube était disposé dans la chambre de zinc, de telle façon que les rayons X pussent pénétrer à travers la fenêtre d'aluminium, normalement à l'axe du tube; la sphère isolée était en dehors de la région traversée, dans l'ombre. Le tube et la chambre de zinc étaient en communication conductrice ; la sphère était reliée à un électroscope de Hankel.

« On constata qu'une charge, positive ou négative, communiquée à la sphère, n'est pas modifiée par les rayons X tant que l'air du tube reste en repos, mais que la charge commence à diminuer dès qu'une aspiration énergique amène sur la sphère l'air exposé aux rayons. En mettant la sphère en relation avec des accumulateurs, de façon à maintenir son potentiel constant et en aspirant constamment par le tube l'air exposé au rayonnement, on voit se produire un courant électrique, comme si la sphère était mise en relation avec la paroi du tube par un corps mauvais conducteur.

« 6° Une question se pose : Comment l'air peut-il perdre la propriété que lui ont communiquée les rayons X?

« La perd-il avec le temps, de lui-même, c'est-à-dire sans venir au contact d'autres corps? La réponse est encore douteuse.

« Par contre, il est certain qu'un contact de courte durée avec un corps de grande surface rend l'air inactif; il n'est pas nécessaire que le corps soit électrisé.

« Par exemple, si l'on introduit dans le tube un tampon de ouate suffisamment épais, à une profondeur telle que l'air exposé aux rayons doive le traverser avant d'atteindre la sphère électrisée, la charge de la sphère reste invariable pendant l'aspiration.

« Si le tampon est en deçà de la fenêtre d'aluminium, le résultat est le même que s'il n'existait pas, preuve que ce ne sont pas les poussières qui occasionnent la décharge observée.

« Des toiles métalliques agissent comme l'ouate ; mais la toile doit être très fine, et il faut disposer l'une sur l'autre plusieurs toiles, pour que l'air qui les a traversées devienne inactif.

« En reliant ces toiles, non plus, comme nous l'avons supposé jusqu'ici, à la terre, mais à une source d'électricité de potentiel constant, l'expérience a toujours confirmé mes prévisions; mais ces recherches ne sont pas encore achevées.

« 7° Quand on place les corps électrisés, non plus dans l'air, mais dans l'hydrogène sec, les rayons X les déchargent également. La décharge dans l'hydrogène m'a paru un peu plus lente; toutefois, le fait reste encore incertain, à cause de la difficulté qu'il y a à obtenir des rayons de même intensité dans deux expériences successives.

« La façon dont on a rempli l'appareil d'hydrogène permettait d'affirmer que la couche d'air condensée primitivement à la surface des corps n'avait pas joué un rôle essentiel dans la décharge.

« 8° Dans un vide poussé assez loin, la décharge d'un corps directement atteint par les rayons X se produit, dans un cas, soixante-dix fois plus lentement que dans la même enceinte remplie d'air ou d'hydrogène à la pression atmosphérique.

« 9° Des expériences sur l'action des rayons X sur un mélange de chlore et d'hydrogène sont en cours d'exécution.

« 10° Enfin, je voudrais indiquer que les résultats d'expérience sur la décharge par les rayons X, dans lesquels on n'a pas tenu compte de l'influence du gaz environnant, ne doivent être admis qu'avec circonspection.

« II. — Dans bien des cas, il est avantageux d'intercaler entre l'appareil à décharges, producteur de rayons X, et la bobine de Ruhmkorff, un appareil Tesla (condensateur et transformateur).

« Cette disposition présente les avantages suivants : d'abord les tubes à décharge risquent moins de se percer et s'échauffent moins : ensuite le vide, au moins dans les appareils que j'ai préparés moi-même, se conservaient plus longtemps et, enfin, beaucoup d'appareils donnent des rayons X plus intenses. Avec des appareils dans lesquels le vide n'est pas suffisant, ou est trop fort, pour qu'ils puissent fonctionner avec la bobine de Ruhmkorff seule, le transformateur de Tesla peut être employé avec succès.

« Une question qui se pose immédiatement — et je me

permets de la soulever sans pouvoir, pour le moment, contribuer à y répondre — est de savoir si une décharge continue, à potentiel constant, peut donner naissance à des rayons X, ou si, au contraire, les oscillations du potentiel sont absolument nécessaires à leur production.

« Dans ma première publication, j'ai indiqué que les rayons X peuvent prendre naissance non seulement sur le verre, mais encore sur l'aluminium.

« En poursuivant mes recherches dans cette voie, je n'ai trouvé aucun corps solide qui, exposé aux rayons cathodiques, ne pût donner naissance aux rayons X. Je n'ai rencontré non plus aucun fait qui pût me faire croire que les liquides et les gaz ne se comportent pas de la même façon.

« Par contre, j'ai observé des différences dans le rendement en quantité des divers corps. Par exemple, si l'on fait tomber les rayons cathodiques sur une plaque dont une moitié est constituée par une lame de platine de $0^{mm},3$ d'épaisseur, et l'autre moitié par une lame d'aluminium de 1 millimètre d'épaisseur, on observe, en prenant une image photographique de cette plaque à la chambre obscure, que la lame de platine envoie par sa face antérieure, exposée aux rayons cathodiques, beaucoup plus de rayons X que la lame d'aluminium au même côté. Sur l'autre face, au contraire, les rayons X n'ont, sur le platine, qu'une intensité pour ainsi dire nulle, tandis qu'il en part beaucoup de l'aluminium. Ces derniers rayons ont pris naissance dans les couches antérieures de la lame d'aluminium et l'ont ensuite traversée.

« On peut s'expliquer facilement ces résultats, mais il serait bon de continuer d'abord l'étude des propriétés des rayons X. Il faut observer que les faits précédents ont une grande importance pratique. D'après les essais que j'ai effectués jusqu'ici, le platine est le corps qui produit les rayons X les plus intenses. Je me sers depuis plusieurs semaines avec grand avantage d'un tube à décharges dans lequel la cathode est un miroir concave, et l'anode une lame de platine fixée au centre de courbure du miroir et inclinée de 45° sur son axe.

« Les rayons X, dans ce tube, partent de l'anode. D'expériences faites sur des tubes de formes diverses, je puis conclure qu'il est indifférent, au point de vue de l'intensité des rayons X, que le corps sur lequel ils prennent naissance soit ou non l'anode.

« Pour exécuter spécialement des expériences avec les courants alternatifs du transformateur Tesla, je fais construire actuellement un tube à décharge dans lequel deux électrodes sont des miroirs concaves d'aluminium dont les axes sont à angle droit ; au centre de courbure commun est fixée une lame de platine exposée aux rayons de la cathode. Je rendrai compte, plus tard, de la façon dont a fonctionné cet appareil. »

EXPÉRIENCES OPTIQUES

Les radiations cathodiques et les radiations de Rœntgen sont parfaitement distinctes: l'influence de l'aimant, la réflexion (Seguy), l'absorption par les corps matériels pour les premiers, alors que les seconds ne subissent pas ces influences, sont des différences bien nettes. M. Perrin, à l'Ecole normale supérieure, a essayé les expériences d'optique (réflexion, réfraction) déjà traitées inutilement par Rœntgen, avec le même insuccès, facile à prévoir, dit M. Perrin, puisque le squelette d'un animal, malgré les liquides et les muscles demi-solides qui l'entourent, donne cependant une silhouette exacte. La propagation rectiligne des rayons X, la diminution d'action avec le carré de la distance furent démontrées. On a augmenté les surfaces agissantes, les anodes (*fig.* 69), pour obtenir ces résultats. La réflexion, la réfraction n'ont pas été obtenues par M. Perrin. M. Rœntgen avait essayé, nous l'avons vu, deux fois, avec des résultats contradictoires, de réfléchir les rayons X. En revanche, MM. Batelli et Garbesso, à Pise, MM. Imbert et Bertin-Sans, à Montpellier, ont constaté une sorte de réflexion diffuse sur certains corps [1]. Mais aucun de ces observateurs n'a pu constater la réflexion régulière sur les miroirs polis.

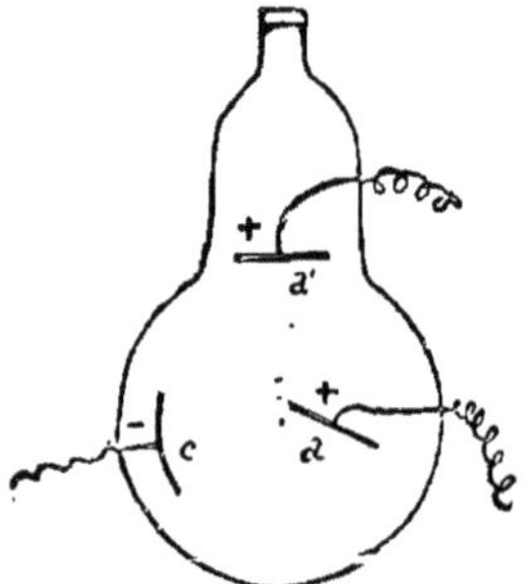

Fig. 69. — Tube à vide à deux anodes.

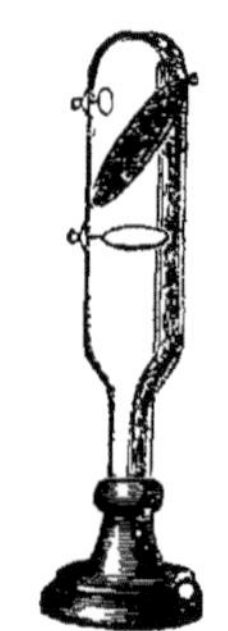

Fig. 70. — Tube de Puluj.

Les liquides sont traversés (Bleunard et Labesse, *Institut*, 2 mars 1896) ; les liquides contenant en solution du bromure de potassium, du chlorure d'antimoine, du bichromate de potasse, sont opaques; les liquides au borate de soude, au permanganate de potasse sont plus transparents; l'eau colorée avec les diverses teintures dérivées de l'aniline est très transparente [2]. L'encre additionnée de bromure de

[1] *Académie des Sciences*, 2 mars 1896.

[2] *L'Électricien*, 11 avril 1896.

potassium donne des caractères visibles aux rayons X par la radiographie, mais non aux rayons fluorescents radioscopiques.

MM. Bleunard et Labesse ont également vu que les corps simples transparents communiquaient généralement cette propriété à leurs composés; que l'opacité se comportait de même: ainsi, le carbone, le silicium et le bore et leurs composés sont très transparents; en revanche, le soufre, le sélénium, le tellure, le phosphore sont opaques, ainsi que les corps complexes qui en dérivent. M. Nodon a constaté la transparence aux rayons X coïncidant avec l'opacité aux rayons ultra-violets de la paraffine, de l'aluminium, du cuir et du papier noir.

M. Puluj (*fig.* 70) a fait une lampe phosphorescente donnant des rayons X si le tube a une paroi de verre assez mince à leur sortie (p. 229).

Les diverses substances peuvent être phosphorescentes, et faire mal interpréter les expériences faites; en effet, M. Radiguet a montré récemment à l'Institut et à la Société française de Physique des verres rendus phosphorescents par les rayons de Rœntgen. MM. Gouy, Fonseré, ont obtenu une réflexion sur du mercure. M. Gouy n'a pas obtenu de réfraction à proprement parler, inférieure dans tous les cas à 2 secondes, et pas de diffraction[1]. MM. L. Calmette et Lhuillier ont signalé ce dernier phénomène[2].

MM. A. Winkelmann et R. Straubel ont publié une série d'expériences optiques très intéressantes dont voici les résultats : Les *X Strahlen* se réfractent à travers le fer, le cuivre, le zinc, l'argent et le plomb, avec un indice inférieur à l'unité; ils se diffusent et se réfléchissent diffusément dans le zinc, le laiton, le plomb, l'acier, l'aluminium,

[1] *Wied. Ann.*, t. XLIX, p. 324-346.
[2] *Académie des Sciences*, 2 novembre 1896.

le flint;... les verres à bases de plomb sont opaques, ceux à bases de baryte, d'oxyde d'antimoine, d'oxyde de zinc sont peu transparents. Parmi les éléments du verre, l'acide borique, l'azotate de soude, l'alumine sont très transparents; l'azotate de potasse, l'oxyde de zinc, le sable ou acide silicique, la potasse sont moins transparents; la litharge, le minium, l'oxyde d'antimoine, l'azotate de baryte sont les éléments les plus opaques. Ce sont là des éléments d'appréciation des milieux transmetteurs (p. 192). Contrairement à M. Zenger, MM. Winkelmann et Straubel trouvent que la gélatine des plaques photographiques n'est pas fluorescente et n'absorbe pas les rayons de Rœntgen. Pour ces mêmes auteurs, l'évidence de la diffusion se montre, en plaçant un écran derrière une plaque de fer avec une planche de bois débordant cette plaque, par l'illumination qui se produit; il en est de même avec la paraffine, le charbon de cornue, la cire, le papier, l'ébonite, le verre, le clinquant, l'aluminium, la tôle galvanisée, les liquides. Mais ne pourrait-on interpréter autrement ces résultats et croire à une pénétration à travers le corps opaque; en effet, M. Buguet ayant placé une plaque de plomb devant une plaque photographique entre les rayons X et celle-ci, a constaté une plage circulaire sur la plaque sensible; de plus, ayant placé des épingles perpendiculairement à la lame de plomb, il en a obtenu la photographie[1].

L'étude de la fluorescence, par MM. Winkelmann et Straubel, les a conduits à trouver l'existence de cette propriété, non seulement dans la fluorine, mais encore dans la célestine, la barytine, la baryte et la strontiane.

M. Sagnac a cherché, sans succès, à obtenir des phénomènes d'interférence. Il a constaté des illusions de pé-

[1] *Académie des Sciences*, 26 mai 1896.

nombre. De l'interprétation de ses clichés, on peut conclure que, si les rayons de Rœntgen sont dus à des vibrations transversales de l'éther, leur longueur d'onde est inférieure à $0^{\mu},4$; pour M. Gouy, à $0^{\mu},005$ [1]; et, pour M. L. Fomm, $\mu = 0,014$ (p. 225) [2].

Le prince Galitzine et M. Kamsjitzky ont fait l'expérience suivante de polarisation :

« Nous avons fait préparer trois petites plaques de tourmaline très minces ($0^{mm},5$ environ d'épaisseur). Sur la plus grande se posaient les deux autres, une parallèlement, l'autre perpendiculairement à la première. S'il y a polarisation là où les plaques sont croisées, on doit s'attendre à voir l'action des rayons X affaiblie. Il va sans dire que l'action de la lumière ordinaire a été exclue, et qu'on a changé plusieurs fois la position relative des petites plaques, afin d'éliminer toute influence d'inégale épaisseur ou de manque d'homogénéité. Dans les huit épreuves obtenues, on peut distinguer que là où les épreuves ont été croisées, l'action des rayons X a été moindre. »

On a renforcé les épreuves par la superposition de plusieurs pellicules semblables, et la polarisation, si elle existe, serait donc extrêmement faible.

On a contesté ce résultat. M. A.-M. Mayer avec des cristaux d'hérapathite (sulfate d'iodoquinine), M. H. Becquerel, avec des tourmalines, M. Sagnac, avec divers corps cristallisés, n'ont rien obtenu. M. Becquerel, comparant les rayons X avec les radiations des corps phosphorescents, n'a trouvé de polarisation que pour celles-ci.

Les rayons X illuminent un grand nombre de substances. Si l'on examine au spectroscope la lumière émanée d'un écran au platino-cyanure de baryum, par exemple, on

[1] *Académie des Sciences*, 20 avril 1896.
[2] *Académie des Sciences*, 6 juillet 1896.

trouve les raies de la base du sel, ce qui indique une décomposition du sel. Le verre, le collodion, ... sont en partie opaques à ces rayons, d'où la nécessité en radiographie de placer la pellicule sensible du côté des rayons de Rœntgen.

Le gélatino-bromure est très sensible, et MM. A. et L. Lumière ont impressionné en dix minutes 150 feuilles de papier gélatino-bromé, et, en prolongeant la pose, 250 feuilles ; les papiers sensibles sont à peu près deux fois plus opaques que les mêmes feuilles non recouvertes d'émulsion.

PRODUCTION SIMULTANÉE DE RAYONS X ET DE LUMIÈRE STRATIFIÉE

Voici d'autres faits non encore classés, et observés avec une ampoule bitubulée, à double anode et double cathode, imaginée par M. Foveau de Courmelles (p. 240). L'auteur et M. G. Seguy ont — après un grand nombre d'expériences faites au laboratoire du professeur Le Roux à l'École supérieure de Pharmacie de Paris — constaté les phénomènes suivants sur lesquels M. Lippmann s'est longuement étendu à l'Académie des Sciences [1].

On place l'appareil sur le vide, et on observe les effets lumineux, fluorescents et cathodiques; on constate et on a la preuve de cette théorie: que la pression intérieure dans un tube vide n'est pas égale en tous les points, que vers l'extrémité, c'est-à-dire qu'en une des ampoules, celle réunie à la cathode, le vide est poussé beaucoup plus loin qu'à l'autre extrémité du même circuit gazeux, et que les molécules

[1] *Comptes Rendus*, 12 avril 1897; et *Société Française de Physique*, 21 mai 1897.

qui peuvent rester dans ces milieux très raréfiés, sont chassées avec une extrême violence vers le point le plus extrême du circuit de l'appareil.

Pour constater ces *phénomènes*, il suffit de réunir en tension les deux ampoules formant le même circuit gazeux et établissant le courant électrique et le court circuit de ce milieu gazeux conducteur et d'un courant de bobine d'induction. On observe :

1° Des rayons cathodiques très forts avec production de rayons X du côté de la cathode première, le montage des deux ampoules étant en tension ; et simplement de belles stratifications à la seconde cathode de la seconde ampoule, sans la moindre démonstration de production des rayons cathodiques. Absence de fluorescence du verre, présence de phénomènes lumineux intérieurs et absence complète de rayons X, essai fait à l'aide de plaques photographiques.

Pour la première ampoule, l'essai était positif à la photographie : production de rayons X et de fluorescence ; pour la seconde, rien : elle est, cependant sur le même vide, sur le même circuit gazeux, et sur le même courant.

Donc la pression dans un milieu raréfié n'est pas constante en tous les points.

2e *Observation.* — Lorsqu'on alimente seulement l'une des deux ampoules, indifféremment elles produisent les rayons cathodiques et la suite des phénomènes, parce que, lorsqu'une seule est en fonction, elle chasse avec vitesse les molécules dans l'autre.

3e *Observation.* — Ces phénomènes étant constatés l'appareil sur la machine à vide en fonction, nous avons constaté qu'arrivé à une certaine pression considérable intérieure, au moment où le tube a commencé à résister au passage du courant, les deux ampoules réunies en tension produisaient toutes les deux des rayons X, mais pas également : celle qui possédait directement la cathode de la bobine donnait beaucoup plus que celle qui recevait la transmission négative par l'autre ampoule.

4e *Observation.* — Les deux ampoules réunies toutes deux, indépendamment, à deux circuits de bobines différents : les deux ampoules, si l'étincelle employée est égale, donnent également les rayons X et deux images très nettes.

Ce qui tend à démontrer que, si la pression dans un même récipient n'est pas constante, ce n'est qu'au moment du passage du courant. Dans cette expérience on retrouve les molécules gazeuses stratifiées dans le récipient servant à éviter la raréfaction produite par le courant.

5e *Observation.* — En montant ces deux ampoules en quantité, on constate encore que la pression n'est pas égale en tous les points ; une seule, la moins résistante, fonctionne, l'autre ne donne que de rares éclairs.

Il doit y avoir en tout ceci une question de degré de vide et d'intensité du courant à déterminer pour actionner l'ampoule avec une seule bobine (p. 240) ?

PROPRIÉTÉS ÉLECTRIQUES

MM. Benoît et Hurmuzescu ont étudié les propriétés électriques avec un électromètre à deux aiguilles enfermées dans une caisse de laiton opaque aux rayons de Rœntgen (*fig.* 71). Une fenêtre circulaire fermée par une feuille d'aluminium laissait entrer les rayons ; de l'autre côté, une autre fenêtre avec vitre. C'est donc là une cage de Faraday, empêchant tout accès à l'air électrisé. Pour étudier la rapidité de la décharge avec la nature des métaux, on placera ceux-ci derrière la fenêtre et réunis à l'aiguille fixe de l'électromètre, l'autre aiguille étant avec la cage reliée à la terre. La transparence des corps sera étudiée en plaçant devant la fenêtre des lames d'épaisseurs variables. L'électricité se perd d'autant plus vite que le corps est plus opaque aux rayons. C'est donc là une excellente mesure quantitative des radiations de Rœntgen. Le platine se décharge environ deux fois plus vite que l'aluminium, dans un même milieu gazeux ; le zinc amalgamé va encore plus vite. Si tout l'appareil est enfermé,

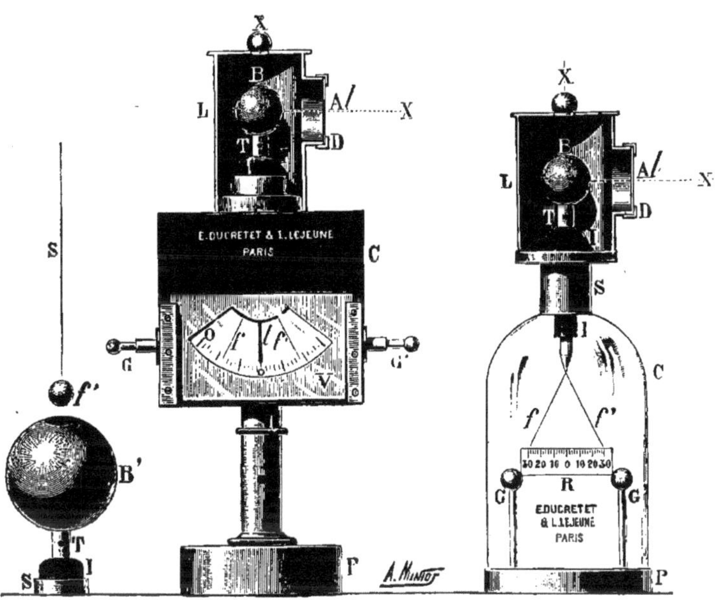

Fig. 71. — Études électriques des rayons X.

les isolants étant soustraits à toute action extérieure, la décharge de l'électromètre, d'après MM. Benoist et Hurmuzescu, est complète, quel que soit le signe de la charge initiale. Pour M. Righi, il resterait toujours une charge positive. M. J.-J. Thomson est d'accord avec les premiers observateurs.

Un corps noyé dans la paraffine, conservant indéfiniment

sa charge d'électricité à l'état normal, la perd rapidement quand on dirige sur l'isolant un faisceau de rayons Rœntgen.

Les diélectriques deviendraient conducteurs, sous l'action de ces rayons. La perte dans un gaz est proportionnelle à la racine carrée de sa densité, la décharge est due à l'ionisation du gaz dissocié par les rayons. La déperdition est plus rapide dans l'acide carbonique que dans l'air, et l'est moins dans l'hydrogène. Une masse d'air traversée par les rayons X conserve pendant un instant la faculté de décharger les corps électrisés. Les flammes, les corps incandescents, les étincelles électriques et les gaz où ils jaillissent ont également ces propriétés (Branly, Villari) ; cependant l'effluve des ozonisateurs perd cette facilité de décharge, de même que les gaz passant par un ozonisateur en activité (Villari).

Les diélectriques peuvent être déchargés par les rayons.

La lumière ultra-violette paraît ne décharger que les corps électrisés négativement, alors que les rayons de Rœntgen déchargent tous les corps, quel que soit le signe de leur électrisation.

Si les rayons rencontrent un corps électrisé, on constate des propriétés nouvelles. M. Lafay prend une feuille mince d'argent, fermant la fente d'une plaque de plomb et portant en son axe un fil de platine. Le faisceau tombant sur la lame est limité par une première fente. On s'est assuré d'abord que le passage des rayons, entre les pôles d'un électro-aimant, au sortir de la seconde plaque, ne déplace pas l'image du fil de platine, puis on électrise la lame d'argent; l'image est alors déviée et change de sens avec celui du champ et le signe de l'électrisation. Les rayons sont encore déviés si le champ magnétique est en amont de la lame électrisée.

MM. Gossart et Chevalier ont étudié l'action sur un radiomètre, mis en mouvement par une chaleur étrangère, les rayons de Rœntgen l'arrêtent après une série d'oscillations pendulaires. Les expériences furent répétées par M. J.-R. Rydberg, qui attribua le phénomène à l'influence de la couche d'électricité positive, répandue à la surface extérieure de l'ampoule, sur les ailettes métalliques du radiomètre, et conclut que les rayons X n'y sont pour rien.

La durée d'extraction des rayons est inférieure à un dix-millième de seconde (J. Chappuis et E. Hugues).

M. Korda a constaté les variations d'une aiguille de déclinaison placée dans le voisinage du tube de Crookes, et en a conclu la dyssymétrie dans la distribution du potentiel.

MM. N. Oumoff et A. Samoïloff, étudiant les images électriques dans le champ d'un tube de Hittorf, ont vu la modification électrique des objets introduits et, par suite, du champ électrique; il se produit ainsi des réactions réciproques qui leur ont fait assimiler les champs électriques d'un conducteur électrisé avec un tube de Hittorf ou de Rœntgen, ce qui augmente et prouve la complexité de ces études.

Si l'on place dans une solution de bromure de potassium deux plaques sensibles au bromure d'argent, l'une soumise à l'action de la lumière, et l'autre non impressionnée, on constate un potentiel électrique différent; si les rayons X sont l'élément physico-chimique agissant, il en est de même (Frantz Streinitz[1]).

M. Perrin utilise les rayons X pour mesurer les forces électromotrices de contact[2]. M. Deslandres a constaté que, si dans le voisinage d'une cathode on a un corps conduc-

[1] *Wiener Berichte*, 6 février 1896.
[2] *Académie des Sciences*, 8 mars 1897.

teur ou isolant qui est pris comme anode, ou est isolé, tout se passe comme si les rayons cathodiques étaient attirés, que l'action mutuelle des rayons et des cathodes ne se produit que si les rayons pénètrent [1].

MILIEUX TRANSMETTEURS

On a cherché les meilleurs milieux transmetteurs des rayons X. Maintes expériences optiques (p. 182) en ont révélé. M. Chabaud a montré la grande opacité du platine, la transparence des verres à luminescence jaune ou verte, l'opacité du cristal à base de plomb et à luminescence bleue. Le verre d'urane a une transparence comprise entre celles du verre ordinaire et du cristal. Le carbone et ses composés, l'hydrogène, l'oxygène et l'azote, sont généralement très transparents (Meslans), mais l'addition d'un métal ou d'un métalloïde à une molécule organique augmente beaucoup son opacité. Les chairs se traversent facilement, ce sont des hydrates de carbone et des substances protéiques ; les os, à phosphate et carbonate de chaux, sont opaques. Le diamant et le jais sont plus transparents que leurs imitations ; de là, un procédé de reconnaissance et de différenciation des diamants vrais et des diamants faux (Gascard et Buguet). Des falsifications de substances organiques, le contenu d'engins explosifs, pourront être révélés.

[1] *Académie des Sciences*, 29 mars et 3 mai 1897.

COMPOSITION DES RAYONS X

La *composition* des rayons de Rœntgen a intrigué leur auteur. Il a trouvé des variations dans le pouvoir transmissif ou selon les tubes employés. Le même tube ne présentait pas toujours le même *coefficient de transmission ;* il a trouvé, pour une unité de longueur de $0^{mm},1$, des ombres compris entre 0,85 et 0,9 pour un même tube ; un autre donnait 0,78. Au travers d'une plaque de 15 millimètres d'aluminium, M. Rœntgen a obtenu un effet mesurable et, par suite, un coefficient supérieur aux nombres précédents. MM. Benoît et Hurmuzescu, qui se sont occupés également de ce problème, ont conclu que les rayons de Rœntgen constituaient un milieu hétérogène, modifiable (F.-P. Le Roux) par les écrans[1], et constituant une sorte de spectre ; et M. Berkeland en a donné déjà le spectre. Il reste à isoler les rayons divers de cet ensemble.

RÔLE DES SURFACES FRAPPÉES ET PUISSANCE D'ACTION

L'ensemble est émis non de la cathode, mais seulement — a-t-on conclu — de l'anticathode, le choc des molécules cathodiques donnant là, seulement, les rayons de Rœntgen.

Cependant, si l'on opère directement dans le tube de Crookes, comme l'a fait M. G. de Metz — grâce au vide fait par la trompe à mercure, l'appareil restant relié avec elle, — on trouve des analogies très grandes au point de vue pho-

[1] *Académie des Sciences*, 4 mai 1896.

tographique, entre les rayons cathodiques et les rayons de Rœntgen [1]. Dans ce cas, il n'y aurait pas de surface frappée servant d'agent transformateur.

M. Jean Perrin, reprenant l'étude du rôle des surfaces frappées par les rayons de Rœntgen [2], et dont il a montré l'importance dès la première heure [3], a trouvé que ces rayons déchargent, sans le toucher, un corps placé dans un gaz *en repos*, s'ils rencontrent dans ce gaz des lignes de force émanées du corps. La nature des gaz intervient, mais non celle du corps chargé. Si les rayons touchent ce corps, la nature des métaux rencontrés agit (Benoist et Hermuzescu). Il y a des effets différents, une séparation d'électricités dépendant de la matière rencontrée. Cette *ionisation cubique* varie d'un gaz à l'autre avec la nature du conducteur et la pression pour le métal rencontré et dont l'influence n'est que superficielle (*ionisation superficielle*).

La loi générale des décharges par les rayons X peut être ainsi calculée mathématiquement [4].

Si la paroi frappée après réflexion sur l'anticathode n'est plus du verre, mais de l'aluminium, les rayons X

[1] *Communications à l'Académie des Sciences*, des 27 avril et 10 août 1896.

[2] *Id.*, 1er mars 1897.

[3] *Id.*, 23 mars 1896.

[4] La quantité d'électricité positive perdue dans le temps dt par un conducteur situé dans un gaz *en repos*, à la pression p, sous l'action d'une source ponctuelle d'intensité I, égale, quelle que soit la température,

$$\mathrm{I}dt\left[\mathrm{K}p\int\int\int\frac{dv}{r^2}+\mathrm{K}'\varphi\,(p)\int\int\frac{ds}{r^2}\right]$$

On suppose le champ électrique assez intense pour atteindre le débit limite, et négligeable l'absorption.

K est le coefficient d'ionisation cubique du gaz; K', celui d'ionisation superficielle au contact du conducteur. L'intégrale triple est étendue au volume commun aux rayons et aux lignes de force émanées du conducteur; l'intégrale double, à la surface électrisée par les rayons ; r désigne la distance à la source de l'élément de surface ou de volume. Chaque élément de surface ou de volume est affecté du signe + si les lignes de force qui le traversent émanent du conducteur, du signe — si elles y aboutissent.

acquièrent une énorme puissance (Destot), mais le vide est ainsi peu gardé, et l'ampoule doit être maintenue sur la trompe à mercure.

La sensibilité des rayons luminescents dépend encore du tube qui les actionne et de la substance fluorescente [1]. Le tube mince est préférable au tube épais ; la puissance du tube est proportionnelle à la surface des parois [2]. Il y a les mêmes différences entre l'action lumineuse et l'action photographique. Nous avons vu également que la rapidité des interruptions de la bobine a besoin d'être considérable en radioscopie et plus faible en radiographie.

RAYONS ANODIQUES

Les rayons cathodiques n'ont pas été seuls étudiés, et M. P. de Heen (de Liège), qui dès le début avait émis l'idée que les rayons de Rœntgen émanaient de l'anode [3], signalait récemment à l'Académie des Sciences [4] des rayons *anodiques* analogues. Deux systèmes de plateaux métalliques agissent par influence les uns sur les autres ; ils sont munis de pointes, indépendants, et suspendus à des fils de soie ainsi qu'un tube de Crookes, muni du plateau cathodique et de la croix anodique.

Quelle que soit la position des pôles, on a une ombre *cathodique* ou *anodique ;* au moment du renversement des pôles de la bobine, l'ombre grandit énormément et ne reprend qu'une minute après sa dimension normale. Pour un seul pôle, on a une ombre anodique agrandie.

[1] *Académie des Sciences*, 28 septembre 1896.
[2] *L'Electricien*, 6 juin 1896.
[3] *Académie des sciences*, 17 février 1896.
[4] *Id.*, 1er mars 1897.

CHAPITRE XII

LES MACHINES A FAIRE LE VIDE

Adaptation du tube. — Machines pneumatiques ordinaires. — Pompes-trompes à eau et à mercure. — Jauge de Mac Leod. — Dispositifs divers.

ADAPTATION DU TUBE

Le degré de vide dans les tubes radiographiques est tellement important que nous devons nous occuper des appareils qui le peuvent produire. Le millième de millimètre paraît être le degré optimum de raréfaction pour les ampoules en forme de poire (J. Chappuis). Mais, pour l'obtenir, il existe deux sortes de machines, les unes enlevant rapidement, mais incomplètement l'air, les autres le raréfiant lentement, mais complètement. Un moyen terme est de recourir aux deux : aux premières, pour enlever la plus grande partie de l'air, puis d'utiliser les secondes pour parfaire l'opération.

Les machines pneumatiques ordinaires des laboratoires vont jusqu'au millimètre, mais les trompes ou pompes-trompes permettent d'atteindre le vide parfait.

Il faut relier l'ampoule à la machine. Le caoutchouc doit être prohibé d'une façon absolue des joints ou des communications, car, sous l'action de la pression extérieure, énorme par rapport à la pression intérieure, il laisserait facilement passer à travers ses pores l'air venant de l'extérieur. M. Chabaud conseille d'employer un tube de plomb de faible diamètre intérieur et de parois épaisses. Il opère ainsi : Le tube de plomb a un diamètre tel qu'il entre à peu près sans frottement dans les tubulures à réunir de la trompe et du récipient; on chauffe les deux extrémités et on les enduit de mastic rouge de laboratoire; cela fait, on les introduit, avec un léger mouvement de va-et-vient, dans les deux tubulures, également chauffées à une température suffisante pour que le mastic se ramollisse sans couler à leur contact; après refroidissement, on ajoute un petit bourrelet de mastic chevauchant sur les deux tubes de verre et de plomb.

MACHINES PNEUMATIQUES ORDINAIRES

Le modèle classique est essentiellement composé de deux corps de pompe en cristal dans lesquels se meuvent deux pistons de cuir huilé. Une manivelle les actionne en sens inverse, un pignon denté engrenant leur tige à crémaillère. Deux soupapes permettent, quand les pistons s'élèvent, d'aspirer l'air, le renferment dans les corps de pompe d'où, comprimé à la descente des pistons, il s'échappe par deux autres soupapes s'ouvrant en sens inverse des premières. Une plaque circulaire plane, appelée platine, reçoit le récipient à vider et communique, par un conduit intérieur pourvu de robinets, avec un manomètre et avec les corps de pompe. On a le degré de vide par une simple lecture.

A un moment donné, le robinet à trois voies, dit de Babinet, permet de faire agir en tension les corps de pompe d'abord groupés en quantité. Ce qui ralentirait au début l'opération n'a plus à la fin qu'un seul avantage, une raréfaction plus parfaite.

M. Radiguet a fait un modèle simplifié (*fig.* 72) formé

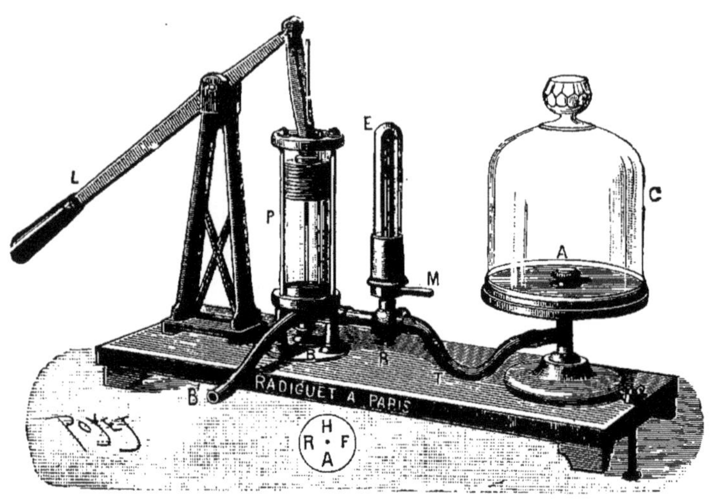

Fig. 72. — Machine pneumatique à simple effet.

d'un seul corps de pompe ; l'effet est simple et non double comme dans la machine précédente.

Les machines de Deleuil et de Bianchi peuvent opérer dans des récipients de grand volume ; mais, malgré leur rapidité d'action, leur taille les rend peu pratiques pour préparer une ampoule.

POMPES-TROMPES A EAU ET A MERCURE

La trompe la plus simple est un récipient rempli d'eau fermé à la partie supérieure ou relié à l'ampoule à vider, laquelle pourrait être également pleine d'eau, et dont on laisserait s'écouler le liquide. En s'arrêtant à temps, l'air extérieur ne rentrerait point, et l'on aurait un vide relatif, assez considérable même dans l'ampoule.

La trompe à eau, basée sur un principe voisin, est formée de deux ajutages tronconiques placés en regard à une très faible distance l'un de l'autre (*fig.* 73). L'injecteur Giffard

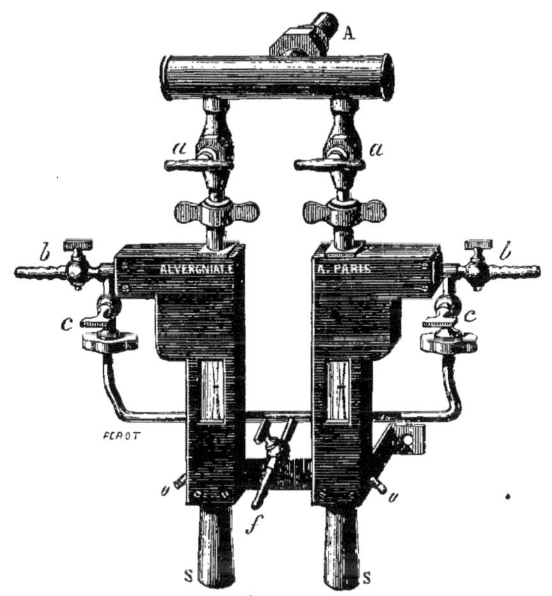

Fig. 73. — Trompe à eau Alvergniat-Chabaud.

fonctionne de même pour alimenter les chaudières à vapeur : par l'un des ajutages, l'eau sous pression se précipite dans l'autre, un peu évasé, et entraîne de l'air aspiré par l'espace intermédiaire. La trompe à eau Alvergniat-Chabaud a des ajutages tronconiques en verre et visibles par une petite fenêtre vitrée, pratiquée dans les parois de la monture métallique; les tuyaux et les robinets sont disposés de façon à faire fonctionner les deux trompes ensemble ou séparément. Le vide est assez parfait, mais il reste une pression correspondant à la tension de la vapeur d'eau à la température ambiante ; en outre, il peut se produire des

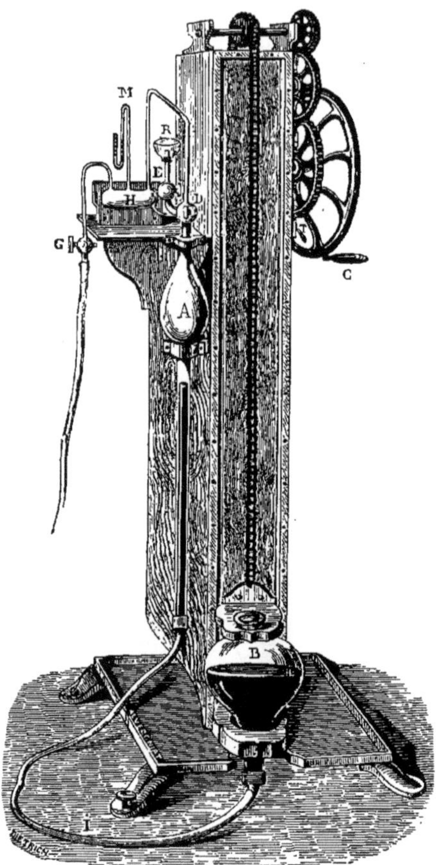

Fig. 74.— Pompe Alvergniat (Le robinet B compresseur est au bas de sa course).

retours d'eau, dont on évite les inconvénients en intercalant un récipient supplémentaire entre l'appareil à vider et la pompe.

On arrive ainsi au 1/2 millimètre. Pour aller plus loin,

500 fois plus loin (1/1000 de mm.), on se sert de la pompe à mercure. La pompe Alvergniat (*fig.* 74) est basée sur le principe du récipient qu'on vide de son contenu liquide ou solide, et où, par suite, la raréfaction, s'il s'agit de mercure par exemple, sera très grande. Le principe des vases communicants rend l'action très simple. Soit deux vases tubulés terminés par des renflements dont l'élévation de l'un des vases est facultative. Un premier réservoir, celui de gauche par exemple, communiquant avec l'ampoule à vider, est rempli de mercure : le réservoir de droite étant plus élevé et comprimant même ce mercure sur les parois du verre. Des robinets ont, pendant que l'on remontait tout doucement le réservoir compresseur de droite, laissé échapper l'air, de sorte qu'il n'en reste plus trace dans l'ampoule fixe, quand on les ferme. Le mercure est sec ; des substances desséchantes, acide sulfurique,... sont reliées à l'appareil à vide ; un baromètre tronqué indique le degré du vide.

Des engrenages et des poulies permettent la rapidité relative de cette manipulation. Du mercure s'échappe que l'on recueille. On baisse, les robinets fermés, le réservoir de droite ; le vide se fait dans l'appareil de gauche, et, par suite, en ouvrant la communication, avec l'appareil à vider. On enlève ainsi un peu d'air à chaque double mouvement d'ascension et de descente du réservoir compresseur. L'opération est donc assez longue, et compliquée de l'ouverture et de la fermeture de plusieurs robinets. En outre, le mouvement compressif doit se faire lentement, pour que le mercure ne vienne pas heurter violemment le réservoir à vide et le briser. La pompe à mercure ne sert donc qu'après la machine pneumatique ordinaire et pour parfaire le vide commencé par elle.

On n'arrive encore ainsi qu'à une pression d'un cinquantième de millimètre de mercure, ce qui est insuffisant pour les ampoules radiographiques. Aussi a-t-on associé à la pompe à mercure la trompe à mercure, ce qui permet de

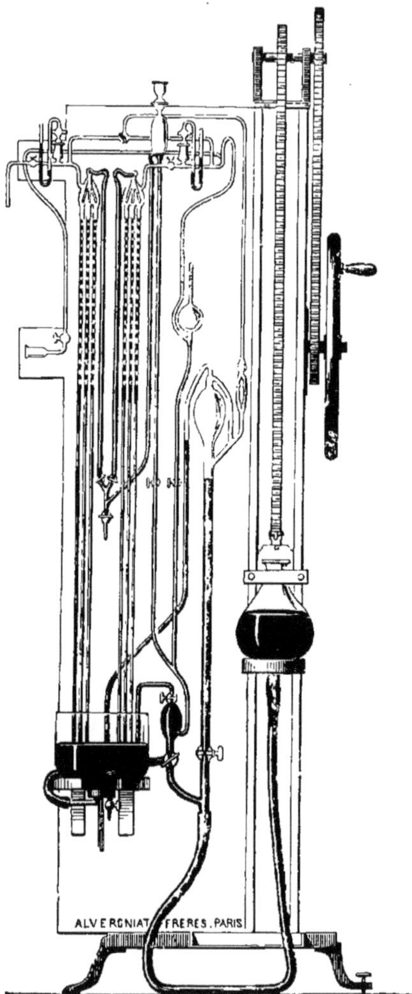

Fig. 75. — Pompe-trompe Alvergniat-Chabaud.

réaliser un vide correspondant à la tension de la vapeur de mercure, à la température à laquelle on opère, et on peut, bien entendu, en entourant le mercure de glace, voire d'un mélange réfrigérant, rendre minima cette tension.

MM. Alvergniat et Chabaud ont donc réuni les deux appareils (*fig.* 75). Les robinets de la pompe sont quelque peu modifiés. Le vide de la pompe étant complètement obtenu, la trompe entre en jeu : c'est une double série de trois tubes débouchant dans deux petites ampoules supérieures et recevant le mercure goutte à goutte par deux petits ajutages triples, ce qui attire l'air du récipient à vider. Ces deux trompes triples fonctionnent ensemble ou séparément sur deux récipients distincts, ou sur un seul, doublant alors leur action.

Le réservoir compresseur agit alors sur un tube particulier pour fournir aux trompes le mercure nécessaire et donner à celui-ci une vitesse convenable. De grands tubes barométriques reçoivent ainsi l'air, leur mercure se divise par les bulles de gaz qui forment des chapelets et finalement s'échappe dans la cuvette placée au bas. Une ampoule intermédiaire reçoit les bulles d'air pouvant provenir du tuyau de caoutchouc reliant les deux réservoirs de la pompe et permettant l'élévation de l'un d'eux.

JAUGE DE MAC LEOD

Le baromètre tronqué habituel de la pompe à mercure est insuffisant pour apprécier les grands degrés de vide. Aussi l'appareil est-il muni de la jauge de *Mac Leod* qui permet ces mesures (*fig.* 76). C'est une ampoule terminée à sa partie supérieure par une petite éprouvette de faible diamètre, graduée, ainsi que la partie du tube qui lui est parallèle et qui relie l'ampoule au récipient dont on veut évaluer le vide effectué. L'ampoule de mesure est à la même pression que

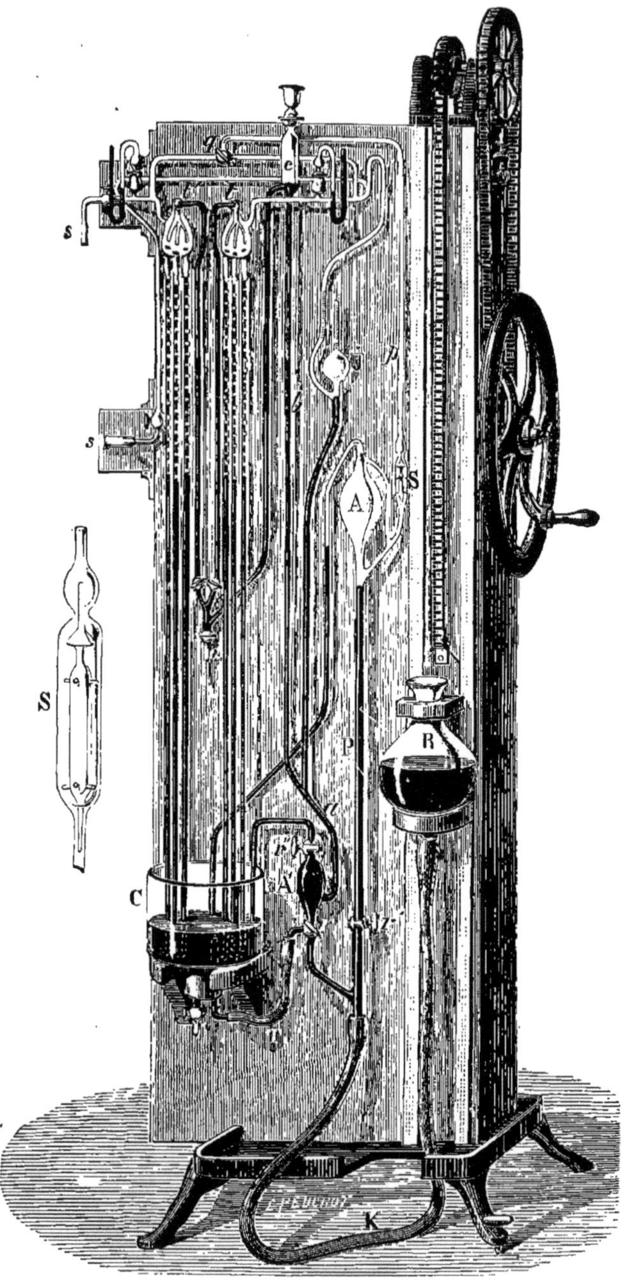

Fig. 76. — Pompe-trompe et sa jauge de Mac Leod.

l'ampoule à vide ; on ferme alors un robinet à trois voies, on lève le réservoir compresseur pour diminuer le volume du gaz raréfié de la jauge ; d'après le volume pris par ce résidu gazeux sous une pression connue, on déduit la pression primitive dans le récipient. Si l'on admet la loi de Mariotte comme vraie à ces degrés extrêmes de raréfaction, on a la formule reliant les volumes V, V′, et les pressions H, H′ :

$$\frac{V}{V'} = \frac{H'}{H}$$

Si, par exemple, le résidu gazeux occupe finalement sous la pression atmosphérique un volume égal au millième de celui qu'il occupait primitivement à une pression égale à celle du récipient, sa pression est donc le millième d'atmosphère.

DISPOSITIFS DIVERS

Une surveillance fastidieuse devait s'effectuer pendant l'écoulement très long du mercure quand on le remonte, aussi M. Verneuil l'a-t-il supprimé par un dispositif construit par M. Chabaud (*fig.* 77).

Un tube de verre, long d'environ 80 centimètres, est surmonté d'une ampoule avec un petit tube latéral terminé en biseau au contact de la cuvette située plus bas, au-dessous du tube de trop-plein. Cette ampoule est reliée à une trompe à eau en fonctionnement, lorsque le niveau du mercure dans la cuvette arrive au contact de la partie en biseau du tube. Des bulles de mercure se trouvent ainsi aspirées, poussées par de l'air dont l'arrivée est réglée par l'ouverture variable d'un manchon de caoutchouc posé sur la partie biseautée du tube. Ce mercure tombe dans l'ampoule supérieure, puis dans le réservoir et actionne les chutes. Le mercure remonte donc au fur et à mesure de sa descente.

M. Seguy a construit une trompe à huit chutes (*fig.* 78),

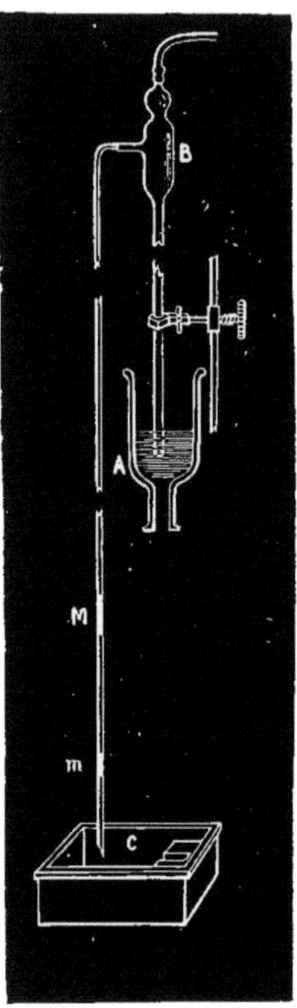

Fig. 77. — Dispositif Verneuil.

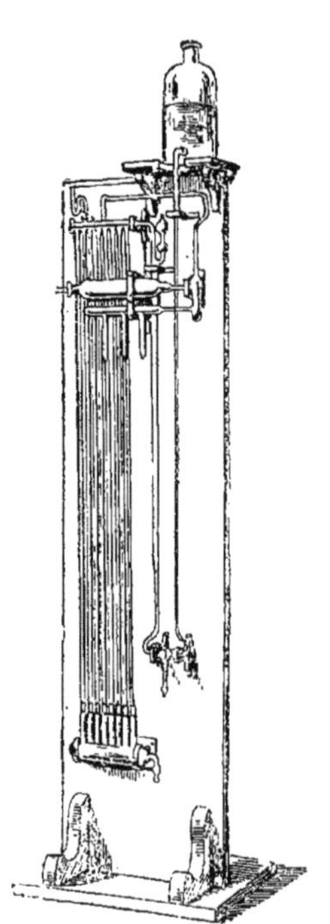

Fig. 78. — Trompe à huit chutes Seguy.

permettant un vide rapide, parfait, relativement considérable, si l'on considère le faible volume des ampoules, d'un litre en deux heures. La machine pneumatique peut activer le débit. Puis, à un millimètre de pression, on fait fonctionner les huit chutes. Un canal central unique y distribue le mercure par autant de petits trous qu'il y a de tubes. Cette trompe est pratique, sommaire, maniable avec la plus grande facilité, même par un ignorant. De l'acide phosphorique anhydre dessèche la trompe et le récipient à vider.

On la fait fonctionner après avoir soudé ou luté la pièce à vider et fermé tous les orifices ; pour cela, on remplit de mercure un flacon surélevé placé sur une tablette.

Les tubes de chute sont enfermés et plongent dans le mercure d'un récipient basique à huit tubulures, ce qui constitue une fermeture spéciale et empêche la rentrée de l'air.

Pas de robinets, pas de fragilité, pas de perte de temps dans cet appareil. Tout est fermé à la lampe, et l'herméticité est complète. La jauge de Mac Leod peut en être distincte.

On a obtenu avec cette trompe des vides pouvant être évalués au millionième d'atmosphère.

CHAPITRE XIII

LES TUBES A VIDE

Formation de l'ampoule. — Nature des courants destinés à l'ampoule. — Degré de vide. — Altération et réparation de l'ampoule. — Augmentation de la phosphorescence. — Émission, vitesse, zone d'action des rayons. — Répartition des rayons. — Contrôle des ampoules. — Classement des ampoules. — Théorie et mode d'action intérieure des rayons de Rœntgen. — Réflexion intérieure ou formation des rayons X. — Description de diverses ampoules. — Ampoules à images multiples. — Ampoules à refroidissement automatique. — Modification des électrodes selon les courants utilisés. — Détermination du foyer de l'ampoule et doseur.

FORMATION DE L'AMPOULE

L'ampoule de Crookes, tube à vide, est l'appareil essentiel, indispensable de la radiographie. C'est encore un appareil relativement coûteux, bien qu'il n'y ait même plus dans cet ordre d'idées de comparaison avec le début. C'est M. Seguy qui fit en France, avec des ampoules de sa fabrication, les premières radiographies, et elles étaient communiquées à l'Institut le même jour que son *Mémoire sur la réflexion des rayons cathodiques*. Depuis, les tubes à vide ont progressé et pris toutes les formes possibles selon l'intensité des ombres portées, la rapidité de la pose et la netteté des images obtenues.

Une ampoule est généralement un récipient en verre hermétiquement clos et dans lequel on a fait le vide presque parfait avec une pompe ou une trompe à mercure. Deux électrodes y pénètrent, formées par deux plaques de formes variées et reliées à l'appareil générateur d'électricité par deux fils dont la partie fixée dans le vide est en platine. Nous verrons que les électrodes positive et négative sont souvent devenues doubles, et les ampoules ainsi pourvues sont dites *bi-anodiques* ou *bi-cathodiques*. On pourrait encore augmenter cette division électrodique. C'est de la *cathode* de l'électrode négative que part l'ensemble hétérogène comprenant les rayons de Rœntgen, mais de l'*anticathode*, obstacle rencontré par cet ensemble, que sont émis ces derniers ; l'anticathode n'est pas forcément constituée par la paroi du tube placée en face, mais ce peut être un obstacle situé à l'intérieur du tube. Un tube mince à grande surface de parois est plus puissant qu'un tube petit et à parois épaisses.

NATURE DES COURANTS DESTINÉS A L'AMPOULE

Les ampoules peuvent être employées avec les courants alternatifs ou de bobines, les courants oscillatoires de haute fréquence; mais elles sont, avec ces derniers courants, un peu différentes des ampoules courantes employées directement avec l'induit de la bobine ; elles n'ont ordinairement qu'une seule électrode cathodique, et l'anode est une pièce métallique appliquée sur la surface extérieure de l'ampoule ou constituée par un bain de liquide conducteur dans lequel plonge l'ampoule. Des disques métalliques complètement extérieurs, mais placés en dehors de la paroi et en face des électrodes, doublent la puissance et la fluorescence du tube[1]. A la rigueur, dit M. Breton, « une simple

[1] Edison, *l'Électricien*, 6 juin 1896.

lampe à incandescence hors d'usage peut servir d'ampoule, le pôle négatif étant relié au filament de charbon formant cathode et qui peut être brisé sans inconvénient, et l'anode étant formée par un bain d'eau acidulée communiquant au pôle positif et dans lequel plonge la partie supérieure de la lampe ». M. d'Arsonval a même employé avec les courants de haute fréquence une ampoule formée d'une simple ampoule cylindrique dépourvue d'électrodes, celles-ci étant constituées par deux liquides extérieurs ; une capsule de celluloïd avec de l'eau acidulée recevait l'extrémité inférieure, anode du tube ; et de l'eau acidulée, cathode, entourait l'extrémité supérieure, contenue dans un manchon de caoutchouc coiffant cette extrémité.

Ces tubes ne peuvent se métalliser, puisqu'ils n'ont aucune partie métallique ; ils coûtent très peu cher ; mais le champ de production des rayons de Rœntgen est trop étendu, aussi les images radiographiques ainsi obtenues manquent de netteté.

Le Dr Rosenthal, de Francfort-sur-le-Mein, trouve les courants de Tesla préférables pour le corps humain aux courants de bobines. D'autre part, M. G.-A. Frei préconise, pour le même but, les courants statiques (p. 450) : les rayons X ne provoquant aucunes lésions irritatives de la peau.

Les courants alternatifs simples, diphasés et triphasés, exigent aussi des ampoules spéciales où les électrodes sont à volonté l'anode ou la cathode, mais cependant où le flux de rayons X est toujours dirigé dans le même sens, de façon à n'avoir nulle interruption dans ses effets.

DEGRÉ DE VIDE

Le *degré de vide* est important dans la construction de l'ampoule, de même que sa forme. M. Chappuis a noté un millième de millimètre; MM. Chabaud et Hurmuzescu, 0,00111 pour les tubes en forme de poire (tube à croix de Crookes) [1].

Il faut une pression comprise entre un millième et un cinq centième de millimètre de mercure. M. Silvanus Thompson a vu la transparence de la chair et des os croître avec le degré de vide jusqu'à un certain optimum. Les os ont pu être traversés, c'est-à-dire devenir transparents pour un degré de vide suffisant. La paroi opposée à l'anticathode étant supprimée, ou mieux, remplacée par une plaque d'aluminium, les rayons X auraient une valeur telle que les os seraient aussi facilement traversés que les chairs, mais il faut alors un séjour permanent sur la trompe à mercure.

Les ampoules en forme allongée, tubulaire, demandent un vide moins parfait que les ampoules sphériques ou piriformes (Chabaud et Hurmuzescu). On mesure ces vides sur la pompe à mercure avant de fermer l'ampoule à la lampe, avec la *jauge* de Mac Leod, qui sert à cet effet. Les pompes ou trompes à mercure dérivent toutes du modèle Alvergniat, avec des perfectionnements divers (Chabaud, Verneuil, Seguy, p. 200).

Lorsque le vide est suffisant et que le tube reçoit la décharge électrique, la paroi de l'ampoule opposée à la cathode devient fluorescente. Si le vide augmente, on passe

[1] *Académie des Sciences*, 4 mai 1896; et Séances de la *Société française de Physique*, pp. 206 et suivantes.

par un maximum pour redescendre bientôt et ne plus rien obtenir dans le vide parfait d'Hittorf. Le vide ne doit donc pas être poussé trop loin, puisque, ainsi que nous l'avons vu, il doit rester en son intérieur de la matière convective pour les rayons (Crookes).

ALTÉRATIONS ET RÉPARATION DE L'AMPOULE

La matière très divisée restée en l'ampoule cause l'altération du tube par l'introduction de bulles gazeuses dans le verre (Gouy), par le dépôt impalpable de l'aluminium de la cathode transportée, malgré la présence de l'anticathode sur la paroi du tube, qui prend une teinte violette ou brune de plus en plus foncée, et cela plus rapidement si cette paroi constitue l'anticathode. Le gaz intérieur diminuant, la résistance du tube augmente, et il peut arriver que, la matière intérieure étant insuffisante pour conduire la décharge, celle-ci s'effectue au dehors du tube, entre les rhéophores. On retarde cette décharge extra-tubulaire en opérant toujours dans un lieu bien sec, dans un air chaud et sec, et en débarrassant le tube des poussières qu'il attire facilement, en sa qualité d'appareil électrique. Quelques opérateurs chauffent légèrement le tube avant d'opérer avec une flamme d'alcool ou de gaz ou d'un dard de chalumeau. Mais il faut, pour ne pas fondre les soudures, un chauffage égal ou bien régulier. Dès que le platine anodique rougit notablement, la radiation diminue, et il convient de suspendre le passage du courant. M. Lafay propose de chauffer légèrement le tube vers 200° dans une étuve. M. Chabaud utilise le procédé de Crookes, de placer dans les ampoules des fragments de potasse caustique, et il fait le vide après avoir chassé l'air par un courant d'acide carbonique; il se forme du carbonate de potasse qu'il suffit de chauffer légèrement pour lui faire restituer l'acide carbonique et combattre la surraréfaction. MM. Chabaud et Guillaume ont essayé d'utiliser la propriété absorbante du palladium pour les gaz et, notamment, pour l'hydrogène ; pour cela ils ajoutent une troisième électrode en palladium qu'il suffit de chauffer légèrement pour lui faire rendre la partie du gaz absorbé par elle. MM. Carpentier et Tesla proposent un traitement électrique approprié. On fait passer dans le tube une série de décharges très faibles d'abord, de temps en temps changées de sens, et ensuite augmentées progressivement; on fait traverser l'ampoule par une dérivation de la décharge, laquelle jaillit à l'extérieur entre les boules d'un excitateur à étincelles suffisamment rapprochées, puis progressivement éloignées.

Le vide idéalement réglé serait obtenu en laissant l'ampoule sur la pompe à mercure, mais cela immobiliserait cet appareil relativement coûteux et serait encombrant.

AUGMENTATION DE LA PHOSPHORESCENCE

La nature du verre de l'ampoule n'est pas indifférente, puisque, selon leur composition chimique, les verres sont plus ou moins transparents aux rayons de Rœntgen. Les verres à bases de soude, de potasse et de chaux, à fluorescence verte, sont préférables. On a proposé de recouvrir l'ampoule ou l'anticathode de substances luminescentes. Ainsi M. Silvanus Thompson recouvre l'anode et l'anticathode de son tube focus avec un émail au sulfure de calcium : M. Piltschikoff met simplement des substances phosphorescentes dans l'ampoule; M. Edison, du tungstate de calcium, toutefois, cette influence n'est pas bien grande; et l'idée qui y présidait ne s'est pas généralisée.

ÉMISSION, VITESSE, ZONE D'ACTION DES RAYONS

On a voulu concentrer, en France et en Allemagne (*fig.* 79 et 80), les rayons sur un petit espace au moyen de dia-

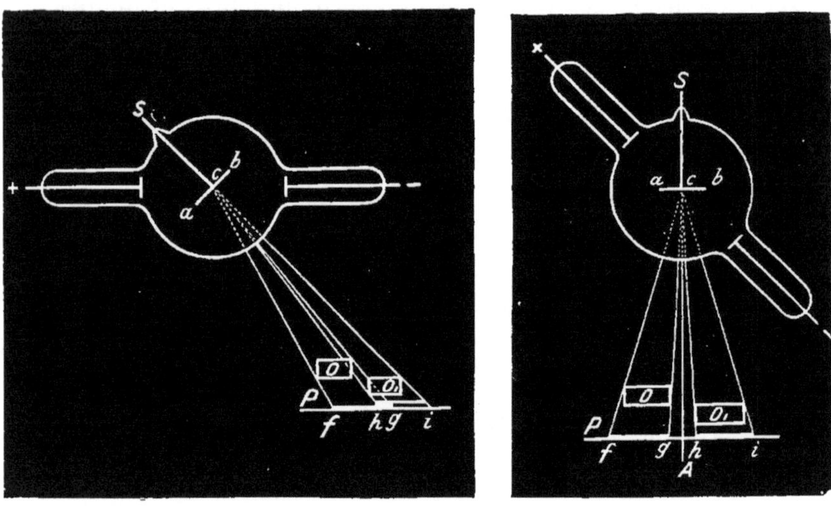

Réflexion avec écrans de concentration des rayons X.

Fig. 79. Fig. 80.

phragmes de verre épais ou de métal (MM. Gouy, Imbert, Bertin-Sans...). Plus l'ouverture est petite, plus les ombres portées sont nettes et la pénombre diminuée, mais l'intensité est diminuée, et le temps de pose doit être augmenté; c'est ce que démontrent les recherches de M. Villari : ayant expérimenté sur des tubes et des disques métalliques opaques, à demi transparents ou transparents, il a vu que ces tubes et ces disques perdaient beaucoup, peu ou très peu de leur faculté à décharger un électroscope. Donc, si les radiations latérales divergentes sont absorbées, la radiation totale est diminuée d'autant[1].

La biréflexion dans l'ampoule Foveau de Courmelles (p. 240) concentre l'intensité, sans présenter ces inconvénients.

Le *centre d'émission* des rayons est d'ailleurs très petit; et M. Colardeau[2] ayant percé dans une plaque métallique plusieurs ouvertures de $0^{mm},2$ de diamètre à travers lesquelles passaient les rayons pour impressionner une plaque sensible, il y trouvait une série d'images de la source de même intensité, dans toutes les directions, et démontrant que le diamètre du centre d'émission ne dépasse pas 1 millimètre ; l'écran métallique était à égale distance de la plaque photographique et de la lame focus du tube.

M. Destot, avec un diaphragme de plomb de 1 à 2 millimètres de diamètre, placé devant une large surface anticathodique, donnait sur l'écran une image dont le centre était sombre, la périphérie constituée par un halo lumineux et, enfin, une troisième bande concentrique, plus grise. Ces figures concentriques répondent à l'image de l'anticathode et démontrent la diversité des rayons émis par cette dernière. Le centre émet peu ou rien ; de là, l'obligation, de réduire le volume des anticathodes et de leur donner une inclinaison telle que la tache sombre centrale soit aussi réduite que possible. En opérant avec des tubes plus petits, ces phénomènes sont moins visibles et, quand l'anticathode est réduite à 4 ou 5 millimètres de diamètre, il est impossible, si ce n'est en réduisant beaucoup l'intensité électrique employée, de reconnaître la dissociation des rayons X.

[1] *Académie des Sciences*, 13 juillet 1896.
[2] *Société française de Physique*, 1896, p. 216.

La *vitesse des rayons* nécessaire à apprécier le temps de pose a été recherchée par M. Colardeau avec son tube focus (*fig.* 81). Une étincelle de bobine de 25 à 30 centimètres a servi à photographier une petite roue dentée d'horlogerie d'abord au repos, puis pourvue d'une rotation rapide.

« Dans le premier cas, dit cet observateur[1], l'image de la denture et des rayons est parfaitement nette; dans le second, les rayons sont élargis dans le sens de la rotation. Cet élargissement permet évidemment d'évaluer la durée de l'action photographique, si l'on connaît la vitesse de rotation de la roue. Cette évaluation (que je n'ai faite jusqu'ici que grossièrement et que je cherche maintenant à obtenir d'une manière plus rigoureuse) m'a conduit à une durée de pose de l'ordre de grandeur du millième de seconde. J'ajoute que l'aspect de l'épreuve de la roue en mouvement montre qu'une étincelle qui paraît unique pour l'œil ou pour l'oreille, se compose en réalité de plusieurs autres, soit parce que la décharge est oscillante, soit parce qu'elle est interrompue. »

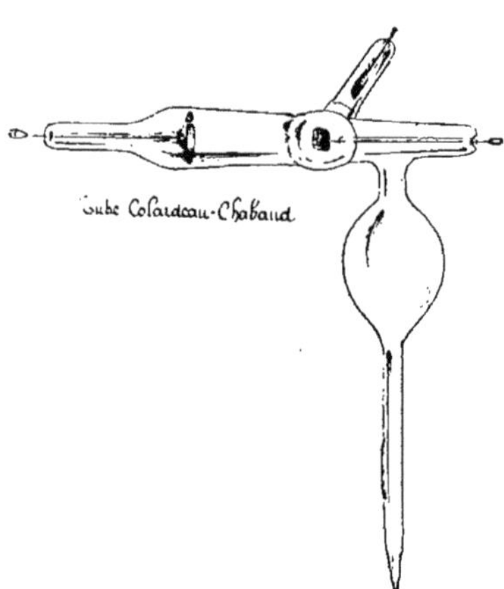

Fig. 81.

La *zone d'action* dépend de la taille de l'ampoule, et, n'était la chaleur produite en un trop petit espace, on aurait avantage à employer de petites ampoules.

M. Chabaud (*fig.* 81) a trouvé une zone en forme de cône

[1] Séances de la *Société française de Physique*, p. 217.

dont la cathode serait la base, et un point sur l'axe le sommet; ce sommet, ou foyer, se déplacerait selon le degré de vide, le rayon de courbure ou les défauts de cette courbure, les imperfections du centre, pourvu d'un rivet qui tient en arrière la cathode[1].

RÉPARTITION DES RAYONS. — CONTRÔLE DES AMPOULES

La *répartition* des rayons a été étudiée par MM. Imbert et Bertin-Sans en appliquant sur la paroi d'émission de l'ampoule une des extrémités d'un faisceau de tubes de verre ou de métal; à l'extrémité opposée, ils prennent une radiographie montrant une série de cercles plus ou moins ombrés, partageant la surface d'émission et montrant la répartition des points de formation des rayons. Le *contrôle* des ampoules, qui se pourrait ainsi faire, peut encore être effectué de diverses manières : *optiquement* par un photomètre de *Foucault; radioscopiquement*, par la vision à travers l'écran fluorescent; *photographiquement*, en se construisant une échelle de teintes par l'impression produite sur une plaque sensible par une bougie placée devant une série de trous faits dans le papier noir recouvrant la plaque et pendant des temps qui soient entre eux comme 1, 3/2, 9/4, 27/10; on compare ensuite avec l'action du tube agissant sur une plaque au travers d'un tube de 1 centimètre de diamètre percé dans une plaque de plomb.

En l'absence d'écran, le Dr Van Heurck conseille d'opérer ainsi — procédé photographique qui se rapproche du précédent — pour déterminer la qualité d'un tube :

Une tablette en fer porte une tige sur laquelle peuvent

[1] *Société française de Physique.* — V. p. 248.

glisser deux anneaux superposés. On dispose la plaque, munie de son enveloppe noire, sur la tablette ; à 3^{cm} 1/2 au-dessus de la plaque se trouve le premier anneau sur lequel est fixée une lame en fer à ouvertures rondes de 10 millimètres de diamètre ; sur le deuxième anneau, à 7 centimètres au-dessus de la plaque, est fixé un treillis métallique à petites ouvertures ; sur le papier noir est déposé quelque objet mince, une plume métallique par exemple. Si le tube remplit toutes les conditions voulues, il faut que, l'ampoule étant placée à 25 centimètres de hauteur, les trois surfaces superposées viennent sur la plaque avec la même netteté.

M. F.-W. Branson, section de Yorkshire de la *Society of chemical Industry*, y a exposé son procédé : Il prend un quadrant d'aluminium d'épaisseur, gradué en millimètres de 1 à 10, et impressionne des plaques sensibles qui sont révélées toujours avec un même révélateur et en cinq minutes. Il obtient ainsi une série de graduations permettant tout aussi bien de comparer les ampoules que les divers appareils qui les actionnent. Il a ainsi constaté qu'une machine de Wimshurst, en vingt minutes, produisait la même teinte qu'une bobine de 25 centimètres d'étincelle en une minute [1].

L'électroscope donne, de même, comme nous l'avons dit, par la rapidité de la décharge de l'appareil (méthode de MM. Benoist et Hurmuzescu), des indications sur la valeur des tubes.

[1] *L'Électricien*, 20 mars 1897.

CLASSEMENT DES AMPOULES

Les formes d'ampoule ont bien varié depuis l'apparition, cependant si rapprochée de nous, des rayons de Rœntgen. M. Seguy, préparateur du professeur Le Roux à l'École supérieure de Pharmacie, qui, ainsi que nous l'avons dit[1], répéta, le premier en France, les expériences de Rœntgen, en a construit un certain nombre ; il a rassemblé des documents sur la question (*fig.* 81 *bis*).

On peut diviser en trois groupes toutes ces ampoules si nombreuses, suivant le mode d'émission des rayons cathodiques et d'utilisation de ces rayons à la radiographie ou à la radioscopie.

L'action directe des rayons cathodiques sur les parois du tube à vide, l'action des rayons cathodiques sur un miroir quelconque qui les réfléchit ou en produit le lieu d'émission, les deux actions précédentes combinées : voilà les trois modes de formation des ampoules qui en constituent

[1] Cette priorité dont nous avons vu les preuves ressort, *en outre*, à notre avis tout au moins, de ce document émané de M. H. Poincarré (*Les Rayons cathodiques et les Rayons de Rœntgen*, in *Revue des Sciences*, 30 janvier 1896, p. 53) : « Ces expériences (de M. Rœntgen) excitèrent à un haut degré la curiosité du monde savant et furent aussitôt reproduites un peu partout. A Paris, elles le furent d'abord par MM. les Drs Oudin et Barthélemy, et, d'*autre part*, par M. Seguy. MM. Oudin et Barthélemy ont opéré avec un tube de Crookes *fourni par M. Seguy*. Ce tube avait... ». A la même date, 20 janvier 1896, en même temps que les premières radiographies étaient présentées à l'Institut, la réflexion des rayons cathodiques y était démontrée par M. Seguy. A quelques heures près, pourrait-on dire, on peut citer, en outre, comme premiers observateurs français, MM. Lannelongue, D'Arsonval, Radiguet, G. Brunel, J. Perrin, Mergier, A. Londe, Fesquet ; ... et à l'Etranger, le Dr Van Heurck, le savant directeur du Jardin Botanique d'Anvers ; M. Voller, à Hambourg ; Swinten, en Angleterre ; Puluj et Zenger, à Prague ; Wortha et Klupathy, à Buda-Pesth... D'ailleurs, à voir comment MM. Rœntgen et Crookes — et nous en avons eu des preuves personnelles — se désintéressent de ces questions de priorité, ne voyant que des recherches scientifiques à poursuivre, on ne peut que les proposer en exemple.

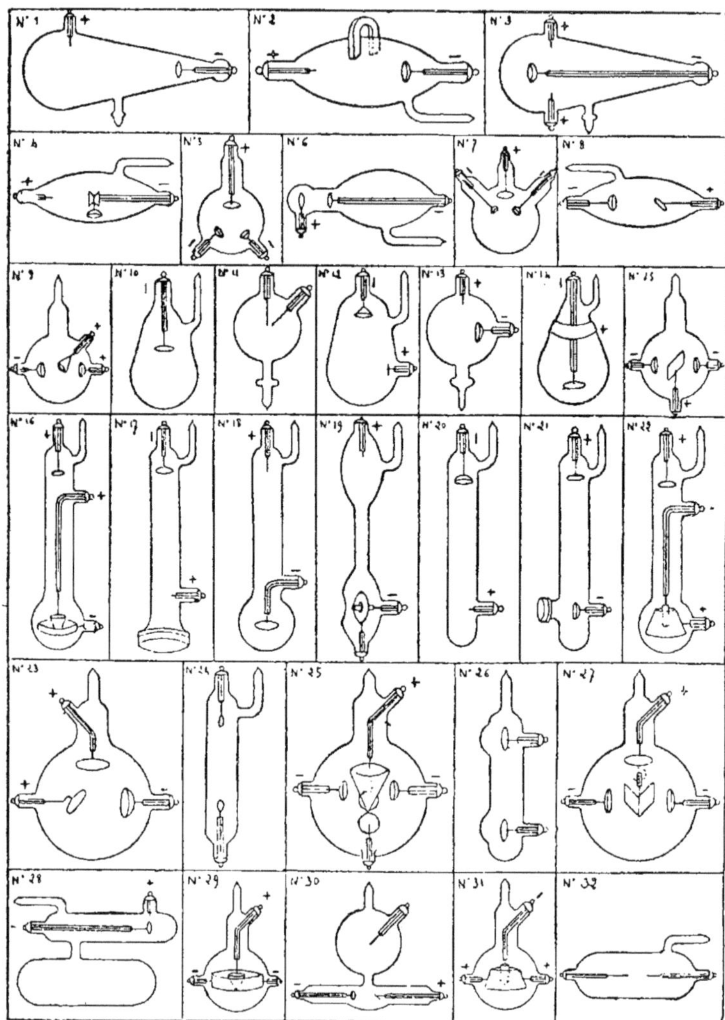

Fig. 81 *bis*. — Tableau d'ampoules (Seguy).

1. 2, 20, Crookes. — 3, 5, 7, 9, 11, 13, 16, 17, 18, 21, 22, 23, 29, 31, Seguy. — 4, Wood. — 6, Chabaud et Hurmuzescu. — 8, Thompson. — 10, 14, D'Arsonval. — 12, Puluj. — 15, 26, 27, Le Roux. — 19, Rufz. — 24, 32, Rœntgen. — 25, Brunel et Seguy. — 28, 30, Colardeau.

les trois catégories. La première est la plus simple, c'est celle qui a présidé à la découverte. L'action indirecte est la plus pratique, la plus intéressante et la plus employée : elle consiste à recevoir les rayons cathodiques sur un miroir métallique, ordinairement de platine, incliné à 45°, qui renvoie les rayons produits ou réfléchit les rayons cathodiques modifiés dans une direction perpendiculaire à la première, et cependant les rayons de Rœntgen ainsi produits par le choc anticathodique (J. Perrin) échappent aux lois de la réflexion (?). Cette action indirecte est plus intense et exige un temps de pose moins considérable.

THÉORIE ET MODE D'ACTION INTÉRIEURE DES RAYONS DE RŒNTGEN

M. Seguy utilisa l'action indirecte pour créer l'ampoule bianodique. La cathode, qui a la forme d'un miroir sphérique concave, projette ses rayons sur une anode formée par un miroir de platine incliné à 45° ; là les rayons sont réfléchis et renvoyés vers le bas sur la paroi inférieure de l'ampoule où se produisent les rayons de Rœntgen ; d'autre part, M. Seguy, qui avait expliqué ainsi d'abord la marche des rayons dans son ampoule, a modifié depuis sa théorie ; en prenant une épreuve radiographique à l'aide de deux ampoules disposées à une certaine distance, la direction des ombres portées lui a permis d'établir rigoureusement le point d'émission des rayons, et il a constaté que la surface d'émission des ampoules à action indirecte se trouvait sur la paroi de l'ampoule, mais sur l'obstacle directement frappé par les rayons. C'est également la théorie de M. Jean Perrin, de M. Silvanus Thompson ; cette dernière ainsi formulée du reste : la cathode en forme de miroir sphérique concave en aluminium concentre les rayons cathodiques sur la lame de platine constituant l'anode et inclinée de 40° ; là se forment les rayons X projetés dans toutes les directions et principalement vers le bas où, de là, ils traversent le tube pour aller impressionner la plaque sensible ou l'écran fluorescent.

RÉFLEXION INTÉRIEURE OU FORMATION DES RAYONS X

Il faut donc admettre que les rayons de Rœntgen, non les cathodiques, dont on n'a pas trouvé la réflexion en dehors de l'ampoule productrice, pourraient cependant se réfléchir en son intérieur, s'extraire ainsi de leur mélange avec les rayons cathodiques, ou, ce qui est admis, se développer par le choc sur un obstacle. Voici l'expérience de M. Seguy, relatée par M. Breton. Une ampoule sphérique d'environ 10 centimètres de diamètre (*fig.* 82) possède en son centre une étoile en aluminium fixée par une soudure à la face de la sphère et constituant l'une des électrodes ; l'autre électrode, qui a un disque de platine, est placée parallèlement à la surface de cette étoile. On relie les électrodes à la bobine d'induction : l'étoile constitue l'anode, et le disque la cathode. L'étoile projette son ombre sur la paroi opposée de la sphère, comme Crookes l'avait d'ailleurs obtenue avec son tube à croix mobile. Si l'étoile devient, au contraire, la cathode, les rayons sont projetés de chaque côté, normalement à sa surface, ce qui donne deux images lumineuses égales de l'étoile sur les écrans formés par les parties gauche et droite de la sphère ; en plus, on trouve deux autres images agrandies et ombrées de l'étoile. Pour

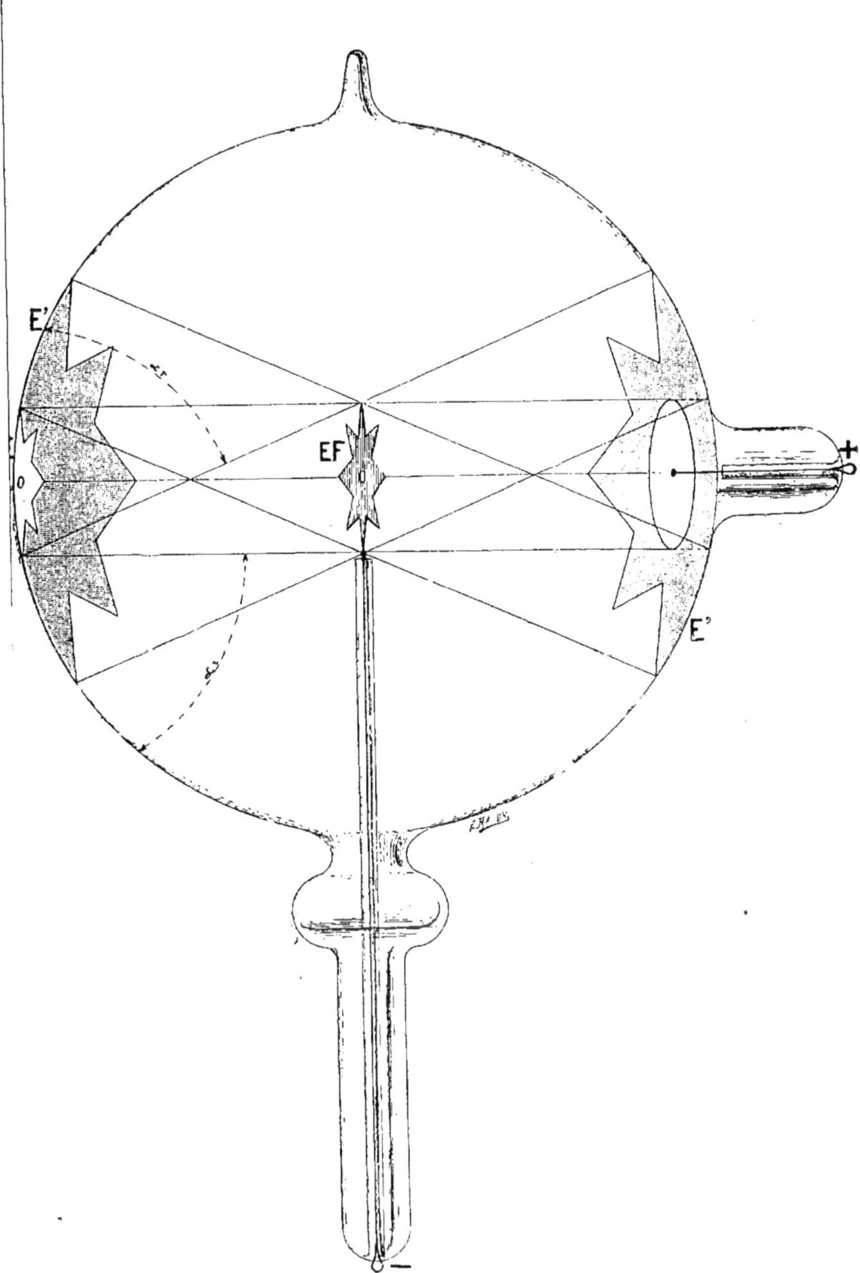

Fig. 82. — Réflexion et marche des rayons cathodiques (Seguy).

M. Seguy, il y aurait réflexion des rayons cathodiques, sur les parois de la sphère, et les dimensions réciproques et ombrées lui donneraient raison. Pour d'autres observateurs, il y aurait une diffusion dans tous les sens des rayons X, et l'étoile de surface, plus considérable, en émettrait abondamment, quand elle est devenue cathode, et formerait ainsi plusieurs points d'émission et plusieurs images : ce ne seraient pas les rayons cathodiques qui agiraient, mais uniquement les rayons X. A notre avis, les images extérieures ou impressions radiographiques multiples à distance seraient plus concluantes.

Cependant il y a un fait, la supériorité de l'action réfléchie (ou qualifiée telle) sur l'action directe, et là encore M. Seguy donne l'explication suivante : dans l'action directe, le courant cathodique entraîne une multitude de parcelles métalliques émises par la cathode. Ces poussières sont opaques et sont même, nous l'avons vu, une cause de détérioration du tube. Ces poussières métallisent la paroi anticathodique et seront antiradiographiques. Dans l'action réfléchie, ces parcelles volatilisées toujours, d'origine cathodique, vont, au contraire, se déposer sur l'anode inclinée à 45° et anticathodique. Les rayons cathodiques, seuls réfléchis, arriveront, à la paroi de l'ampoule, complètement débarrassés de leurs particules métalliques.

Si l'on admet la théorie du bombardement moléculaire de Crookes, il faut tenir compte de la distance de la cathode à l'anticathode ; il ne faut pas que, dans l'intervalle, d'autres particules de matière également en mouvement ne viennent gêner, arrêter le bombardement anticathodique. M. Guillaume a fait remarquer l'existence d'une cause additionnelle de réduction du flux cathodique dans l'action électrodynamique qu'exercent, sur les corps voisins, ces particules chargées d'électricité et agissant à la manière d'un courant ; ce sont là des chocs séparés, avec production de courants alternatifs, ou d'extra-courants locaux, diminuant l'énergie initiale proportionnellement à l'étendue de propagation des rayons cathodiques.

Mais tout cela suppose la réflexion des rayons X, leur production en dehors des électrodes et à l'intérieur de l'ampoule, contrairement à ce qui se passe à l'extérieur; pour nous, on peut simplifier ces difficultés. Les rayons cathodiques et les rayons X, qui ont vraisemblablement le même point d'émission vont en ligne droite ; les poussières métalliques et les rayons cathodiques rencontrent un obstacle : ils s'y arrêtent et ne vont pas plus loin ; ou, de même qu'un mouvement arrêté se transforme, change de modalité, telle la balle de plomb projetée contre un obstacle s'aplatit et fond, tels se comportent peut-être les rayons cathodiques au contact de l'anticathode ; c'est, d'ailleurs, ce qui est admis. Les rayons de Rœntgen continuent ensuite leur route en ligne droite, ayant traversé le petit corps opaque constituant l'anode anticathodique ou s'y étant réfléchi après transformation; puis, franchissant la paroi du verre, ils arrivent sur la région fluorescente où ils se transformeront encore [1], puisqu'ils se pourront alors réfléchir (*Autoradioscopie*, Foveau de Courmelles) ou iront directement sur le corps à examiner ou à radiographier et le traverseront pour arriver à la plaque sensible. Et si la vision, après la formation des rayons de Rœntgen par choc anticathodique. est aussi meilleure, c'est que les poussières métallisantes sont arrêtées en route, au moins en partie et n'arrivent pas se déposer sur le tube et ainsi gêner le passage des rayons. Il y a peut-être une interprétation fausse d'un fait exact, con-

[1] Le passage des rayons à travers le spath-fluor centuple leur action phosphorique, et la longueur d'onde des rayons dans le spath-fluor atteint $9\mu,219$ (Winkelmann et Straubel).

duisant d'ailleurs à une meilleure et plus longue utilisation du tube. D'ailleurs, ne peut-on faire toutes les hypothèses possibles, tant que l'on n'aura pas isolé, comme il convient pour une étude rigoureusement scientifique, les rayons cathodiques et les rayons de Rœntgen parfaitement distincts. Et maints observateurs, qui n'ont que des résultats sur ces rayons mélangés, ont le grave tort de ne penser qu'aux rayons de Rœntgen, si modifiables eux aussi, puisqu'après leur passage dans l'écran fluorescent ils peuvent se réfléchir.

Ces réserves faites, citons les résultats et les auteurs.

L'émission des rayons X par l'anticathode peut avoir lieu jusqu'au voisinage de l'incidence rasante, les rayons obliques sont les plus puissants ; ainsi pourrait-on isoler un faisceau très intense et très étroit (Imbert, Bertin-Sans et Gouy).

La nature de l'anticathode est également importante : si elle est en même temps cathode, c'est-à-dire reliée électriquement à une source d'électricité négative, elle aura très peu de rayons X; si l'anticathode est non électrisée, ou mieux anode, la production augmente et devient maximum pour l'anticathode anodique (MM. Lodge, Hurmuzescu, Chabaud). L'attraction due au potentiel plus élevé de l'anode peut être une cause de cette surproduction de rayons X.

Le troisième groupe d'ampoules est, nous avons dit, la combinaison de l'action directe à l'action indirecte ; on a deux surfaces d'émission des rayons X; la fabrication de ces ampoules est plus compliquée et plus dispendieuse, et il ne semble pas que les résultats en puissent être bons.

DESCRIPTION DES DIVERSES AMPOULES

Nous allons décrire maintenant rapidement les principaux tubes à vide.

Le premier modèle utilisé et créé en France est un tube de Crookes à électrodes disposées perpendiculairement et où la cathode envoie directement sur la paroi opposée de verre, en forme de secteur sphérique, les rayons.

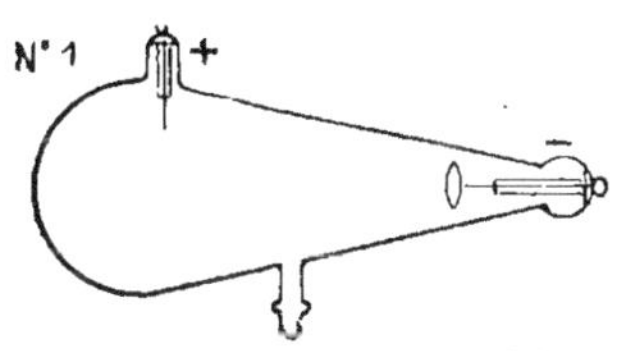

Fig. 83. — Premier modèle français d'ampoule.

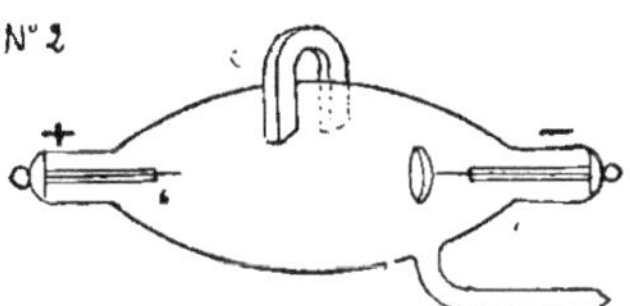

Fig. 84. — Tube de Crookes.

Une autre ampoule (Crookes) utilise la déviation du rayonnement cathodique, grâce à un aimant; la position des rayons X varie et peut être déplacée à volonté pour obvier à la métallisation qui se produit en face d'eux. On peut ainsi utiliser toutes les parois du tube. Ici encore il y a un point obscur à signaler, les auteurs ayant noté la non-attraction; mais la déviation des rayons de Rœntgen par l'aimant, alors qu'ils ne seraient pas attirés, donne les rayons cathodiques.

Une troisième ampoule (Seguy) a une cathode formée d'un miroir sphérique concave, placé très près de la paroi de l'ampoule, de façon que le centre et le foyer de concentration des rayons soient à l'extérieur et près de la paroi. Le foyer d'émission est petit, et la netteté est augmentée d'autant. Le seul inconvénient est l'échauffement considérable de la partie du verre traversée par les rayons. Cependant, pour une courte opération, il y a un avantage à l'employer par l'augmentation de vitesse et de netteté ainsi obtenues.

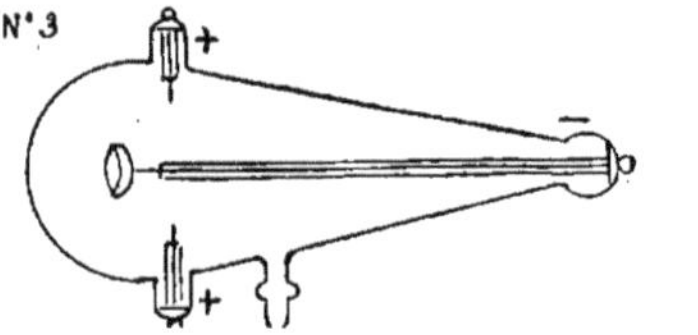

Fig. 85. — Ampoule Seguy.

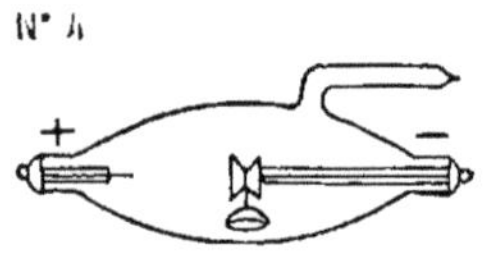

Fig. 86. — Ampoule Wood.

Un quatrième modèle (Wood) est munie (*fig.* 86) d'une cathode mobile suspendue à une petite poulie et constamment dirigée vers le bas. On change ainsi commodément et plus sûrement qu'avec l'aimant le point d'émission des rayons de Rœntgen. On règle à volonté la distance de la cathode aux parois du tube. On peut donner à l'ampoule un mouvement constant de rotation pour ne pas échauffer la paroi du tube trop rapprochée de la cathode. On a les avantages résumés des deux précédentes ampoules.

Une ampoule bicathodique constitue le cinquième modèle

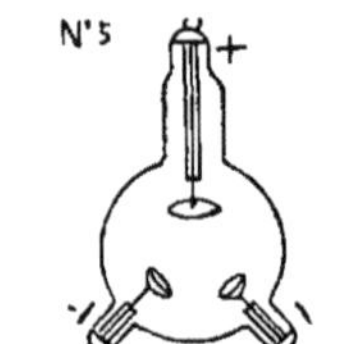

Fig. 87. — Ampoule bicathodique Seguy.

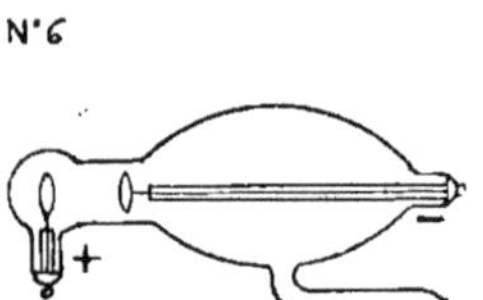

Fig. 88. — Ampoule Chabaud et Hurmuzescu.

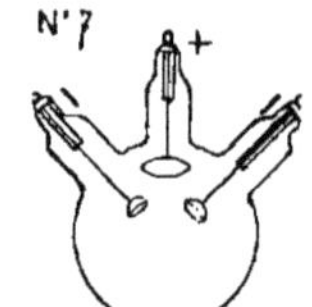

Fig. 89. — Ampoule bicathodique Seguy à anode rapprochée.

(*fig.* 87) dû à M. Seguy. L'anode, miroir en platine, est à la partie supérieure et reçoit les rayons des deux cathodes inférieures. Les résultats sont plus nets et plus rapides (Seguy).

L'anode, formée d'un disque d'aluminium placé devant la cathode, empêche, comme nous l'avons dit, en recevant les rayons cathodiques, les particules métalliques d'arriver aux parois du verre et de les rendre opaques (Chabaud et Hurmuzescu) (*fig.* 88).

L'ampoule simplement bicathodique métallise rapidement le verre (Seguy) (*fig.* 89).

Une huitième ampoule, due à M. Sylvanus Thompson, est très pratique, nette et rapide. Les rayons cathodiques partent d'un miroir sphérique et se concentrent sur l'anode de platine inclinée à 45° (*fig.* 90).

Une ampoule bianodique avec cône creux réfléchissant de platine est due à un essai de M. Seguy et a été abandonnée de suite (*fig.* 91).

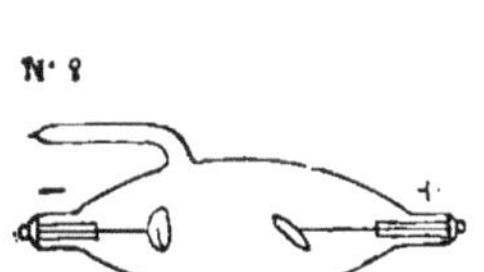

Fig. 90. — Ampoule Sylvanus Thompson.

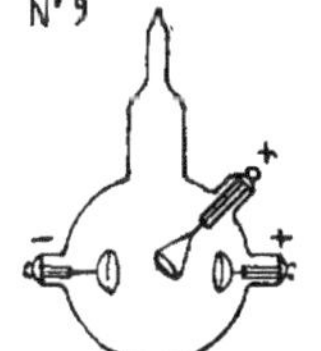

Fig. 91. — Ampoule bianodique Seguy.

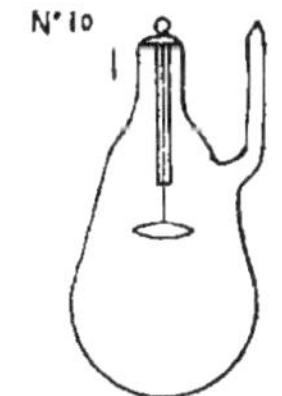

Fig. 92. — Ampoule d'Arsonval.

L'ampoule d'Arsonval (*fig.* 92) est une curiosité pour courants de haute fréquence ; elle est unipolaire, à anode externe constituée par un bain liquide contenu en une capsule de celluloïd. La métallisation est rapide, et les résultats peu nets.

Une onzième ampoule (*fig.* 93), encore due à M. Seguy, est un modèle de la première heure. Les pôles sont inversables et contenus en parties tubulées filiformes.

M. Puluj (*fig.* 94) a recouvert sa cathode au platine de verre isolant à la paroi convexe, pour éviter les pertes par rayonnement. On peut pousser le vide très loin ($\frac{1}{1000000}$ ou $\frac{1}{10^6}$ d'atmosphère). La métallisation n'est pas trop rapide (p. 182).

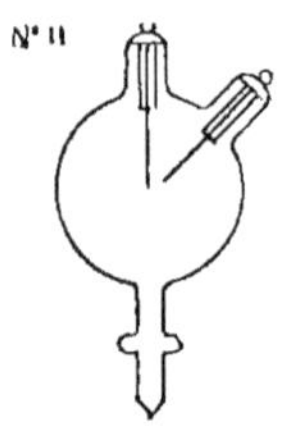

Fig. 93. — Ampoule Seguy.

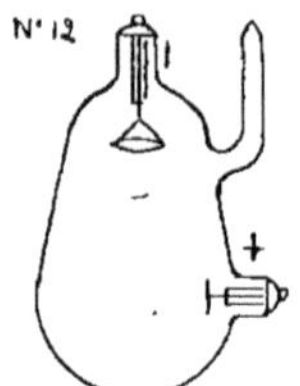

Fig. 94. — Ampoule Puluj.

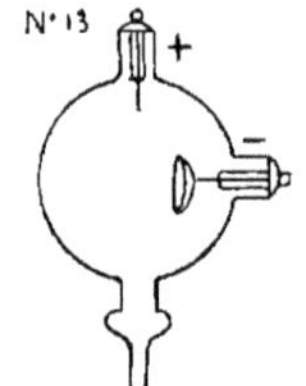

Fig. 95. — Ampoule Seguy.

M. Seguy (*fig.* 95) a fait un modèle de grande dimension, véritable fluoroscope, très simple, mais moins bon pour la radiographie.

Une seule électrode intérieure (*fig.* 96), un cercle métallique extérieur pour l'anode, est encore un modèle de M. d'Arsonval pour courants de haute fréquence.

L'ampoule Le Roux (*fig.* 97) permet de tirer un grand

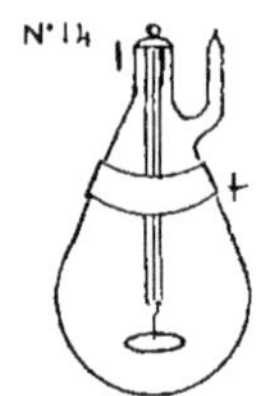

Fig. 96. — Ampoule d'Arsonval.

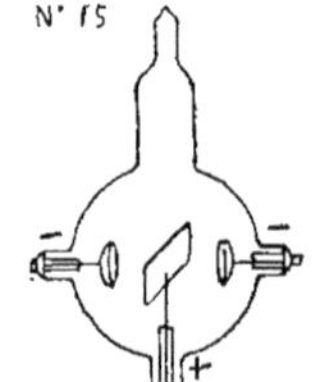

Fig. 97. — Ampoule Le Roux.

nombre d'épreuves quotidiennes. L'action est indirecte et bicathodique. Chaque cathode envoie ses rayons de chaque côté d'un miroir de platine à double face inclinée à 45° située entre elle, et, dit M. Breton, dirigeant les rayons X des deux côtés de l'appareil, ce qui confirme notre explication de l'action dite indirecte : ici encore, le miroir sert d'arrêt aux poussières métalliques émises par les deux cathodes et la réflexion ou la propagation des rayons, grâce à la double face du platine, donne des images symétriques.

La rapidité et la netteté sont obtenues avec cette ampoule.

La seizième ampoule (*fig.* 98), encore due à M. Seguy, a une cathode en forme de couronne circulaire et envoie ses rayons sur un cône anodique creux en platine. Une anode supérieure sert à éviter les pertes dans cette direction.

Le tube de Lenard modifié (*fig.* 99) constitue un autre

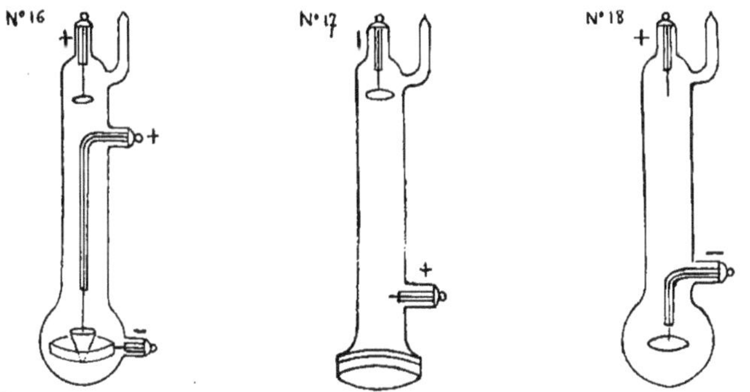

Fig. 98. — Ampoule ano-centro-cathodique Seguy. Fig. 99. — Tube de Lenard modifié (Seguy). Fig. 100.— Deuxième tube de Lenard modifié (Seguy).

type. L'une des extrémités porte des rebords rodés parallèles à la surface de la cathode, de façon à ce qu'on y puisse placer des substances ou des verres de diverses natures. Le vide peut y être cependant parfait. Le degré d'opacité de différents corps peut ainsi être mesuré (Seguy).

La cathode (*fig.* 100) peut être placée aux lieu et place de l'anode, qui alors est dans le haut du tube. Le rendement est supérieur, mais la cathode placée très près de la paroi du tube peut s'échauffer.

M. Rufz (*fig.* 101) a fait un appareil bianodique, à action directe et indirecte, à résultats très bons en théorie, mais nets seulement en pratique, sur une petite surface. La paroi où passe le rayonnement est amincie. La cathode est un petit bloc cylindrique, traversant en son centre, sans la toucher, l'une des anodes constituée par un miroir sphérique concave. L'autre anode est à la partie supérieure.

Un appareil cylindrique (*fig.* 102), employé depuis long-

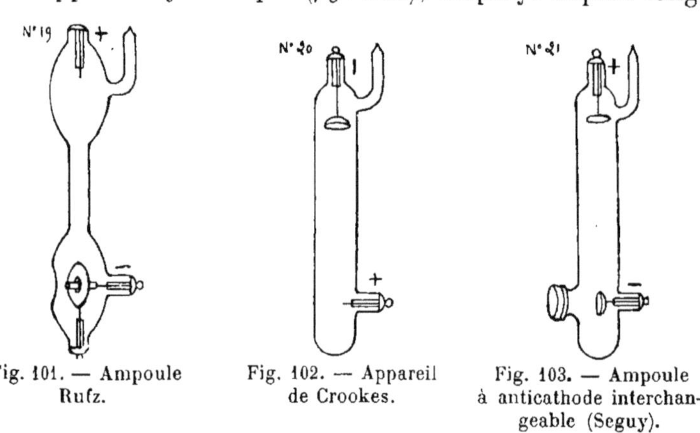

Fig. 101. — Ampoule Rufz.

Fig. 102. — Appareil de Crookes.

Fig. 103. — Ampoule à anticathode interchangeable (Seguy).

temps par M. Crookes, permet d'utiliser de longues étincelles, les deux électrodes étant très éloignées. La raréfaction augmente la résistance du tube, mais l'éloignement des électrodes n'augmente pas cette résistance dans la même proportion qu'elle le fait en dehors du tube; il y a donc moins de dangers d'avoir extérieurement la décharge, même pour un degré très grand de raréfaction intérieure. On peut employer un maximum d'énergie à la production des rayons de Rœntgen et diminuer le temps de pose. Cependant la réalité n'a pas justifié encore ces expériences.

Encore trois modèles de M. Seguy. Ils sont constitués: l'un (*fig.* 103), par une anticathode interchangeable et formée de substances diverses. La partie rodée n'est plus terminale, mais latérale, et la cathode en est rapprochée pour augmenter l'énergie relative et la précision de la recherche. L'autre ampoule est bianodique (*fig.* 104), à action directe et indirecte ; la cathode, petit cylindre métallique, est au centre d'un tronc de cône creux anodique en platine et dirigé vers le bas. La surface plane inférieure de la cathode agit directement, avec netteté et rapidité. L'ampoule biano-

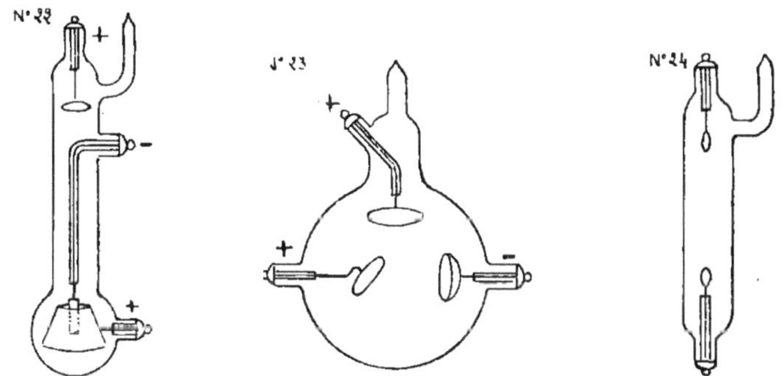

Fig. 104. — Ampoule bianodique Seguy. Fig. 105. — Deuxième ampoule bianodique Seguy. Fig. 106. — Ampoule à électrodes inversables.

dique, très grosse, très fluoroscopique, permet d'obtenir de grandes radiographies, s'altère lentement à cause de son grand volume, et agit bien, nettement et rapidement.

Le vingt-quatrième modèle, venu de l'Étranger, a deux électrodes inversables formées d'olives en aluminium. Cet appareil du début, peu rapide, peu net, donne un rayonnement dans tous les sens.

MM. Seguy et Brunel ont fait une ampoule tétracathodique alimentée au besoin par quatre transformateurs différents. Leur rayonnement arrive sur un cône creux renversé de platine, anodique, et dirigeant en bas son rayonnement. L'intensité est très grande, et les résultats sont nets et rapides.

Pour démontrer que les rayons partent de l'anticathode, M. Le Roux a fait un tube à vide (*fig.* 108), à électrodes inversables placées devant deux petites ampoules. Une lame de platine verticale isole leur champ d'émission ; au dessous est une plaque de liège portant une série d'épingles fixées verticalement. On prend une radiographie. L'inclinai-

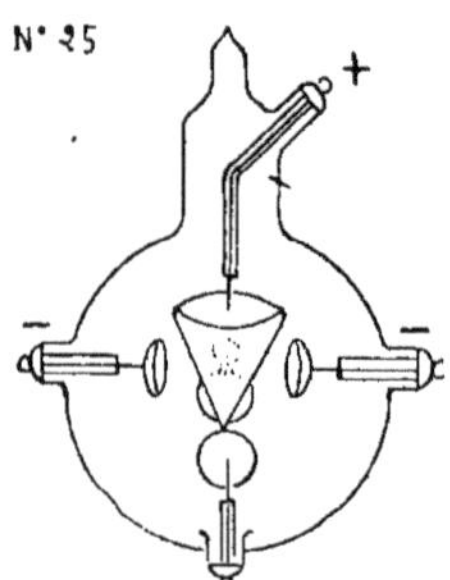

Fig. 107. — Ampoule Brunel et Seguy.

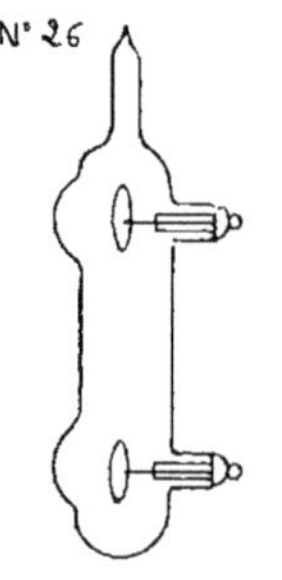

Fig. 108. — Ampoule à électrodes inversables Le Roux.

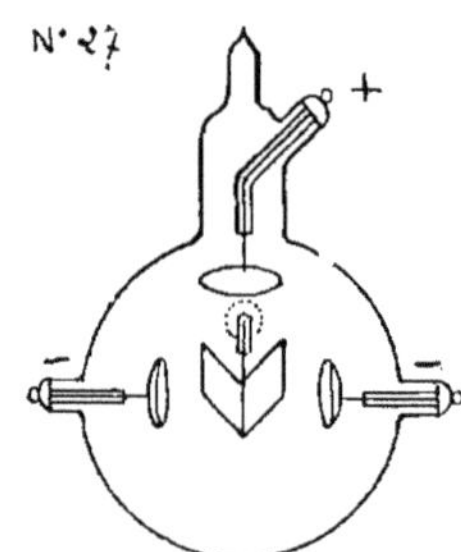

Fig. 109. — Ampoule Le Roux bicathodique et bianodique.

son des ombres portées par les épingles montre que les rayons viennent de la paroi du tube, côté de la cathode.

M. Le Roux a fait une seconde ampoule intéressante et pratique. Elle est bicathodique et bianodique. Les rayons cathodiques sont projetés sur un double miroir plan de platine qui est anodique. Les rayonnements, dirigés ainsi dans le même sens, s'ajoutent et se confondent.

Pour les petits objets, M. Colardeau[1] a fait une série d'ampoules donnant des images d'une très grande netteté. Une première est constituée par deux petits tubes reliés entre eux et communicants, l'un ne servant qu'à augmenter la capacité totale de l'ampoule, l'autre portant les deux électrodes très rapprochées l'une de l'autre, et la cathode

[1] *Société française de Physique*, 3 juillet 1896, p. 213 et suivantes du *Bulletin*.

placée non loin de la paroi. La puissance est faible, et long le temps de pose. La cathode fermant presque complètement le tube, on n'a que peu de rayons perdus par la surface opposée à l'anode.

Une seconde ampoule Colardeau est formée de petites

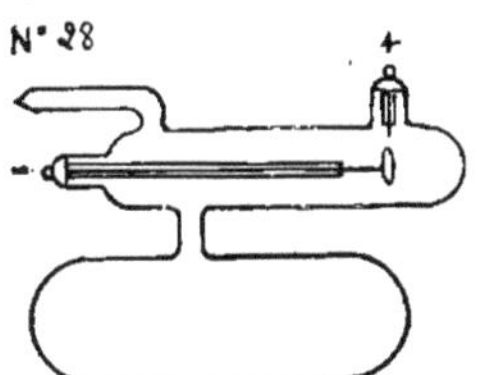

Fig. 110. — Ampoule Colardeau.

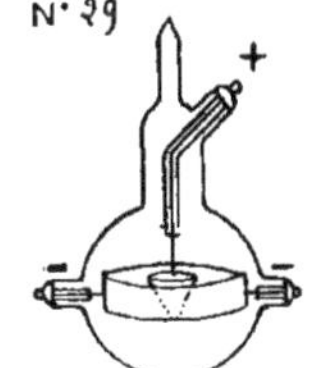

Fig. 111. — Deuxième ampoule Colardeau.

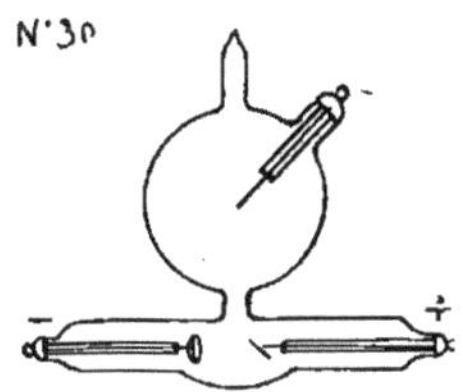

Fig. 112. — Ampoule à double cathode circulaire Seguy.

électrodes placées dans des parties tubulées l'une en face de l'autre ; au dessus une partie évasée augmente la capacité. L'anode, en platine, est inclinée à 45°. A la partie supérieure, dans la partie large, est l'électrode supplémentaire en palladium, préconisée par M. Chabaud, puis par

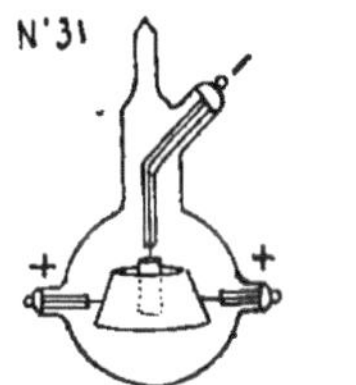

Fig. 113. — Ampoule à anode centro-anodique Seguy.

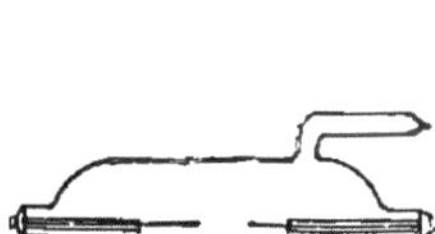

Fig. 114. — Tube de Rœntgen.

M. Guillaume, pour absorber les gaz. Cette ampoule a reçu diverses formes extérieures. Elle est très rapide, et son auteur a obtenu, avec une bobine de grand modèle donnant 25 à 30 centimètres d'étincelle, avec une seule rupture du courant inducteur, des épreuves instantanées de mains d'enfant dans lesquelles l'ossature est bien visible. Quatre étincelles ont suffi pour donner non seulement le contour des os de doigts d'adultes, mais les détails de ces os. Les grandes électrodes donnent les meilleurs résultats (Chabaud).

Une cathode, formée d'une couronne circulaire en aluminium occupant toute la largeur de l'ampoule et doublement

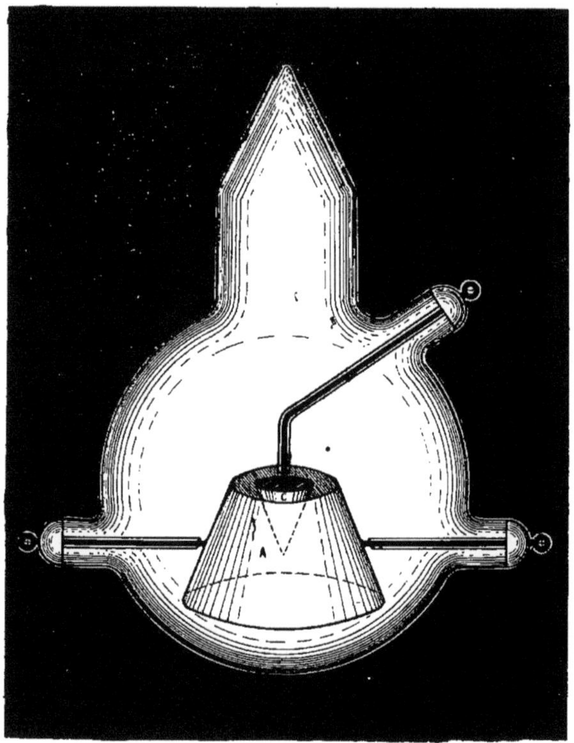

Fig. 115. — Ampoule Breton.

reliée au pôle négatif, au centre un cône creux renversé de platine, constitue encore un modèle excellent de M. Seguy; de même, si la cathode devient centrale et supérieure à l'anode inférieure, circulaire et doublement reliée à la source électrique, c'est-à-dire si l'on renverse la disposition précédente, ce qui se peut faire par un simple changement des fils reliant les électrodes à la source génératrice d'électricité, on a encore un autre modèle de M. Seguy.

L'ampoule de M. Rœntgen (*fig.* 114), qui a un intérêt historique, était un tube presque cylindrique avec ses deux électrodes très petites.

M. J.-L. Breton (*fig.* 115) a fait une ampoule avec une cathode conique en aluminium placée à l'intérieur du tronc de cône anodique en platine, nickel ou cuivre nickelé. Le rayonnement cathodique frappe obliquement l'intérieur de l'anode et se dirige vers le bas ; l'action directe de la pointe cathodique également dirigée vers le bas s'ajoute à cette

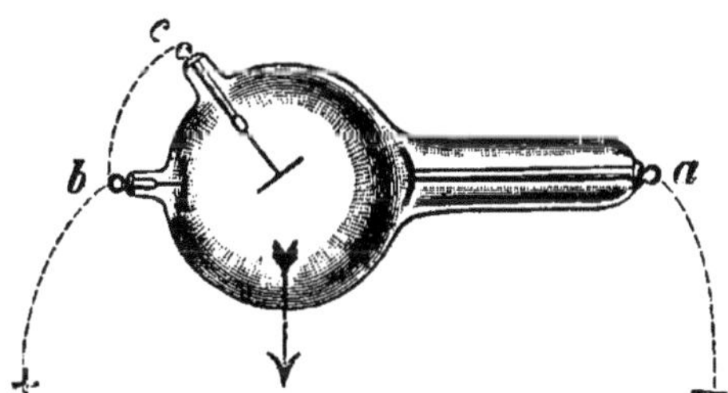

Fig. 116. — Ampoule Muret.

action indirecte. Les électrodes sont considérables, et l'échauffement dû à la cathode est insignifiant.

M. Seguy a encore fait des modèles de grandes dimensions, à électrodes éloignées, à grande surface fluorescente, à bon rendement, à grande résistance.

Le Dr Kiss, de Buda-Pesth, a construit des tubes cylindriques à action rapide, et d'autres à action lente et à cathode convexe (*Millenium Lampe*), permettant, dit-il, de radiographier des surfaces considérables.

Le tube Muret (*fig.* 116) a deux anticathodes robustes,

reliées ensemble, en fer recouvert de platine, et formant avec la cathode deux angles, l'un de 90°, l'autre de 45°.

Le professeur J.-S. Mac Kay, de Brooklyn, a construit un tube de 20 à 30 millimètres de diamètre, long de 15 centimètres, avec deux électrodes en cuivre, en regard, à 3 millimètres de distance ; le vide a été poussé très loin, les effets sont très puissants, et le tube reste sombre.

Un tube allemand a deux cathodes avec anode anticathodique placée entre les deux et parallèlement.

Le « Penetrator » est une boule avec deux appendices tubulées pour les électrodes. L'anticathode est un anneau distinct de la lame de platine isolée placée derrière. M. Mac

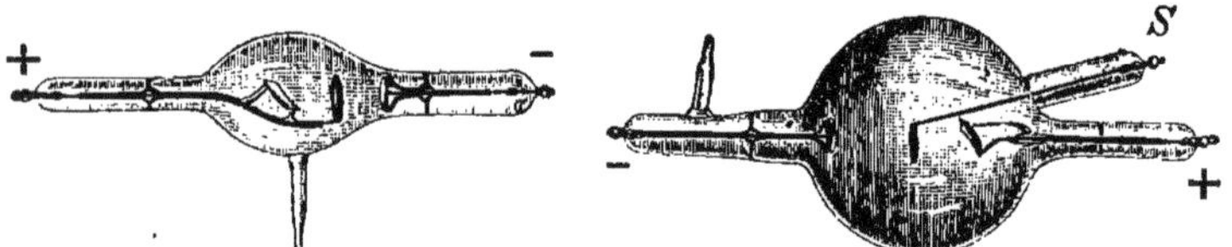

Fig. 117. — Ampoule Richter. Fig. 118. — Ampoule Hirschmann.

Intyre aurait avec ce tube et une bobine de 25 centimètres d'étincelle, en vingt minutes, radiographié un buste entier, d'adulte : des vertèbres cervicales, au milieu des fémurs.

En Allemagne, la cathode porte l'anticathode isolée (*fig.* 117), ou placée en avant, neutre ou anodique (*fig.* 118) ;

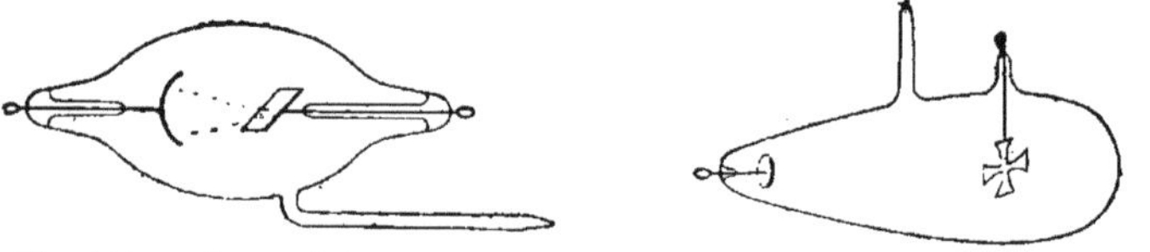

Fig. 119. — Ampoule monoadique. Fig. 120. — Ampoule à anode en croix.

ou encore l'anode simple (*fig.* 119), ou en croix (*fig.* 120), unique, joue le rôle d'anticathode. L'anode peut encore porter l'anticathode (*fig.* 121). Ces ampoules sont dues à MM. Hirschmann, Richter, la Compagnie générale de l'Électricité de Berlin (*fig.* 50, p. 147), et à M. Müller, de Hambourg.

Le tube dit focus, de M. Jackson, a une anode en platine

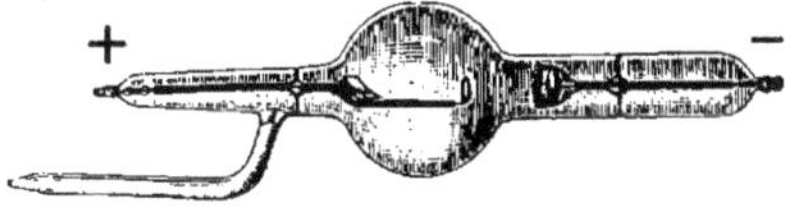

Fig. 121. — Ampoule Müller.

inclinée de 45° devant la cathode et qui en réfléchit les rayons. Nous avons vu maints exemples et modifications de ce tube à vide (Colardeau...).

L'ampoule Chardin (*fig.* 122) est à grand volume, biano-

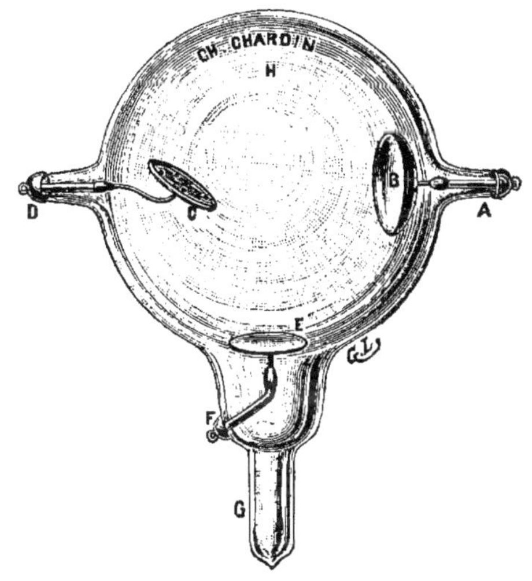

Fig. 122. — Ampoule Chardin.

dique, l'anticathode anodique étant appliquée au milieu de l'ampoule en face de la cathode. On peut à volonté se servir d'une seule ou des deux anodes et vérifier l'influence de l'électrisation de l'anticathode pour vérifier l'augmentation d'émission des rayons de Rœntgen.

Les ampoules allemandes de MM. Hirschmann, Richter et de la Compagnie générale de l'Électricité, de Berlin, sont très bonnes et très employées partout, sous différents noms.

AMPOULES A IMAGES MULTIPLES

Enfin l'ampoule Foveau de Courmelles (*fig.* 123), bianodique, bicathodique et bitubulaire, concentre sur une sur-

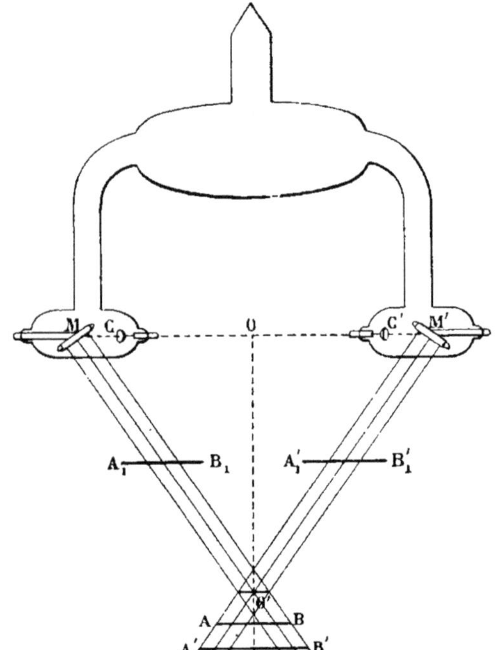

Fig. 123. — Ampoule Foveau de Courmelles.

face restreinte les rayons de deux anticathodes. Elle constitue en quelque sorte deux ampoules réunies en une seule, avec les avantages de deux ampoules distinctes, n'exigeant cependant qu'une seule bobine à longueur d'étincelle, et pour l'ampoule bitubulée un degré de vide, encore difficiles à régler; ou deux bobines à cette seule ampoule (V. p. 186) pour obtenir des effets multiples : double image du même objet ou de deux objets, détermination par la triangulation de la situation du corps éclairé au maximum. Sa forme est celle d'une ampoule ordinaire avec deux tubulures latérales et parallèles; ces tubulures sont terminées chacune par un renflement contenant la cathode et l'anticathode anodique placée en face et inclinée à 45°. Sur une même ligne horizontale axiale sont les centres des deux anodes et des deux cathodes. Les deux cathodes C et C′ envoient leurs rayons sur les anodes M et M′ qui les réfléchissent dans des directions convergentes. Une modification de cette ampoule consiste à intervertir les positions des anodes et des cathodes, de façon à avoir en quelque sorte une alternance des surfaces agissantes : cathode, anode, cathode, anode, au lieu des deux cathodes rapprochées (*fig.* 145, p. 297). On peut encore multiplier les tubes latéraux contenant une anode et une cathode de façon à avoir, avec la même ampoule et plusieurs bobines, un certain nombre d'images. Les verres transparents, minces et cependant pouvant résister à la pression extérieure, sont indiqués pour la fabrication de ces ampoules à effets multiples[1].

Le plus grand nombre de ces nombreux modèles, qui peuvent donner aux chercheurs l'idée de travaux nouveaux ou de modifications heureuses, n'ont cependant guère plus qu'un intérêt de curiosité. Aujourd'hui il n'y a plus que trois principaux types : l'un monocathodique et mono ou bianodique, l'autre à double ou multiple usage, poly ou

[1] Dr Foveau de Courmelles, *Communication à l'Institut, Académie des Sciences*, du 12 avril 1897, présentée par M. Lippmann. Voir *Comptes Rendus*.

bitubulaire, et le troisième, dont la description va suivre, à refroidissement.

AMPOULES A REFROIDISSEMENT AUTOMATIQUE

Cependant, il est encore bon de signaler quelques progrès destinés à éviter le rayonnement de la face postérieure de la cathode, à empêcher l'échauffement des parois de l'ampoule, l'infiltration des gaz dans le verre, d'utiliser des courants variés. M. Breton a fait un modèle (*fig*. 123 *bis*) où la

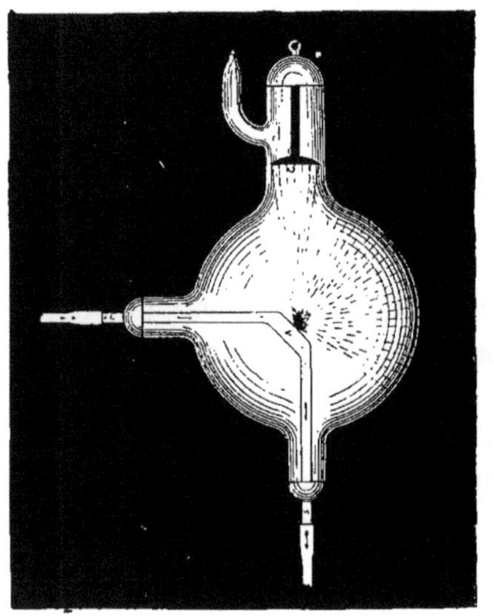

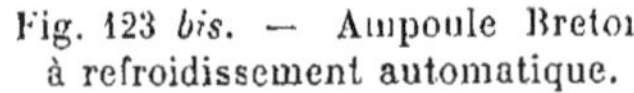

Fig. 123 *bis*. — Ampoule Breton à refroidissement automatique.

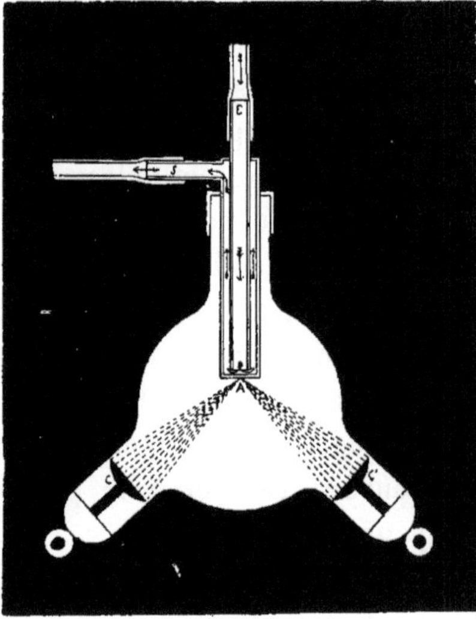

Fig. 124. — Ampoule Breton à anticathode refroidie.

cathode ferme une tubulure latérale, et émet ses rayons sur l'anticathode qui est une anode formée d'un petit tube de platine légèrement renflé en cet endroit, lequel se prolonge au dehors de l'ampoule et traverse deux tubulures placées à angle droit. L'épaisseur du tube, très suffisante, empêche l'infiltration de gaz ou de vapeurs extérieures des soudures du tube coudé. Les deux extrémités du tube de platine reçoivent un courant d'eau froide, et l'eau chaude, moins dense, s'échappe par la partie supérieure. Le courant d'eau est réglé suivant l'importance de la décharge, et par son élévation de température on peut faire quelques mesures calorifiques; en outre, le courant peut être sans danger extrêmement énergique. Les cathodes peuvent être concaves et de grande dimension (*fig.* 124). On peut les multiplier, tout en les inclinant vers le même point anticathodique.

On pourrait ainsi faire de l'autoradiographie ou mieux de l'autoradioscopie, comme nous avons désigné notre méthode [1]. M. Breton propose pour cela d'augmenter le nombre des appareils producteurs des courants électriques à haute tension, en dirigeant les rayons d'un grand nombre de cathodes sur une anticathode suffisamment refroidie. Les résultats scientifiques ainsi obtenus ne peuvent être prévus. En outre, ne pourrait-on voir, en passant entre un puissant foyer de rayons de Rœntgen et un écran fluorescent, son propre squelette; « voir ainsi l'aspect que l'on présenterait transformé en squelette et placé dans une vitrine de musée serait, en effet, peu ordinaire et aurait semblé matériellement impossible il y a à peine une année; aussi, peut-on prédire un grand succès à l'ingénieux Barnum qui exploiterait ainsi les nouvelles radiations [2] ». Ce que M. Breton émet comme une hypothèse séduisante et presque fantaisiste, nous l'avons réalisé, et le décrivons plus loin.

[1] L'autoradiographie au sens absolu du mot est facile, puisqu'il suffit de diriger sur soi les rayons X et d'avoir derrière une plaque sensible.

[2] J.-L. Breton, *La Revue scientifique et industrielle de l'année*, 1896. Voir p. 261.

MODIFICATIONS DES ÉLECTRODES SELON LES COURANTS UTILISÉS

M. Breton a également imaginé des ampoules spéciales pour courants alternatifs simples (*fig.* 125), diphasés et triphasés, et qui doivent être différentes selon la nature des

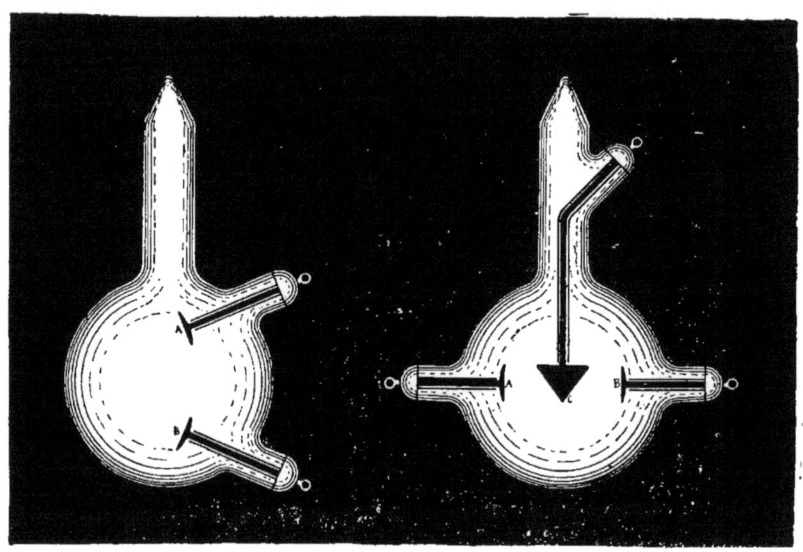

Fig. 125. — Ampoule Breton avec courants alternatifs simples.

courants. Tour à tour, l'anode doit être cathode, et réciproquement ; et ces ano-cathodes doivent envoyer leur rayonnement dans la même direction et additionner leur action. Elles seront aussi à action directe ou indirecte ; ou, si l'on suppose que les phénomènes intérieurs et extérieurs à l'ampoule sont les mêmes, jusqu'à ce que l'on ait prouvé, par exemple, la réflexion et trouvé la formation intra-tubaire des rayons de Rœntgen, ces ampoules seront à action directe simple ou à action indirecte, avec arrêt particulaire métallique.

M. Walter Kœnig, MM. Benoist et Hurmuzescu se sont

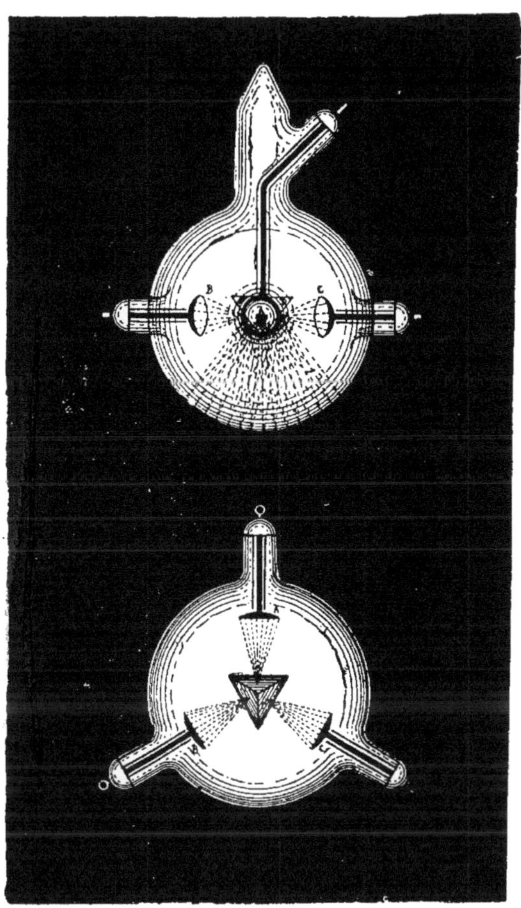

Fig. 126. — Ampoule Breton à action indirecte pour courants triphasés.

également préoccupés de la question. Le principe des solutions trouvées par les divers chercheurs est le même.

On peut laisser inerte l'anticathode placée en face des

deux pôles et relier les électrodes aux deux pôles de la source génératrice. Une bobine de Ruhmkorff ou tout autre alternateur pourra fonctionner avec une ampoule ainsi constituée. L'anticathode peut être la même paroi de verre ou encore un prisme anode inerte dirigeant du même côté le rayonnement total. M. Radiguet a deux électrodes semblables et concaves avec anticathode inerte inclinée à 45° et à égale distance des électrodes devenant alternativement anode et cathode. Il y a formation de deux images.

Pour les courants triphasés (*fig.* 126 et 127), on emploiera

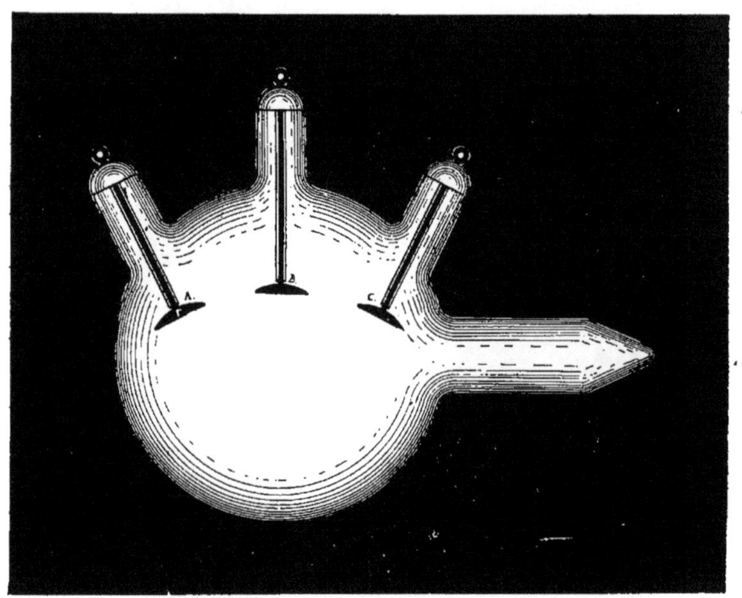

Fig. 127. — Ampoule Breton à action directe pour courants triphasés.

trois électrodes dirigeant leurs surfaces concaves ou plutôt les rayons qui en émanent vers le même point de la paroi de l'ampoule. Les trois ano-cathodes seront convergentes, mais pas trop, pour ne pas fondre la paroi du verre qui serait soumise à cette triple action trop concentrée sur une petite surface.

M. Breton emploie ces ampoules pour l'action directe; pour l'action dite indirecte (*fig.* 126), les trois ano-cathodes en forme de miroir sphérique concave concentrent leurs rayons cathodiques sur une petite pyramide de platine réfractant vers le bas la force radiante. L'anticathode, comme dans toutes les ampoules à action indirecte pour courants alternatifs, est neutre et non électrisée, aussi la production des rayons de Rœntgen est-elle diminuée. On pourrait l'augmenter en reliant la pièce métallique anticathodique à une

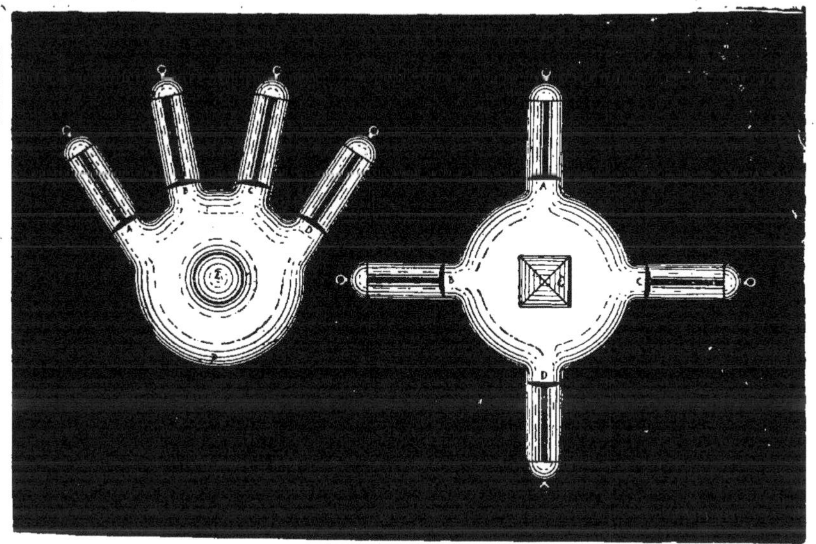

Fig. 128. — Ampoule Breton pour courants diphasés.

source d'électricité positive à haut potentiel, comme une machine statique par exemple. Cette complication de l'outillage n'est pas séduisante pour qui n'a pas un laboratoire bien outillé à sa disposition. Mais la régularité des courants alternatifs triphasés, de haute fréquence ou statiques, ferait disparaître la mobilité des ombres radioscopiques; la rapidité du trembleur de la bobine de Ruhmkorff peut aussi donner cette fidélité dans les images, mais aux dépens de l'intensité totale du rayonnement.

Pour utiliser des courants diphasés à quatre fils (*fig.* 128), M. Breton a construit des ampoules à quatre ano-cathodes placées dans des tubulures latérales qu'elles ferment presque complètement. On peut concentrer les rayons et disséminer la chaleur par la circulation d'eau froide.

Les modèles d'ampoules peuvent varier à l'infini. On doit les choisir suivant le travail à fournir, radioscopie ou radiographie. En fluoroscopie, le rayonnement doit être puissant pour obtenir des ombres bien visibles et intenses; en radiographie, on prolongera la pose, cherchant la netteté parfaite; en thérapeutique, l'intensité de ce courant spécial, pouvant induire l'individu (*Autoconduction*, p. 92 et 425), devra peut-être seule entrer en ligne de compte.

DÉTERMINATION DU FOYER DE L'AMPOULE ET DOSEUR

Afin de déterminer la position de la plaque par rapport au foyer d'émission de l'ampoule, il faut connaître ce foyer. Les rayons de Rœntgen se propageant en ligne droite, leur flux de force radiante peut se calculer pour chaque tube. Pour cela, on place le tube à vide à quelques centimètres au-dessus du milieu d'une très grande plaque recouverte simplement et uniquement de papier noir. Les rayons agissent et impressionnent cette plaque. On développe et on fixe. La distribution des opacités indiquera la distribution de l'intensité au travers du champ (p. 214).

Nous avons obtenu involontairement, dans cet ordre d'idées, un cliché intéressant : Une plaque entourée d'un papier à aiguilles, percé de trous multiples et invisibles, était placée devant une malléole à radiographier ; nous n'obtînmes qu'une image d'opacités en zones circulaires et d'étendues diverses, variables et différentes et à points centraux plus opaques.

M. A. Buguet, actionnant un tube Colardeau à 5 centimètres d'une plaque de 18×24, a obtenu un champ relativement circulaire ; ce qui lui a démontré que, pour obtenir un égal éclairement sur toute la longueur d'une main et de la moitié de l'avant-bras, on doit orienter ces membres perpendiculairement à la ligne qui va du centre de la cathode au milieu de la lame anticathodique. Ce n'est pas absolument conforme à la théorie, puisque les rayons iraient rectilignement et perpendiculairement à la cathode. Le champ étant le plus étendu dans le sens de la perpendiculaire à la ligne joignant les centres des cathode et anticathode, on dirigera donc les objets à radiographier suivant cette perpendiculaire et le plus près possible de la cathode émissive. On peut donc déterminer pour chaque tube le champ maximum d'action des rayons X et se placer ainsi toujours dans les conditions les meilleures. On peut également, avant de prendre une radiographie, illuminer dans l'obscurité un écran fluorescent et voir à quelle distance on aura le maximum d'éclairement ; on aura ainsi la direction qu'il conviendra de donner à la plaque sensible et à l'objet qui doit l'impressionner.

M. Georges Brunel a fait construire par M. Radiguet un instrument très simple destiné à mesurer la force de pénétration des rayons à travers les organes et déterminer la durée du temps de pose. On fait une première opération avec le *doseur* (*fig.* 129) : c'est une plaque de métal (en cuivre) avec cinq ouvertures dont quatre pouvant être obturées à l'aide d'un volet en même métal. La plaque peut être entourée d'un cadre en bois. On dispose alors cet appareil au-dessous de l'ampoule, en ouvrant toutes les ouvertures; on pose une fraction de temps que l'expérience fera déterminer, deux minutes par exemple, puis on ferme un

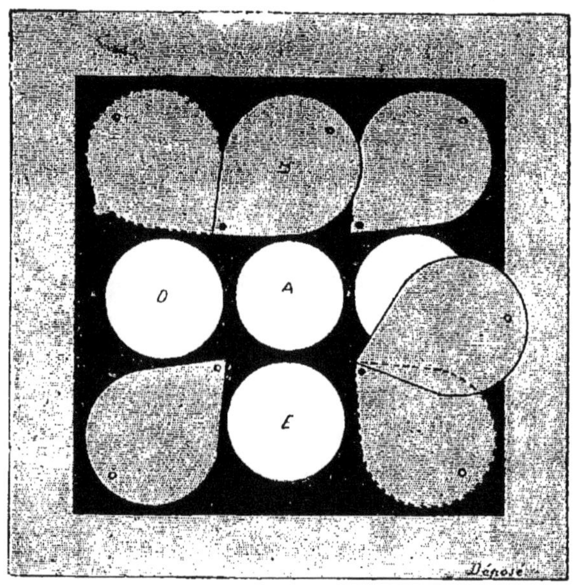

Fig. 129. — Doseur de M. G. Brunel[1].

volet; après deux nouvelles minutes on ferme un nouveau volet, de sorte que les temps de pose sont entre eux comme les nombres 1, 2, 3, 4, 5. On développe la plaque photographique et les cinq circonférences très nettes ainsi obtenues. On verra alors, suivant la partie la plus en évidence, le temps exact qu'on doit mettre pour avoir l'organe désiré.

[1] G. Brunel, *Manuel de radioscopie et de radiographie*. Février 1897.

CHAPITRE XIV

LA RADIOSCOPIE

Production de l'obscurité. — Position de l'ampoule. — Radioscopie et fluoroscopie. — Dispositifs radioscopiques. — Cryptoscope et fluoroscope. — Images radioscopiques prolongées. — Autoradioscopie.

PRODUCTION DE L'OBSCURITÉ

La radioscopie permet de voir instantanément l'intérieur des corps peu épais, voire des corps humains. La facilité de vision dépend de la puissance de la bobine, de l'activité du tube à vide et de la fluorescence de la substance employée.

On doit opérer dans l'obscurité. On peut obtenir de deux façons cette obscurité indispensable et à laquelle il faut s'habituer. En effet, notre œil, accoutumé à la grande lumière, ne voit que peu ou point tout d'abord. Il lui faut une vingtaine de minutes environ pour qu'il arrive à bien distinguer. L'œil primitivement émoussé voit bientôt nettement. En outre, le tube à vide, en fonctionnant, s'échauffe peu à peu et donne une vision de plus en plus nette.

On peut obtenir l'obscurité complète soit en empêchant la lumière d'arriver dans la pièce par des rideaux noirs placés aux fenêtres, soit plus simplement en plaçant l'objet à regarder, l'écran fluorescent et l'observateur, sous le même rideau noir. Il y a là deux moyens bien simples de fermer le passage à toute lumière étrangère. Dans le premier moyen, il faudra également un voile noir sur le trembleur de la bobine de Ruhmkorff dont les lueurs gêneraient la vision. On peut employer pour cela un voile noir de photographe fait de deux doubles de mérinos de coton bien épais et jeté sur le trembleur. M. Garrigou, en perçant le voile[1] de multiples ouvertures placées en face des organes, est arrivé à des résultats intéressants[1] (p. 336). On peut encore enfermer la bobine dans une boîte appropriée, de même le tube de Crookes qu'il importe également de couvrir, afin d'empêcher le passage des rayons cathodiques, sans cependant arrêter les rayons de Rœntgen. Enfin on place l'écran dans une sorte de boîte noire avec ouvertures pour les yeux de l'opérateur.

POSITION DE L'AMPOULE

Le tube à vide est fixé sur son support, un de ces supports usités en chimie et pouvant se mouvoir dans tous les sens. Les fils isolés ont été enveloppés, ainsi que nous l'avons dit, dans des tubes en caoutchouc et arrivent ainsi au tube de Crookes. Celui-ci peut être enfermé en une boîte cubique, close de toutes parts et laissant passer les fils conducteurs. Pour plus de sécurité, des tubes de verre traverseront la paroi de la boîte à frottement dur, et ce sera en leur intérieur que passeront les fils conducteurs pour qu'il n'y ait pas la moindre déperdition par les parois de bois de la boîte. Il n'est pas rare de voir jaillir l'étincelle des fils conducteurs au voisinage de substances même mauvaises conductrices (p. 113).

[1] Dr G. Morice, *Gazette des Eaux*, 8 avril 1897.

Le tube de Crookes enfermé dans une boîte y sera immobile. La paroi anticathodique de la boîte pourra être plus mince que le reste, être en carton mince, ou une simple feuille de papier noir, afin d'avoir le moins de déperdition possible des rayons de Rœntgen. Nous le plaçons dans une boîte noire non en bois, sans clous, qui porteraient ombre, mais en carton, fixé sur un support mobile dans tous les sens et sur une tige s'élevant à volonté.

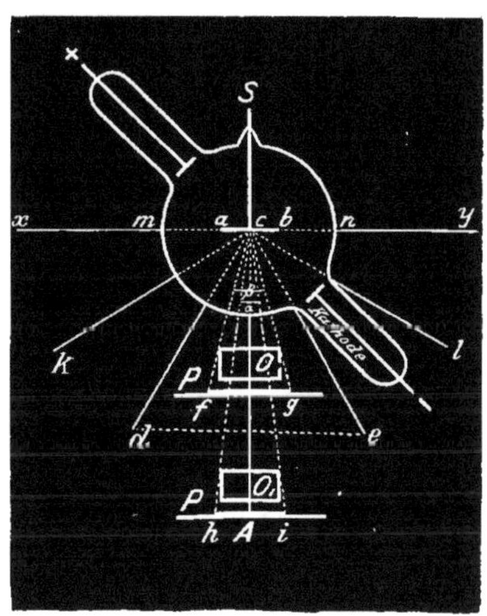

Fig. 130. — Images fluoroscopiques et écrans.

La boîte sera portée par un support lourd et de hauteur variable.

L'écran fluorescent dont nous avons parlé pourra, lui aussi, être porté par un support de hauteur et de direction variable. Il est généralement monté sur un cadre en bois solide et peut être manié, tenu à la main et déplacé, éloigné ou reculé à volonté, de façon à avoir une image de plus en plus nette (*fig.* 130). Il y a parfois avantage à le tenir soi-même pour le déplacer à volonté.

RADIOSCOPIE OU FLUOROSCOPIE

La radioscopie a été attribuée quelque temps — non par les savants, il s'en faut — à Edison, parce qu'il avait préconisé l'écran fluorescent au tungstate de calcium.

C'est même ce qui a attiré l'attention du public sur la *radioscopie* ou *fluoroscopie*.

Ce nouveau procédé d'investigation exige — nous nous résumons — une source d'électricité, une bobine de Ruhmkorff, l'une actionnant l'autre, un tube de Crookes, un écran fluorescent et un voile noir pour obtenir l'obscurité. L'œil devient alors comme la plaque photographique, mais à un degré moindre, sensible aux rayons de Rœntgen.

Pour opérer, le courant continu est envoyé comme courant inducteur; il peut être aussi éloigné que l'on veut de la bobine, il suffit d'avoir près de celle-ci un interrupteur pour ouvrir ou fermer à volonté le circuit; le commutateur de la machine d'induction peut servir dans ce but. On ouvre le circuit, et l'on fait passer le courant continu en approchant le trembleur, interrupteur, phono-trembleur, en tête du marteau près du bâti central de la bobine ; on règle la rapidité, qui doit être grande en radioscopie. Les étincelles jaillissent dans le tube de Crookes et produisent la luminescence du verre. On recouvre le tube, s'il n'est pas enfermé dans une boîte spéciale; on recouvre également le trembleur, pour n'être pas gêné par les étincelles de rupture du courant principal. On fait l'obscurité dans la pièce. On place l'objet ou la personne à examiner devant le tube de Crookes, entre celui-ci et l'écran luminescent.

Une lueur vert jaunâtre uniforme se produit sur l'écran au platinocyanure de baryum (p. 130).

Si l'observateur place une main entre le tube à vide et l'écran placé verticalement, sa face noire tournée vers le tube, il voit immédiatement le squelette foncé, et des parties claires marquant la place des chairs. On distingue nettement les articulations, et les doigts semblent se tenir dans le vide comme par enchantement, leurs attaches ligamenteuses étant à peine perceptibles.

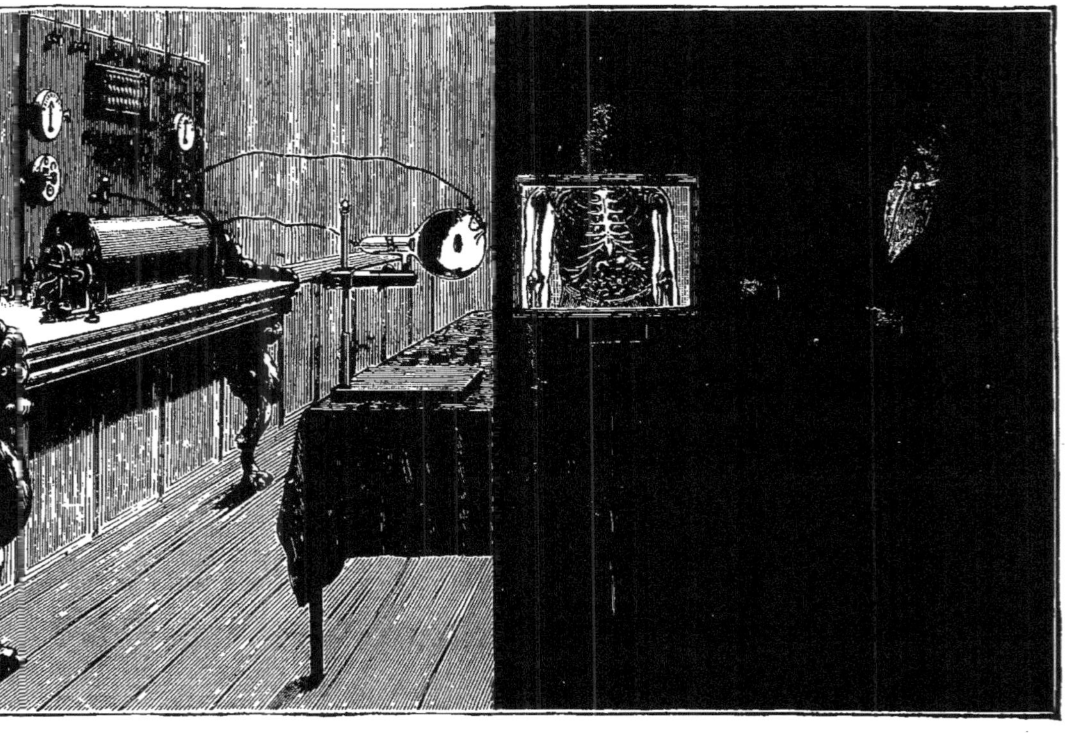

Fig. 131. — Dispositif radioscopique pour tout ou partie du corps.

S'agit-il d'examiner le thorax (*fig.* 131), une bobine de 30 centimètres d'étincelle et un fort tube de Crookes suffisent pour cela. Il suffit de placer le malade entre le tube et l'écran, disposés tous deux à la même hauteur l'un en face de l'autre. On applique la face noire de l'écran sur la poitrine et on place le dos à quelques centimètres du tube. On distingue alors les silhouettes du sternum, des clavicules, des côtes en mouvement, des humérus, des omoplates... Si l'on continue l'examen, l'œil s'habituant de plus en plus à l'obscurité, on distinguera de mieux en mieux ces diverses silhouettes osseuses. Si l'on fait bouger, soulever le bras, on saisira le mouvement des omoplates, des os de l'avant-bras, du radius et du cubitus se recouvrant... Puis, on pourra distinguer nettement les contours du cœur et les mouvements des ventricules, puis des oreillettes. Au fond, plus clairs, les poumons gonflés d'air et transparents se montreront ; ces derniers organes sont mieux et plus complètement perçus si le patient, tournant le dos à l'observateur et à l'écran, est placé en face du tube.

Au dessous, le diaphragme se soulevant rhytmiquement. Au dessous encore, à droite, une masse noire opaque, diffuse, le foie ; l'estomac, les intestins sont visibles.

S'il s'agit d'un objet inerte, d'un animal à examiner, on le placera de même entre le tube à vide et l'écran.

Cependant il n'est pas indispensable que l'écran soit soutenu verticalement, s'il s'agit d'objets de peu d'épaisseur à examiner, pied, main..... L'écran étant placé à plat, on peut en approcher l'objet en se plaçant entre la face jaune luminescente de l'écran et le tube ; on constate alors des ombres agrandies dans lesquelles les corps étrangers se manifesteront davantage. Il y a agrandissement et déformation des objets vus. Une bague au doigt se voit sur toute sa circonférence ; mais ce que l'on gagne en étendue, on le perd en netteté [1].

DISPOSITIFS RADIOSCOPIQUES

Pour se dispenser de faire l'obscurité dans la pièce d'observation, il suffit du voile noir recouvrant les personnes, examinante et examinée, et l'écran placé entre elles deux, mais on s'est ingénié à simplifier ou à rendre commode l'examen fluoroscopique.

Une boîte noire en forme de pyramide peut contenir à son extrémité la plus large un écran fluorescent. L'observateur regardera à l'autre extrémité, et, en se couvrant la tête d'un voile noir de photographe, éloignera de lui toute lumière parasite.

S'il s'agit d'objets ou de sujets de petite dimension, une sorte de lunette contenant l'écran fluorescent pourra être utilisée. L'observateur regardera le tube de Crookes, l'objet à examiner étant entre celui-ci et le petit tube contenant l'écran.

Il est inutile, bien entendu, dans ces conditions, de couvrir le trembleur et le tube à vide.

M. Seguy a imaginé pour la radioscopie une table spéciale à élévation facultative. Au-dessous d'elle sont placés l'appareil fournissant le courant continu, les accumulateurs par exemple, la bobine et le tube à vide. Le malade couché sur la table et facilement déplaçable est examiné au moyen de l'écran placé dans une boîte. Les observations sont ainsi possibles en plein jour.

Pour opérer à domicile, M. Seguy a également construit

[1] Dr Foveau de Courmelles, *Société française de Physique*, 2 avril 1897.

deux modèles portatifs de deux grandeurs, pesant en tout 28 et 34 kilogrammes, poids minimes. Ils contiennent dans

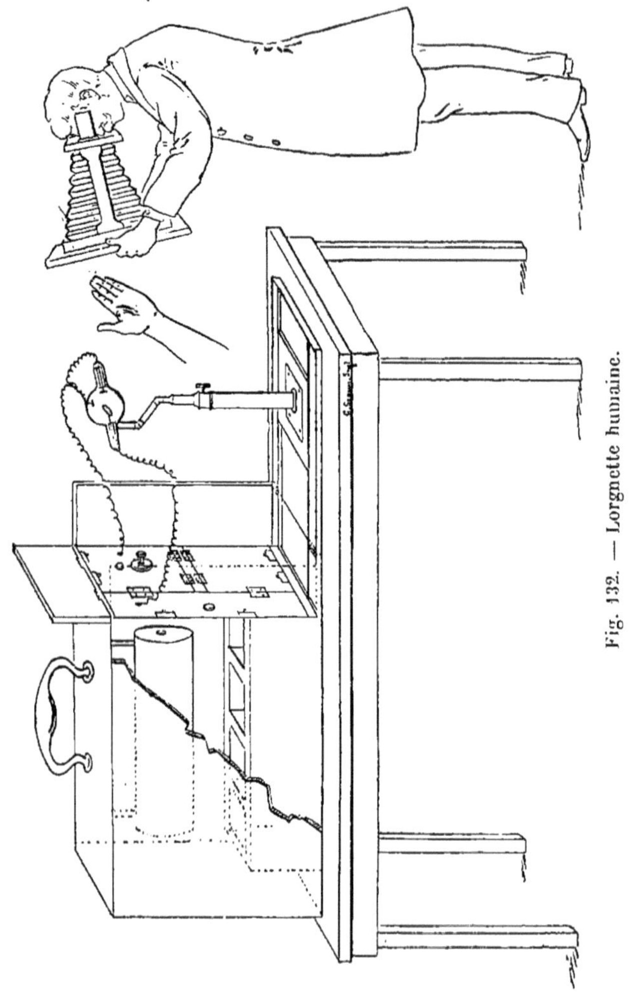

Fig. 132. — Lorgnette humaine.

une même boîte les accumulateurs, la bobine, ou plutôt le transformateur très léger et très simple, le tube de Crookes et l'écran luminescent enfermé lui-même dans sa boîte spéciale par où regardera l'observateur. L'ensemble constitue ce que son auteur a appelé une *lorgnette humaine* (*fig.* 132). L'idée d'enfermer simplement l'écran dans une boîte opaque sans rideau, ce qui est déjà un progrès, a été diversement réalisé, et on a également fait un fluoroscope facile à manier.

CRYPTOSCOPE ET FLUOROSCOPE

M. Salvioni, de Pérouse, a imaginé, dès le début, de rendre l'œil sensible aux rayons X. Il appelle son instrument *cryptoscope;* il est basé sur le principe de l'écran fluorescent, et il est utile pour déterminer rapidement la zone d'action des rayons X et permettre d'y placer la plaque sensible. Il se compose d'un tube de carton opaque, dont la face interne porte un morceau de papier buvard imprégné

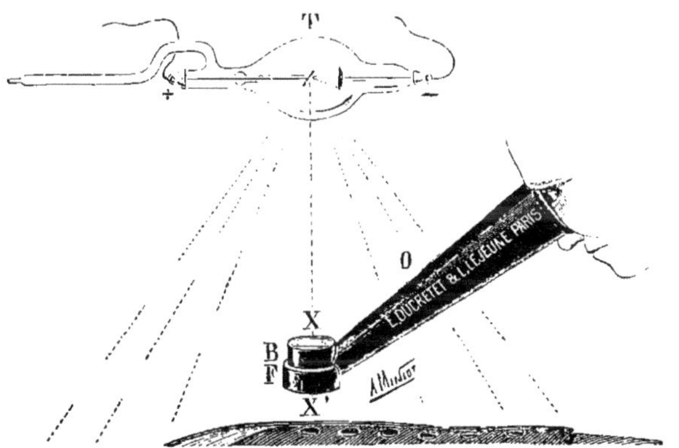

Fig. 133. — Fluoroscope explorateur.

de platinocyanure de baryum cristallisé. On dirige le tube sur l'ampoule de Crookes en interposant l'objet à examiner, et l'œil regarde le diaphragme. L'illumination et la vision de l'objet regardé guident l'observateur.

MM. Ducretet et Lejeune ont également construit un *fluoroscope explorateur* (*fig.* 133). Leurs écrans sont en platino-cyanure de baryum choisi et traité convenablement. En dehors des écrans de grande dimension, ils en ont disposé un, minime, dans une petite boîte, destiné à apprécier rapidement le fonctionnement des ampoules. Au fond de cette petite boîte fermée, mais perméable, aux rayons de Rœntgen, se trouve un disque enduit de platino-cyanure de baryum ; un tube viseur oblique pénètre à l'intérieur de la boîte et permet d'observer la fluorescence du disque sous l'action des rayons; l'intérieur du fluoroscope est entièrement noirci, constituant ainsi une véritable chambre noire. La plus ou moins grande luminescence permet ainsi d'apprécier facilement le degré du rayonnement.

IMAGES RADIOSCOPIQUES PROLONGÉES

Avec l'emploi des écrans fluorescents on n'a qu'une image passagère, durant autant que la source génératrice de la luminescence, le fonctionnement du tube à vide. On n'a pas d'image durable, à moins que l'on ne recoure à la radiographie plus longue et plus dispendieuse. Aussi a-t-on cherché à avoir en quelque sorte un phénomène intermédiaire entre la radioscopie et la radiographie, c'est-à-dire l'existence de l'image quelques instants encore après la cessation de l'activité du tube de Crookes. M. C. Henry a proposé dans ce but l'emploi pour la fabrication des écrans d'un corps phosphorescent comme le sulfure de zinc, qui donne une luminescence durable quelques instants et permettant d'examiner à loisir dans la chambre noire les images obtenues : celles-ci restant visibles un quart d'heure environ.

Cette méthode de M. Charles Henry peut évidemment rendre des services, mais très limités, croyons-nous. Elle ne supprime aucun des appareils de la radioscopie. Elle demande quelques instants de pose comme la radiographie, le sujet et l'écran devant alors rester parfaitement immobiles. Elle n'exige pas de développement, il est vrai ; les images se conservent à l'obscurité et peuvent se transporter ; il y a donc un certain intérêt à perfectionner cette méthode, mais l'écran, pour servir à nouveau, doit perdre la première impression. M. Seguy a rendu plus pratique le problème par ses écrans lavables ; l'écran fluorescent classique est recouvert d'une composition vernissée qui permet de dessiner à sa surface, de conserver quelque temps l'image ainsi reproduite, puis de la supprimer quand l'étude en a été complètement faite.

L'interrupteur à mercure de Foucault, trop lent, sera rejeté dans l'emploi des bobines pour la radioscopie. Il faut des interrupteurs périodiques rapides (p. 108 et 280).

Le tube sera un grand focus à grande puissance et à grandes étincelles pour le tronc ; le tube de M. Colardeau conviendra pour chercher des aiguilles ou de minimes débris de verre dans des mains, des pieds d'enfants ; en outre, la consommation électrique sera moindre.

AUTORADIOSCOPIE

Pour examiner le corps entier, on place un dispositif particulier, formé d'un support portant plusieurs tubes de Crookes, placé derrière le patient à examiner, et devant lui un grand écran fluorescent avec un voile opaque percé d'ouvertures pour les yeux et déplaçable à volonté.

L'*autoradioscopie* (Foveau de Courmelles) consiste à placer une glace devant l'écran fluorescent de façon à y réfléchir les images. Les rayons de Rœntgen qui sont, à leur arrivée sur l'écran luminescent, le résultat de tant de modifications, s'y transforment encore et acquièrent la propriété optique de réflexion. Les rayons fluorescents, quelle que soit leur origine, sont donc réfléchissables, ainsi que l'avait démontré M. Henri Becquerel pour des rayons fluorescents d'origine lumineuse [1]. La réflexion sur un miroir permet l'autodiagnostic. La réfraction par une lentille convergente à verres transparents aux rayons X (p. 27 et 451) donne la concentration des images sur un écran blanc et permet la vision nette à plusieurs personnes [2].

[1] H. Becquerel, *Réflexion des rayons fluorescents. Académie des Sciences*, 9 mars 1896.

[2] Dr Foveau de Courmelles, *Note sur l'autoradioscopie ou réflexion des rayons fluorescents utilisés pour l'examen collectif ou personnel aux rayons X* (*Académie des Sciences*, 22 mars 1897; *Société française de Physique*, 2 avril 1897; et *Académie de Médecine*, 6 avril 1897.)

CHAPITRE XV

RADIOGRAPHIE

Les rayons X et la lumière vis-à-vis de la plaque sensible. — Temps de pose. — Artifices de visibilité : témoins. — Préparation de la plaque. — Direction du tube. — Opération photoradiographique. — Dispositifs radiographiques. — Concentration des rayons. — Choix de l'interrupteur de la bobine. — Augmentation de l'intensité des rayons. — Manipulations photographiques. — Développement du cliché. — Fixation du cliché. — Epreuves positives. — Lecture de la radiographie. — Détermination de la situation d'un corps étranger. — Stéréographie et stéréoscopie.

LES RAYONS X ET LA LUMIÈRE VIS-A-VIS DE LA PLAQUE SENSIBLE

La *radiographie* est la première en date. Rœntgen l'a découverte. Elle peut s'effectuer en pleine lumière. Elle donne des images durables ; elle enregistre, comme la photographie dont elle se sert, les objets soumis à ses radiations.

En outre, elle produit des images que la radioscopie ne permet pas d'obtenir. Ainsi les caractères, l'écriture, tracés avec des encres très chargées de sels métalliques, ne sont pas encore visibles à l'écran fluorescent. Nous l'avons constaté en voulant vérifier les recherches de MM. Bleunard et Labesse (p. 182). Nous avions écrit avec diverses encres les phrases suivantes qui nous permettaient, après leur obtention sur le cliché, de faciles conclusions : « L'encre additionnée de bromure de potassium, qui ne se voit pas à la radioscopie, se voit à la radiographie. — Il en est de même de l'encre sympathique au chlorure de nickel et de cobalt, cependant non visible à la vue ordinaire, la chaleur seule la révélant. — L'encre noire ordinaire du commerce est-elle visible? L'encre violette se comporte-t-elle de même? » Pour l'encre bromurée la réponse a été très nette. Pour l'encre sympathique, une tache à peine visible à la vue a été très nette. Les autres encres n'ont rien décelé. Il ressort très nettement de ces expériences la supériorité actuelle, probablement durable, de la radiographie sur la radioscopie; et, pour nous, l'explication en est très facile. Il y a ébranlement moléculaire électrolytique sous l'action des rayons X, aux dépens de la substance de l'écran ou de la plaque sensible: pour des objets très étendus, l'écran suffit; pour de plus petits détails, il faut une accumulation de ces effets, une multiplicité suffisante des actions de transport électrochimiques, pour que l'énergie devienne visible et tangible.

Sans artifices, écrans, miroirs, la plaque sensible et le tube à vide permettent d'opérer sur soi-même (*autoradiographie*), la partie à radiographier et la plaque sensible (*fig.* 134) devant être simplement en ligne droite. Ce n'est pas de la photographie cependant, puisque les identités avec la lumière, soupçonnées et cherchées, n'ont pas été trouvées; que ni les longueurs d'ondes lumineuses et rœntgeniques ne sont semblables, ni même l'action sur les corps électrisés de la lumière ultra-violette qui n'agit que sur les fluides négatifs et de la radiation X qui agit sur tous les corps. Mais la plaque sensible, c'est l'important pour nous, se comporte vis-à-vis de la lumière ou du rayon de Rœntgen de la même façon; on en doit révéler et fixer l'image par les procédés photographiques connus. Cependant certaines mains amaigries de malades pouvant par transparence, et sans appareils, ainsi que nous l'avons souvent constaté, montrer leur squelette, la lumière du soleil pourra donner ainsi une

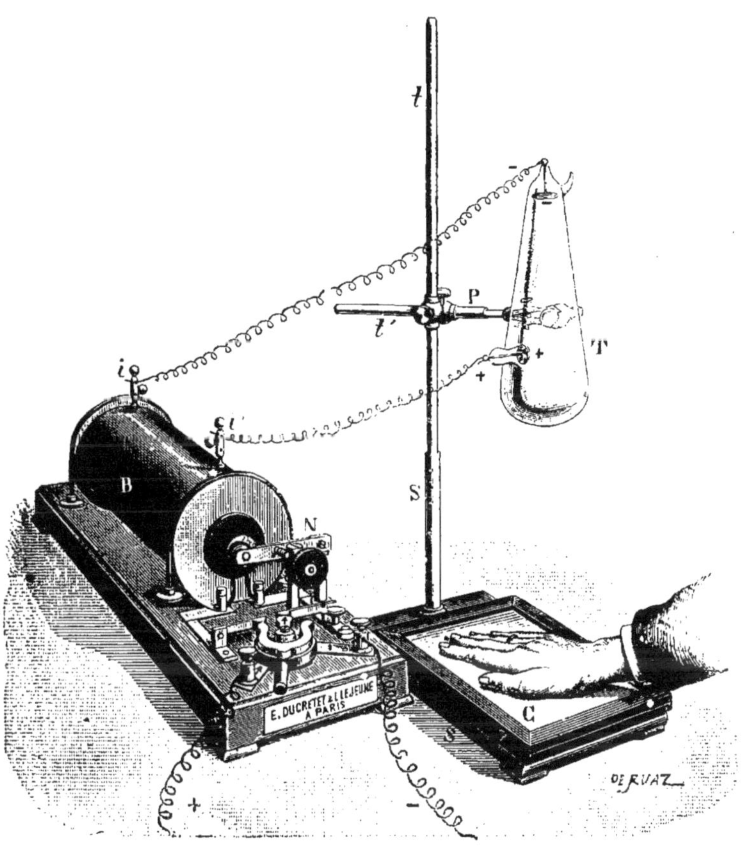

Fig. 134. — Radiographie de la main.

photographie confuse des os et des parties charnues. Il s'agit bien, en radiographie comme en photographie, d'obtenir des images avec des rayons invisibles, car les ultra-violets sont aussi insaisissables, sauf par la plaque sensible, que les rayons X. Les lois de l'optique auxquelles sont soumis les rayons des spectres de nos lumières (soleil, électricité, pétrole, bougie...) ne s'appliquent plus ou ne s'appliquent pas jusqu'ici aux nouveaux rayons découverts par Rœntgen. Certains faits, dits de *double exposition*, et de nature lumineuse classique, nous montreront aussi maintes inconnues du côté de la lumière (p. 313).

TEMPS DE POSE

Les différents corps ne se laissent pas traverser de la même façon, avec la même facilité. Aussi convient-il, selon l'objet à radiographier, de varier le temps de pose, voire même sa position par rapport aux rayons X, plaçant le côté à étudier le plus près possible de ces rayons.

Le temps de pose est à déterminer par l'expérience de chacun dont nous allons cependant indiquer quelques durées, approximativement et seulement pour *l'heure présente*, cette durée pouvant être diminuée demain par des progrès impossibles à prévoir. Il dépend de l'épaisseur et de l'opacité des parties de l'objet à étudier ; et, s'il s'agit de l'intérieur d'un objet, de la distance minima possible à établir entre cette partie à examiner et le tube, les dimensions transversales de l'objet et de la source rœntgénique sont à considérer ; de même les déformations et altérations pouvant augmenter l'opacité ; le temps d'immobilité possible à obtenir, s'il s'agit d'un malade ou d'un nerveux. La sensibilité de la plaque importe aussi.

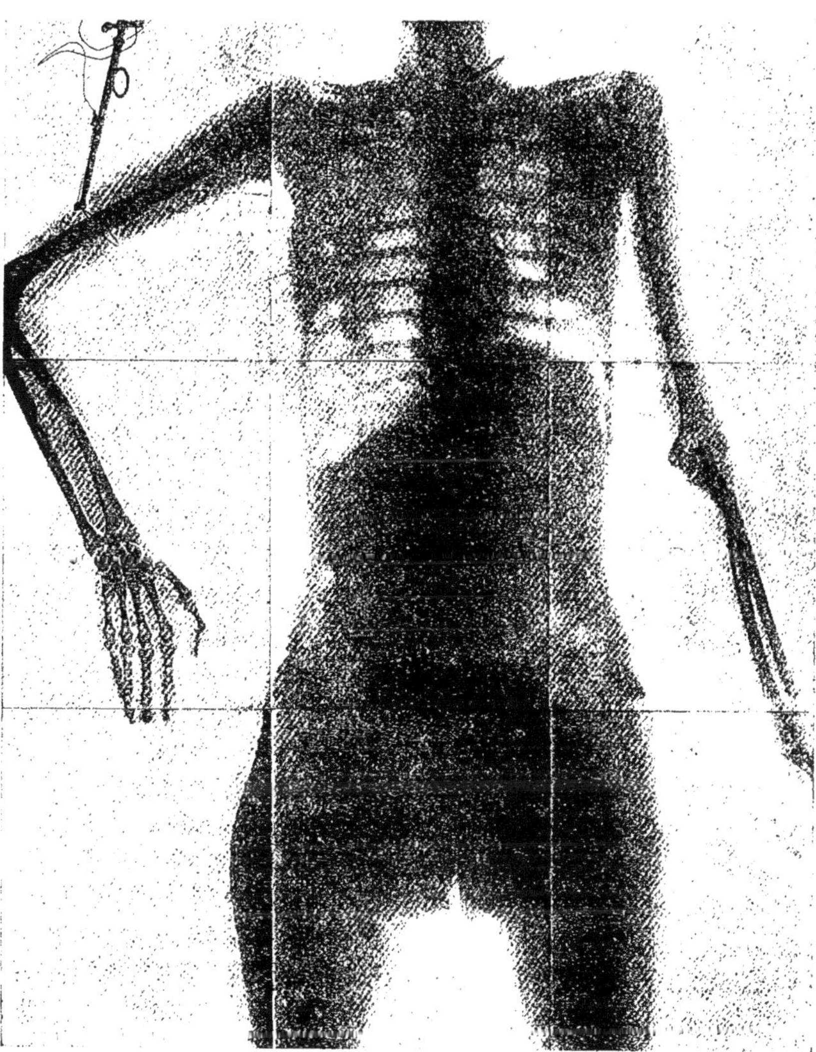

Fig. 135. — Homme entier radiographié.

MM. Imbert et Bertin-Sans ont obtenu assez nettement le squelette entier d'un nouveau-né, en employant un tube focus placé à 72 centimètres de deux plaques photographiques 24 × 30 juxtaposées, sur lesquelles le petit cadavre était étendu. La pose a été de vingt-cinq minutes pour une bobine de 35 centimètres d'étincelle.

Le Dr Zehnder, professeur à l'Université de Fribourg, a radiographié — raconte M. G. Brunel — un homme entier vivant, un soldat (*fig.* 135). On le coucha sur une table horizontale, l'ampoule placée à une distance verticale de 60 centimètres, et les plaques sous lui. La tête demanda soixante minutes ; la poitrine, six minutes ; les genoux, cinquante minutes ; le bassin, soixante minutes ; les jambes, les pieds, les mains, quinze minutes. L'ensemble donnait une planche de 2 mètres de haut.

M. Seguy, opérant avec une bobine de 18 centimètres d'étincelle et son ampoule bianodique, mit, pour obtenir un écureuil, six minutes ; une main, quatre minutes ; une bourse en cuir avec pièces de monnaie, trois minutes ; un soulier, les clous et les œillets étant seuls visibles, dix minutes ; un gigot, vingt-cinq minutes ; un rat de grosse taille, cinq minutes ; un coléoptère, une minute.

M. A. Buguet, professeur de physique biologique à l'École de Médecine de Rouen, a fait, sur cette technique, un excellent travail que nous allons utiliser.

Il suppose un grain de plomb très petit à découvrir dans une main, à une distance h de la paume, qui sera exactement appliquée sur la plaque.

La silhouette de ce grain de plomb serait parfaite s'il touchait la plaque, mais elle perdra en netteté en s'en éloignant, et son image deviendra une plage dégradée du centre vers les bords, sur une étendue qui est la section sur la plaque du cône de pénombre $SS'pPP'$; et la netteté sera inversement proportionnelle au diamètre $PP' = d$ de cette pénombre (*fig.* 136).

On a deux triangles semblables :

$$SpS' \quad \text{et} \quad pPP',$$

donnant :

$$\frac{dPP'}{pD'} = \frac{D'p}{Dp};$$

ou, en remplaçant les lettres par leurs valeurs,

$$\frac{d}{h} = \frac{D}{H - h},$$

d'où :

$$d = D\,\frac{h}{H - h} = D\,\frac{h}{Dp}.$$

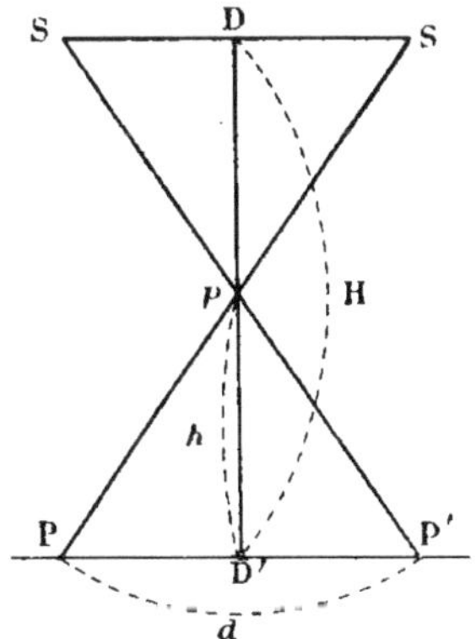

Fig. 136. — Détermination mathématique du temps de pose.

d sera donc d'autant plus grand, c'est-à-dire à finesse moins nette, que D et *h* seront grands, et D*p* petit.

Si la netteté est encore parfaite pour $d = 0^{mm},2$, l'équation $0{,}2 = D\,\frac{h}{H - h}$ déterminera les conditions de cette netteté, en fonction de tous les termes connus. La distance H nécessaire sera obtenue :

$$0{,}2\,(H - h) = Dh,$$

ou :

$$0{,}2H - 0{,}2h = Dh$$

$$H = \frac{h\,(D + 0{,}2)}{0{,}2}.$$

S'il s'agit d'un tube Colardeau où le foyer a 4 millimètres, l'on a :

$$H = 21 \text{ millimètres} ;$$

la distance de la source à la plaque doit encore être d'une vingtaine de fois la distance présumée du grain de plomb à la paume de la main appliquée sur la plaque sensible.

Si :

$$h = 0{,}01 \text{ centimètre,}$$
$$H = 21 \times 0{,}01 = 0{,}21 \text{ centimètres.}$$

Il suffit, en ces conditions, d'étincelles de 10 à 12 centimètres à fréquence rapide et de deux à trois minutes pour avoir tous les détails désirables.

Dans l'hypothèse précédente, le grain de plomb était un point, en quelque sorte, de dimensions inappréciables, un éclat, un débris de grain, ce qui n'est généralement pas le cas ; et la grosseur augmente la visibilité, la netteté. On peut alors approcher le tube à pose à 10 et même 5 centimètres de la main, et réduire le temps de pose à dix ou quinze secondes ; 15 centimètres est une moyenne.

En supposant toutes les conditions idéales trouvées, voici quelques approximations de divers temps de pose pour les membres normaux ; ces durées seront prolongées si les parties à radiographier sont épaissies, adipeuses, indurées :

BOBINE RADIGUET

	Modèle dit de 20 cm. d'étincelle.	Modèle dit de 30 cm. d'étincelle.	Modèle dit de 40 cm. d'étincelle.	
Main	5′	3′	2′	D'après (4 à 5″)
Bras	10′	6′	4′	M. Van Heurck (15 à 20″)
Avant-bras	8′	5′	3′	
Thorax — Homme	45′	30′	20′	
Thorax — Enfant de 5 ans	30′	15′	10′	
Ventre — Maigre	50′	40	30′	
Ventre — Obèse	60′	50′	40′	
Cou	30′	20′	10′	
Tête	50′	45′	40′	
Cuisse	20′	12′	8′	
Genou	30′	15′	10′	(45 à 60″)
Jambe	25′	12′	8′	
Pied	5′	3′	2′	

M. Van Heurck, comme M. Colardeau (p. 235), a pu obtenir, on le voit, des résultats exceptionnellement rapides; mais nous donnons ici les durées avec le tube Muret, durées approximatives ordinaires, pour un tube en bon état.

ARTIFICES DE VISIBILITÉ. — TÉMOINS

On augmente la visibilité par des corps témoins, quand il s'agit de petits projectiles, de corps si petits que la présence en pourrait être sinon douteuse, du moins discutée dans sa nature, confondue avec une exostose ou une légère déformation osseuse. On place un corps analogue sur la surface supérieure de la main. Si un grain de plomb, ou une aiguille, est soupçonné, on place une autre aiguille, un autre grain de plomb sur la main, on radiographie le tout, et l'identité des ombres fera reconnaître l'identité de nature du corps intérieur et du corps extérieur. Si l'on ne voit ni l'un ni l'autre, on recommence l'expérience faussée par un temps de pose insuffisant ou un tube à vide placé trop près.

Cet artifice est encore utile pour guider, quand il s'agit de grandes épaisseurs, sur la valeur photographique de la radiographie obtenue. On place entre un tronc d'adulte, par exemple, et la plaque, un anneau ou un fil métallique, des petits disques métalliques disséminés; ces témoins permettent de juger la pose et aident au développement; ils aident aussi à apprécier la nature de voiles accidentels,... et on les retrouve si les rayons de Rœntgen ont bien traversé tous les tissus; ils en font connaître le champ d'action de radiation photogénique.

PRÉPARATION DE LA PLAQUE

La plaque photographique aura été préparée d'avance, c'est-à-dire prise de grandeur convenable, la *grandeur naturelle*, la grandeur absolue de l'objet, de l'être vivant ou de la partie d'être vivant à radiographier. Les plaques couvertes d'une émulsion au gélatino-bromure d'argent seront choisies parmi les plus sensibles, c'est-à-dire les plus rapides. Il en faut de tous formats. S'il s'agit simplement d'un diagnostic médical à établir, la plaque peut être avantageusement remplacée, au point de vue de la dépense, par une feuille de papier gélatino-bromée ; il suffit de savoir qu'on a une épreuve négative, et on y fera directement les observations nécessaires.

On les trouve dans le commerce contenues dans les boîtes en bois ou en carton, enveloppées de papier noir, trois par trois ou quatre par quatre ; on aura donc à les sortir de leur enveloppe, ce qu'on devra faire dans l'obscurité ou *rapidement* à la lumière rouge, celle-ci voilant la plaque aisément, quoique beaucoup moins que la lumière ordinaire. Il existe des lampes électriques rouges et, de plus, rendues opaques, permettant au praticien cette manipulation dans son cabinet de radioscopie, qu'il peut rendre obscur à volonté, s'il a le courant du secteur, ou la lumière électrique, s'entend. La plaque sortie de sa boîte est donc rapidement enveloppée de papier noir, de papier dit à *aiguilles*. La face gélatine qui sera exposée aux rayons de Rœntgen, le verre étant au-dessous d'elle, sera dans le papier du côté opposé aux replis ; il est évidemment inutile de multiplier les causes d'opacité par les replis du papier placé sur la plaque sensible.

Les plaques peuvent ainsi se conserver indéfiniment,

quant à l'action de la lumière ; mais, pour les soustraire à l'action des rayons X jusqu'au jour de l'utilisation, il convient de les enfermer dans des boîtes opaques, en plomb par exemple, ou de les conserver dans une autre pièce que celle où l'on opère.

DIRECTION DU TUBE

Le support des tubes à vide devra être très lourd pour

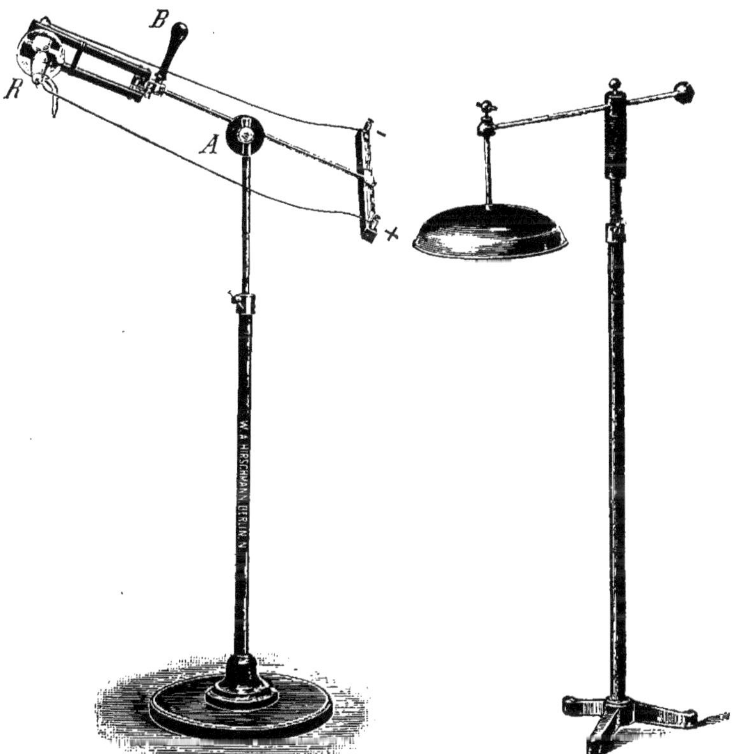

Fig. 137. — Support de tube à vide (Hirschmann).

Fig. 138. — Support avec écran convergent.

ne pas sursauter à chaque décharge dans le tube, durant des poses parfois très longues (*fig.* 137). Ce sera une colonne creuse portant, si l'on veut, un vulgaire manche à balai que l'on fixera à la hauteur convenable (*fig.* 52 *bis*, p. 113).

Un grand bras en bois, en une substance isolante quelconque (ébonite, caoutchouc durci...), terminé par une pince, servira à serrer avec du caoutchouc, du liège, la partie effilée et vide du tube, celle par où on le sépare de l'appareil pneumatique ou autre qui fait le vide. Cette pince tournera à volonté dans tous les sens, et le bras qui la porte pourra se déplacer en hauteur au gré de l'expérimentateur. Une série de tiges coudées peut encore augmenter la mobilité.

On place le support pour que l'anticathode qui lance les rayons de Rœntgen soit dirigée en ligne droite vers la région désirée. L'écran fluorescent est un bon guide. On peut encore diriger les rayons X vers le bas en plaçant une sorte de grand couvercle métallique au-dessus du tube à vide (*fig.* 138).

OPÉRATION PHOTORADIOGRAPHIQUE

Tout étant prêt, le courant continu inducteur amené à son interrupteur, la bobine réglée et prête à marcher, le support et le tube fixés comme il convient, on installera alors le malade le plus commodément possible, pour qu'il éprouve la fatigue minimum et surtout peu ou point le besoin de bouger qui ferait se superposer les images.

On ne peut pas tracer ici de règles absolues, la position à donner au patient dépendant de la partie à radiographier, de son état... C'est une question d'habitude et d'expérience pour le praticien. Tantôt on placera le malade le mieux assis possible, le pied placé sur un petit banc, la plaque dessous, le tube à vide au-dessus. Tout le matériel radioscopique de

M. Seguy, la table avec glissières où l'on peut coucher le malade, sera indiqué; mais alors on devra fixer la plaque sous une planchette pouvant supporter le poids du malade et ne pas se rompre.

Les enfants pourront être contenus par des bandes de linge, s'il est nécessaire.

Pour une main, on fera asseoir le patient sur une chaise dure contre une table, de façon que le coude et l'avant-bras reposent sans charge comme la main elle-même. Le tube est au dessous, à une distance variable avec chaque cas et que nous allons également indiquer ici, approximativement, et en indiquant la nature du tube employé (*fig.* 134, p. 265).

L'opération radiographique devra toujours être aussi courte que possible, et il vaut mieux l'abréger si l'on constate que le malade va remuer et, par suite, fausser sa radiographie.

Le choix du tube importe selon la finesse cherchée dans les détails. Le tube de M. Colardeau, placé pour une main à 10, 15, 20, 25 centimètres, selon l'épaisseur de la main et le calme supposé au malade, montrera facilement les cristaux d'acide urique de la goutte, ou une fine aiguille égarée dans les tissus.

Supposons toujours une main : on comprend que le papier noir enveloppant la plaque photographique sera bientôt échauffé, cela inégalement, et la pellicule gélatino-bromée atteinte par la sueur. Dans les poses un peu longues (pour de faibles bobines) cet accident est inévitable et au développement de l'image produit des effets différents, selon qu'il s'agit d'une région demeurée sèche ou d'une région humide de la plaque. Il faut donc interposer entre la main et la plaque une feuille très mince de celluloïd ou de quelque autre substance ne se laissant pas traverser par la sueur. On a construit des châssis *ad hoc* (*fig.* 139). Une feuille d'aluminium de 1 ou 2 dixièmes de millimètre facilite la diffusion de la chaleur dans les poses très longues, et cette chaleur, faisant dégager l'humidité du papier, donnerait les mêmes accidents que la sueur. Si on n'a pas autre chose sous la main, une feuille mince de papier d'étain qui enveloppe le chocolat pourra être utilisée ; sous cette faible épaisseur, peu de rayons X seront absorbés par l'étain, et la chaleur se transmettra également dans la couche sensible.

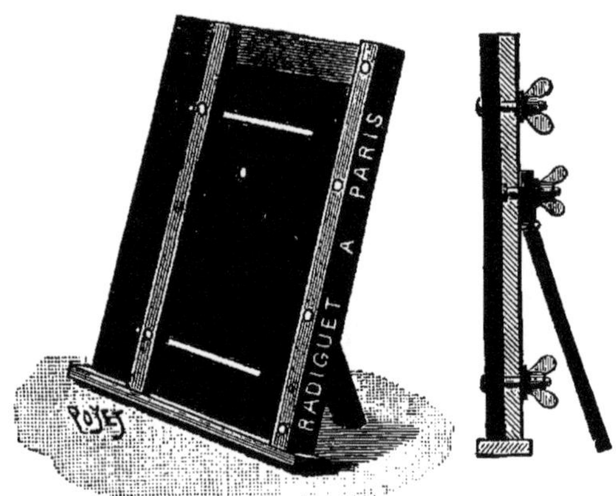

Fig. 139. — Châssis pouvant prendre toutes les positions.

Il faut encore fixer ces feuilles adjuvantes pour qu'elles ne glissent pas et ne fassent pas déplacer la plaque sensible. Des punaises maintiendront la feuille de celluloïd, d'aluminium ou d'étain, sur la table s'il s'agit d'une main, sur le petit banc placé sous le pied s'il s'agit de cette partie du corps.

Toutes ces précautions prises et l'immobilité obtenue, on ferme le circuit inducteur, on règle les interruptions, plus lentes qu'en radioscopie ; on constate que l'anticathode atteint le bon rouge pour une étincelle de 10 à 12 centimètres, et il suffit pour une main d'un temps de pose d'une à deux minutes.

Si l'on opérait dans l'obscurité et que rien ne pût détériorer la plaque, il serait absolument inutile de l'envelopper de quoi que ce soit.

L'étincelle doit avoir un minimum de 5 centimètres.

DISPOSITIFS RADIOGRAPHIQUES

Les dispositifs des constructeurs ne se sont pas fait attendre. M. Seguy alimente le circuit primaire de sa bobine par une batterie de piles; le circuit secondaire de la bobine est relié aux deux électrodes filiformes du tube à vide; à une certaine distance est placée la plaque sensible enveloppée de plusieurs feuilles de papier noir; enfin l'objet à radiographier, enfermé dans une boîte de carton ou de bois, est posé sur la plaque, non loin de l'ampoule. De petits accumulateurs, une bobine ou un transformateur, le tube à vide et l'écran, le tout contenu dans une boîte de 28 ou de 34 kilogrammes, constituent sa *lorgnette humaine* déjà citée et d'utilisation radiographique possible. M. Radiguet a sa batterie à treuil.

MM. Ducretet et Lejeune ont également leur dispositif; le circuit secondaire d'une bobine d'induction, dont le primaire reçoit un courant de piles, est relié aux deux électrodes du tube de Crookes, porté par un support qui permet son déplacement dans tous les sens. Sur le socle de ce support est le châssis contenant la plaque sensible supportant l'objet à radiographier, et fermé à sa partie supérieure par une feuille mince de celluloïd ou d'aluminium.

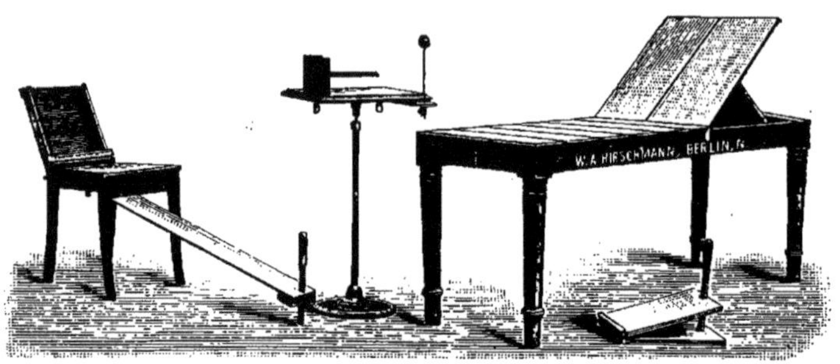

Fig. 140. — Dispositif radiographique Hirschmann.

M. Hirschmann, de Berlin, se sert de fauteuils ou de lits analogues à ceux utilisés en gynécologie (*fig.* 140).

CONCENTRATION DES RAYONS X

Il y a intérêt, au point de vue de la rapidité, à être aussi près que possible de la plaque sensible, bien qu'en réalité ce ne soit pas indispensable ; mais, pour en comprendre l'utilité et s'en rapprocher le plus possible, il suffira de se rappeler que l'intensité des rayons de Rœntgen, comme de presque toutes les forces connues, est régie par la loi de l'inverse du carré des distances.

On n'avait pu concentrer encore, avant notre ampoule (p. 240), en un point connu par la réflexion bi-cathodique, les rayons radiographiques ; nous l'obtenons, ce qui assure la netteté de l'image; celle-ci est encore obtenue dans de certaines proportions par un éloignement convenable de l'ampoule, entre 10 et 50 centimètres; 15 centimètres est une bonne distance moyenne.

S'il s'agit d'une partie épaisse de la charpente humaine (bassin, thorax, jambe), les os porteront une ombre considérable, et, pour diminuer celle-ci, le tube devra être plus éloigné que s'il s'agit de la main, par exemple, de façon à émettre un faisceau de rayons parallèles qui comprennent exactement l'os et réduisent l'ombre au minimum. La pose est évidemment plus longue.

L'interposition d'un diaphragme en verre épais augmente, comme l'éloignement modéré, la netteté aux dépens de la rapidité. Celle-ci est encore limitée par la chaleur susceptible d'être supportée par l'ampoule, sans fondre : l'anticathode s'échauffe fortement, et nous avons vu les divers moyens pour diminuer l'élévation de température. M. Breton fait circuculer un courant d'eau froide. M. d'Arsonval plonge dans une petite cuvette en celluloïd remplie d'eau la paroi anticathodique; les rayons ne sont que peu absorbés; mais cette méthode ne peut s'appliquer à toutes les ampoules, surtout aux ampoules à anticathode interne ou à action dite indirecte.

CHOIX DE L'INTERRUPTEUR DE LA BOBINE

Nous avons dit que les interruptions du trembleur ou, mieux, du courant de la bobine devaient être plus rapides en radioscopie qu'en radiographie (Trembleurs Radiguet, *fig.* 141, et Chabaud, *fig.* 142, et p. 108). MM. J. Chappuis et E. Nugues ont fait à ce sujet d'intéressantes expériences facilitées par l'électroscope de M. Hurmuzescu; ayant fait varier de 3 à 50 par seconde le nombre d'interruptions donné par un interrupteur de Foucault, ils constatèrent, par la rapidité de la décharge électroscopique et son instantanéité sans prolongement, que le maximum de production des rayons de Rœntgen avait lieu dans le voisinage de 10 inter-

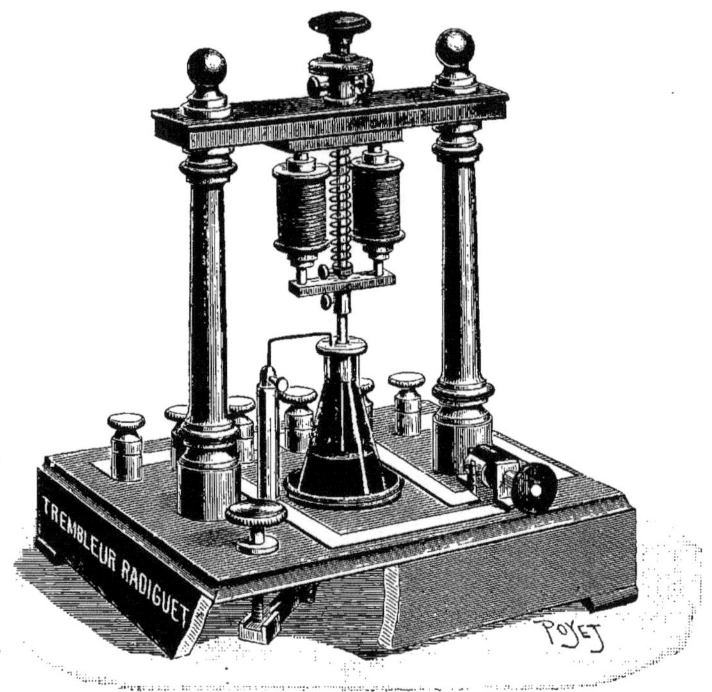

Fig. 141. — Nouveau trembleur à mercure [1] (Radiguet).

ruptions par seconde. On radiographia alors le trembleur de la bobine en mouvement, et l'on obtint une image absolument nette de l'instrument immobilisé dans sa position de rupture, et cela même après une pose très prolongée comportant 36.000 interruptions. La fréquence des interrup-

[1] Basé sur le principe de Foucault, il se règle d'une façon telle que le trembleur peut être employé pour la radioscopie : les oscillations sont régulières et assez nombreuses.

tions favorise le renouvellement des actions dans le tube à vide et la puissance totale des effets qui devrait donc être proportionnelle au nombre des décharges, mais l'expérience prouve qu'avec l'augmentation de ce nombre la puissance des courants induits diminue, que la longueur des étincelles est moindre. Ainsi une étincelle de 21 centimètres produite par trois décharges se réduisait à 5 centimètres pour 50 interruptions. Il se produit donc deux phénomènes qui sont en raison inverse l'un de l'autre, mais qui varient avec chaque bobine, tout en restant vrais dans leur ensemble. L'interrupteur à mercure augmente l'action ; d'après M. Chappuis, il est d'un bon rendement en rayons radiographiques; si on le substitue à un trembleur métallique ordinaire, le temps de chute des feuilles d'or dans l'électroscope varie de 40 à 1, le rapport des temps de pose radiographique étant le même ; pour lui, ce résultat est dû à la différence de rupture dans l'air ou l'alcool.

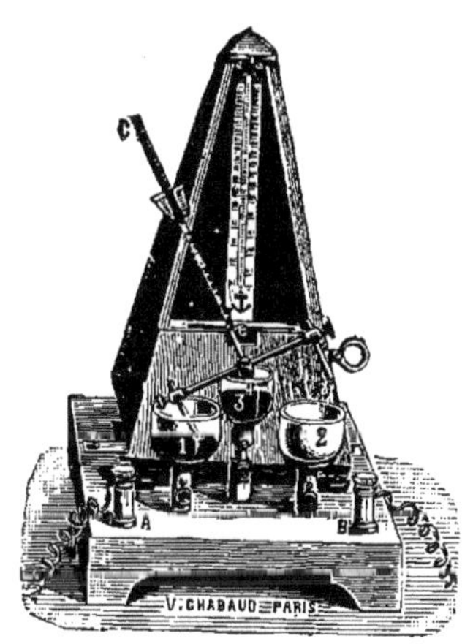

Fig. 142. — Interrupteur Chabaud.

AUGMENTATION DE L'INTENSITÉ DES RAYONS

La propriété des rayons cathodiques d'être déviés par l'aimant, tandis que les rayons de Rœntgen ne le sont pas, a été utilisée en plaçant un aimant dans l'ampoule ou dans son voisinage immédiat. C'est un moyen d'augmenter la puissance et la netteté des images. Pour cela, MM. Imbert et Bertin-Sans ont placé à la partie supérieure de l'ampoule un aimant en **U** qui attire à lui les rayons cathodiques ; les rayons X vont à la paroi opposée qui devient l'anticathode. Un diaphragme limite, vers l'objet à radiographier, l'arrivée des rayons. On fait ainsi varier la position de l'anticathode en déplaçant l'aimant et l'ampoule.

Les substances luminescentes placées dans l'ampoule ou au voisinage ont également été préconisées pour diminuer le temps de pose (Lannelongue, C. Henry).

MANIPULATIONS PHOTOGRAPHIQUES

Supposons la radiographie obtenue, c'est-à-dire la plaque sensible impressionnée par les rayons X. Si on laissait telle quelle cette plaque, elle finirait bientôt de s'influencer (noircirait) par la lumière ordinaire, comme toute plaque photographique, et l'on aurait fait une besogne inutile. Il faut donc se livrer à une série de manipulations faites si communément aujourd'hui que les photographes amateurs sont légion. Si le praticien ne peut, faute de temps ou d'expérience, se livrer à ces opérations d'ordre chimique, il peut confier à un photographe sa plaque sensible toujours recouverte de son papier noir ; mais il la doit soustraire immédiatement à toute action ultérieure et insidieuse des rayons X. En attendant les manipulations qui *révèleront*, *développeront* et *fixeront* l'image, la plaque sera enfermée dans sa boîte doublée de plomb, ou placée dans une autre pièce de l'appartement.

DÉVELOPPEMENT DU CLICHÉ

Le *développement* se fera comme pour une plaque photographique quelconque. Il faut ici des clichés heurtés à fortes oppositions. Le bain révélateur doit fouiller profondément, atteindre toute la gélatine jusqu'à la lame de verre, comme l'ont fait les rayons rœntgéniques : le gélatino-bromure étant peu absorbant pour eux. Le *halo des plaques épaisses*, habituellement redouté des photographes, n'est pas à craindre, puisqu'il n'y a pas eu de réflexion régulière des rayons dans la masse gélatino-bromée.

Un bon révélateur est nécessaire. Il en existe des quantités de formules, on n'a que l'embarras du choix. Le révélateur sera rapide, devra donner tous les détails possibles; on doit gagner du temps et éviter tous les risques de jaunissement et de décollement, et arriver à un fixage très rapide.

Les bons révélateurs ne sont pas rares, mais sont chers; c'est leur seul défaut. Voici une formule donnée par M. A. Buguet pour les praticiens qui aimeront préparer eux-mêmes leurs produits :

Dissoudre dans 1.000 centimètres cubes d'eau distillée ou pure, à chaud, 200 grammes de prussiate jaune de potassium (ou ferrocyanure de potassium), dissoudre ensuite 100gr,00 de sulfate de soude (prendre de préférence de beaux et gros cristaux non effleurés, bien transparents). Cesser de chauffer et ajouter 15 à 20 grammes d'hydroquinone. Après refroidissement, ajouter en plaques bien sèches 15 grammes de soude caustique. La dissolution de toutes les substances étant parfaite, on décantera dans des flacons petits, très bien remplis, très bien bouchés. En ne laissant pas en vidange ce bain, on le conservera indéfiniment.

M. G. Brunel préfère mettre, dans un litre, 20 grammes d'iconogène, 150 grammes de sulfate de soude, 100 grammes de carbonate de potasse, et verser sur le tout 1.000 centimètres cubes d'eau chaude. Laisser refroidir. Ce révélateur sert jusqu'à épuisement complet.

On doit garder le vieux bain dans un flacon séparé, et on commencera le développement en ajoutant au vieux bain 1/3 ou 1/4 de bain neuf.

Ce révélateur est verdâtre lorsqu'il vient d'être préparé; il brunit légèrement par la suite, mais ne perd pas de ses qualités. Il coûte bon marché: un litre revient à 2 francs et peut servir pour 3 douzaines de plaques 18×24, ce qui donne pour chaque plaque 6 centimes environ. L'image viendra instantanément et s'achèvera en quelques minutes: l'action se ralentira en raison de l'ancienneté du bain.

Cette opération du développement se fera, comme l'empaquetage des plaques, à la lumière rouge; elle se fait dans une cuvette où l'on place la plaque, la face gélatino-bromée au dessus; on la submerge d'un seul coup par la dose voulue de révélateur. La surface entière bien couverte, on suivra le développement en balançant régulièrement la cuvette. On sait qu'on a là un cliché, une première épreuve négative où les blancs apparaissent en noir, et les noirs en blanc: on verra donc apparaître en blanc les os sur un fond moins blanc représentant les chairs, et qui deviendra grisâtre. Lorsqu'en regardant le dos de la plaque le fond est devenu uniformément noir et qu'il ne reste plus de blancs purs, le développement a épuisé son effet.

L'image n'apparaît pas toujours instantanément comme avec le révélateur précédent.

D'autres révélateurs exigent deux liquides conservés dans

des flacons séparés ; nous les indiquerons, car ils sont purement minéraux et peuvent se trouver plus facilement. Mais voici encore quelques formules simples à l'hydroquinone.

Himly fait dissoudre dans 1.000 grammes d'eau :

Sulfite de soude	140	grammes
Soude caustique	70	—

Les sels étant fondus, on ajoute 1 gramme d'hydroquinone.

Vögel conseille cette formule pour les plaques sujettes au voile :

Eau	1.000	grammes ou cmc.
Sulfite de soude	70	—
Carbonate de soude	25	—
Hydroquinone	25	—

Balagny préconise :

Eau	1.000	grammes
Sulfite de soude	75	—
Carbonate de soude	150	—
Hydroquinone	10	—

M. L. Tranchant conseille :

Eau	100	grammes
Sulfite sodique	7	—
Carbonate sodique	15	—
Hydroquinone	1	—

Eosine : de quoi colorer le bain en rose.

Enfin une autre excellente formule, pas chère et très énergique, fournissant un révélateur jusqu'à épuisement :

Sulfate de soude	100	grammes
Carbonate de potasse pur	50	—
Hydroquinone	7	—
Métol	3	—

Verser dessus :

Eau chaude ou distillée...........	1.000 cmc.

On se sert des bains vieux, en ajoutant, comme pour le révélateur à l'iconogène, quelques centimètres cubes de bain neuf.

Le bain révélateur, appelé souvent *réducteur*, puisqu'il dissout l'excès des substances, celles non réduites par la lumière, était au début plus simple ; il y a quinze à vingt ans, nous employions :

Solution de sulfate de protoxyde de fer à 30 0/0..	1 partie
Solution d'oxalate neutre de potasse à 30 0/0....	3 parties

pris dans deux flacons séparés et que l'on versait, soit en même temps, soit après mélange immédiat du sel de fer dans l'oxalate, sur la plaque sensibilisée. Si nous indiquons cette formule d'antan, c'est à cause de sa simplicité et pour sa facilité à se la procurer, même dans l'endroit le plus éloigné de toute autre photographie, au cas de pénurie des autres révélateurs à l'hydroquinone ; mais elle s'altère rapidement. Ceux-ci sont évidemment plus rapides. Tous doivent couvrir instantanément la plaque et être promenés sur elle dans tous les sens, afin de bien chasser les bulles d'air qui produiraient des taches. Il n'est cependant pas nécessaire d'agiter continuellement la cuvette, il suffit que la plaque soit bien recouverte par le révélateur. Les bords de la plaque, s'il n'y a pas production de voile, doivent rester d'un blanc pur.

L'opération demande une minute à un quart d'heure, selon la sensibilité des glaces. Si le temps est plus long, c'est que la pose est insuffisante ou le bain trop usé. Avec un bon révélateur, si ce cliché n'a pas vu le jour, l'image n'est jamais voilée. On doit surveiller le développement pour l'arrêter à temps, si le temps de pose a été trop prolongé, ce qui peut arriver en radiographie où l'on tâtonne encore, et pour longtemps, peut-être !

FIXATION DU CLICHÉ

L'image étant révélée, il convient de la fixer. On la lave d'abord à grande eau, ou, si l'on est limité par la place, tout radiographe pouvant n'avoir pas de cabinet spécial de photographie[1], on laissera longuement (quelques minutes) tremper l'image dans une grande cuvette remplie d'eau. Quand le cliché aura perdu toutes les traces de gélatino-bromure non influencé, ce que l'on reconnaîtra en regardant le dos de la plaque et en constatant qu'elle a perdu jusqu'à ses dernières traînées blanchâtres, il conviendra de la *fixer*, c'est-à-dire de la rendre désormais inaltérable, c'est-à-dire de la pouvoir ensuite exposer à la lumière sans voir l'image noircir et disparaître.

Selon la nature de la plaque, on emploiera diverses substances, l'ammoniaque pour le chlorure d'argent ; mais, comme nous opérons au gélatino-bromure d'argent, nous recourrons au bain suivant :

Eau......................	1 litre
Hyposulfite de soude.......	150 à 200 grammes

[1] Nous rappelons ce que nous disions lors de l'empaquetage des plaques dans le papier à aiguilles : que l'obscurité faite pour la fluoroscopie par un rideau noir peut servir, avec des lampes électriques rouges et opaques, à constituer au médecin radiographe un véritable cabinet photographique. En outre, les appareils d'irrigation, de lavage, aujourd'hui indispensables pour l'asepsie, peuvent servir au praticien pour ses manipulations et lavages photographiques.

Ou le bain acide suivant qui risque de décoller la gélatine :

Eau........................	1 litre
Hyposulfite..................	200 grammes
Acide sulfurique	1 —

On préférera :

Hyposulfite de soude..........	150 grammes
Sulfite de soude..............	50 —
Eau........................	1 litre

Après un lavage final et complet pour faire disparaître toutes traces d'hyposulfite [1], on peut aluner les clichés, ce qui peut encore se faire avant le fixage et a pour avantage de durcir la gélatine et l'empêcher plus tard de moisir et de s'altérer, avec la solution suivante :

Eau........................	1 litre
Alun........................	100 grammes

On peut faire un bain unique d'alun et d'hyposulfite, en faisant dissoudre, chacune séparément, les substances dans de l'eau bouillante et en les mélangeant ensuite :

Hyposulfite de soude...........	150 grammes
Alun........................	50 —
Eau........................	1 litre

Le cliché est ainsi devenu transparent; on le lave à

[1] Le sel restant se cristalliserait au bout de quelques jours et produirait de grandes taches blanchâtres.

Si ce phénomène se produisait, il n'y aurait qu'à tremper les plaques dans l'eau pendant quelques heures, et laisser sécher ensuite. En général, il faut après le bain d'hyposulfite un lavage à l'eau courante de deux à trois heures, ou laisser tremper pendant cinq à six heures dans de l'eau fréquemment renouvelée.

grande eau pour le bien débarrasser de tout excès d'hyposulfite; puis, on le fait sécher à l'abri de la poussière. En le trempant dans l'alcool, le séchage est plus rapide.

Le *formol* rend la gélatine imputrescible et insoluble, même dans l'eau bouillante (10 centimètres cubes de la solution commerciale de formol pour 100 centimètres cubes d'eau); le cliché plonge cinq minutes dans la solution étendue de formol qui remplace alors avantageusement l'alun.

On *renforce* un cliché trop faible en le plaçant, après fixation et lavage, dans une solution de bichlorure de mercure à 5 0/0 avec 5 grammes de sel de cuisine où on le *laisse blanchir d'autant plus qu'on veut lui donner plus de vigueur*. On le lave ensuite à grande eau, et on le plonge dans un mélange de 2 ou 3 parties d'ammoniaque pour 7 ou 8 parties d'eau ordinaire. Les parties blanches disparaissent alors, on lave abondamment à l'eau courante et on laisse sécher.

On diminue, on *descend* un cliché s'il a trop de pose, trop de développement, si un peu de jour a agi, par les mélanges suivants :

Eau de Javel du commerce (Hypochlorite de soude ou de potasse).	2 parties
Eau ordinaire..................	1 —

On verse avec soin, on frotte partout la gélatine avec le doigt, et légèrement, avec :

Eau.........................	100 grammes
Hyposulfite...................	15 —
Solution de prussiate..........	20 —

On laisse le cliché dans ce mélange qui ne peut servir qu'une fois.

Avant le fixage, on plonge le cliché, jusqu'à ce que le voile noir paraisse à peu près gris, dans le bain suivant :

Eau.........................	100	grammes
Sulfate de cuivre............. ..	4	—
Chlorure de sodium............	5	—

Ces trois solutions peuvent se remplacer (G. Brunel) par l'immersion dans les solutions suivantes, mélangées au moment de l'usage :

Solution d'hyposulfite de sodium à 5 0/0.....	100 cmc.
Solution de ferricyanure de potassium à 5 0/0.	100 —

Dès que la solution de ferricyanure passe de la teinte verdâtre à la couleur bleue, il faut la rejeter.

On lave à grande eau le cliché fixé, renforcé ou descendu et on le sèche. On peut l'examiner directement ou tirer des épreuves positives.

Les pellicules gélatino-bromées seraient traitées de même.

ÉPREUVES POSITIVES

On peut faire tirer les *épreuves positives* par des professionnels ou les obtenir soi-même. On trouve dans le commerce des papiers au gélatino-bromure d'argent qui se développent comme les plaques. On peut obtenir des épreuves en opposant ces papiers à la lumière du soir, d'une bougie, du gaz, d'une lampe à pétrole. M. L. Tranchant indique les durées suivantes de pose avec un bon cliché, durées qui, d'après M. Brunel, ne seraient que des coefficients :

1″	à la lumière du jour.	
8″	—	du gaz (bec ordinaire).
21″	—	du pétrole (bec de 18 lignes).
44″	—	de bougie.

Ces lumières ont donc des rayons ultra-violets, ce que les expériences du Dr Boudet de Paris, citées en l'historique, ont déjà prouvé.

Le châssis ne devra pas être placé en plein soleil, sous peine d'avoir une épreuve voilée. Si le cliché est doux, une lumière très faible lui convient; s'il est dur, la lumière du jour est indiquée. La rapidité d'impression ne doit pas être recherchée, car elle donne des tons gris.

On *vire* l'épreuve sortie du châssis, c'est-à-dire qu'on lui enlève son ton rouge désagréable, en la plongeant dans le bain :

Eau distillée..................	1.000	grammes
Acétate de soude.............	30	—
Chlorure d'or................	1	—

Ce bain ne doit pas être préparé séance tenante. Il lui faut au moins douze heures pour être devenu parfaitement incolore et que la *teinte jaune du chlorure d'or ait disparu.* Il ne se conserve pas longtemps et, neuf, ne doit pas être mélangé à un bain ayant déjà servi.

On fixe ensuite l'épreuve, en la plongeant et l'humectant bien de suite dans le bain de *fixage :*

Eau........................	1.000	grammes
Hyposulfite de soude..........	200	—

On peut fixer en même temps plusieurs épreuves, on les met une à une dans le bain, on agite pour bien mouiller l'épreuve ajoutée, et ainsi de suite.

LECTURE DE LA RADIOGRAPHIE

En possession d'une radiographie, il faut l'interpréter, ce qui est facile s'il s'agit de corps étrangers métalliques, ce qui est déjà plus difficile quand il s'agit d'apprécier leur distance à la surface extérieure de l'être vivant, et ce qui exige un long apprentissage pour les diagnostics pathologiques, à moins que la certitude de ceux-ci ne soit que corroborée par l'examen radiographique. On doit se rappeler que le cliché donne l'objet comme s'il était placé devant une glace, et on peut d'ailleurs l'y mettre, ou simplement le retourner, pour l'examen. Encore est-il des régions très épaisses où l'incertitude se double de l'opacité des tissus, cerveau...

Pour une balle dans le cerveau, par exemple, en admettant sa possibilité d'enregistrement aux rayons X, ce qui, pour la région du rocher par exemple, est encore bien vague et n'a été obtenu qu'une fois (Péan, p. 354), il en faudra connaître la profondeur. Une première radiographie de la tête reposant sur l'oreille droite donnera, dit M. Buguet, la distance de la balle au plan tangent au sommet de la tête et au plan perpendiculaire au premier et tangent à la surface postérieure. La distance connue du projectile au plan perpendiculaire aux deux premiers et tangent à la surface de la tête déterminerait sa position exacte; une seconde radiographie de la tête reposant par sa face postérieure sur la plaque photographique donnera cette indication. La source doit être assez éloignée pour être contenue dans les plans tangents considérés. Trois coordonnées par rapport à trois plans rectangulaires bien définis localiseront la balle, aideront le chirurgien à connaître la possibilité de l'extraction, et en la permettant s'il y a lieu. Les manifestations nerveuses ou mentales de l'individu seront ainsi attribuées à leurs vraies causes : la compression ou la lésion de tel ou tel territoire cérébral.

DÉTERMINATION DE LA SITUATION D'UN CORPS ÉTRANGER

Mais cette méthode n'est pas toujours applicable; aussi MM. Buguet et Gascard, professeurs à l'École de médecine de Rouen, ont trouvé un autre procédé, géométrique, et communiqué par eux à l'Académie des Sciences[1] (30 mai 1896).

Il s'agit encore d'un grain de plomb, et la méthode des triangles semblables pour apprécier le temps de pose va être de nouveau appliquée pour définir la position précise du corps étranger dans la main.

On place celle-ci sur la plaque sensible, la source au dessous, à une distance de la plaque H = 200 millimètres, un peu vers la droite du malade, à 50 millimètres par exemple de la verticale passant par le grain de plomb. On pose soixante secondes par exemple, ce qui est une bonne durée.

On transporte alors, sans rien déplacer sur la table, le tube parallèlement à lui-même d'une distance D = 100 millimètres vers la gauche de l'opérateur.

On s'est arrangé dès le début pour que le plan vertical contenant le chemin parcouru contienne aussi le grain de plomb ou en soit très voisin.

On connaît toujours avec assez d'approximation la position du grain de plomb pour réaliser cette condition

[1] A. Buguet, *Technique médicale des rayons X*. Paris, 1896.

On développe le cliché et l'on trouve deux ombres portées par le grain de plomb, distantes, par exemple, pour les centres des deux pénombres, de $d = 5$ millimètres. Cherchons maintenant la distance h du grain de plomb à la face palmaire supposée appliquée sur la plaque sensible.

Les triangles semblables (*fig.* 143) pSS' et pPP' donnent le rapport :

$$\frac{pD'}{Dp} = \frac{PP'}{SS'} \quad \text{ou} \quad \frac{h}{H - h} = \frac{d}{D}$$

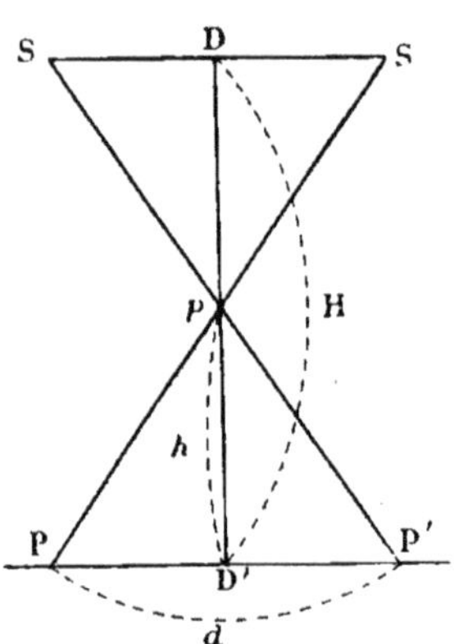

Fig. 143. — Calcul des distances (Gascard et Buguet).

Si l'on ajoute au dénominateur le numérateur, on a :

$$\frac{h}{H - h + h} = \frac{d}{D + d},$$

ou :

$$\frac{h}{H} = \frac{d}{D + d},$$

d'où :

$$h = H \frac{d}{D + d},$$

et avec les dimensions supposées :

$$h = 200 \frac{5}{100 + 5} = \frac{1\,000}{105} = 10 \text{ environ.}$$

La distance du grain de plomb à la plaque était donc de 10 millimètres environ sur une verticale passant par le milieu D' de la distance des deux pénombres. Le chirurgien marquera ce point sur la peau au nitrate d'argent ou au crayon dermographique, et il n'aura plus qu'à opérer.

Si ce point D' est difficile à déterminer, on peut encore former un triangle sur la peau, en collant aux trois sommets des petits morceaux de plomb découpés et de forme différente. On pose la main ainsi armée sur la plaque sensible et on radiographie comme précédemment. Le cliché, cette fois, portera en outre les trois ombres, et le point D′ sera déterminé.

Quand on ne peut prendre deux radiographies dans un plan différent, MM. Gascard et Buguet proposent d'opérer, après une première radiographie décelant le corps étranger, de la main par exemple, d'y diriger les rayons de deux ampoules, ou deux faisceaux d'une même ampoule limités par un diaphragme percé de deux trous. La droite joignant les deux sources d'émission doit se trouver sur le plan passant par l'extrémité du corps étranger dont on veut connaître la profondeur et perpendiculaire à la projection de ce

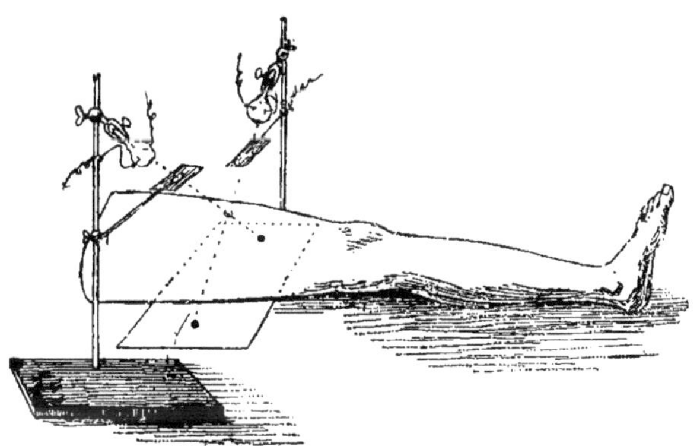

Fig. 143 *bis*. — Appréciation des distances (dispositif Brunel).

corps sur la plaque sensible qu'impressionne la main. On mesure la distance des sources entre elles et leur distance commune à la plaque, on obtient deux pénombres de l'aiguille sur lesquelles on mesure la distance des pénombres portées par l'extrémité de l'aiguille ; un calcul simple, analogue au précédent, donne la distance de cette extrémité à la plaque sensible et, par suite, sa profondeur sous l'épiderme.

M. Georges Brunel[1] dispose (*fig.* 143) deux ampoules, montées en série et reliées à un seul transformateur, dans un sens différent, et a deux images simultanées dont la distance entre elles et les ampoules permettra de construire sur le papier un triangle dont la hauteur sera la distance de la plaque à l'élément étranger; étant données l'épaisseur du corps radiographié et cette situation, on a finalement, par une simple soustraction, la place exacte,

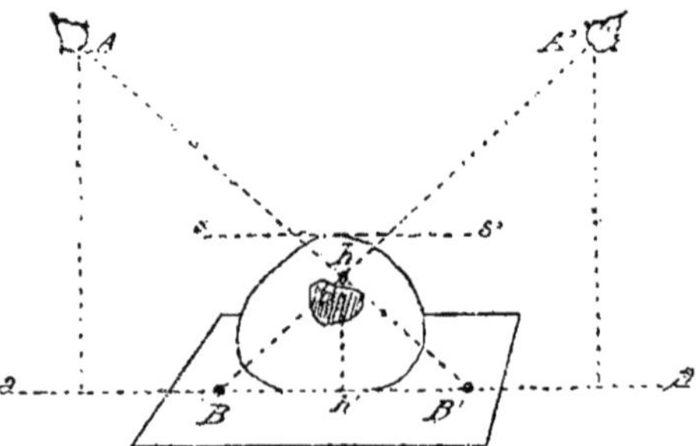

Fig. 144. — Calcul des distances (Brunel).

sur une même verticale, de ce corps étranger (*fig.* 144). Ce procédé est évidemment plus simple que le précédent.

Le tube à vide Foveau de Courmelles (*fig.* 145) permet, par la simple triangulation en fonction de la distance des milieux des anticathodes, des distances de leurs prolongements au point d'intersection où l'on place le corps à radiographier, de l'épaisseur de celui-ci, de la largeur de l'image (p. 240)[2] et de la perpendiculaire menée du milieu de cette ligne au corps étranger qui doit recevoir radioscopiquement le maximum de lumière, de connaître la distance

[1] G. Brunel, *Manuel de radiographie et de radioscopie*. Paris, 1897.

[2] Foveau de Courmelles et G. Seguy, *Expériences faites sur un nouvel appareil cathodique, générateur de rayons X, possédant deux ou plusieurs ampoules greffées sur un même circuit gazeux. Comptes Rendus de l'Académie des Sciences*, 12 avril 1897 (pp. 186 et 240).

de ce corps à la peau, au moyen de la radiographie prise et des dimensions connues et portées sur le papier, reconstruisant ainsi le triangle formé avec les milieux des anti-

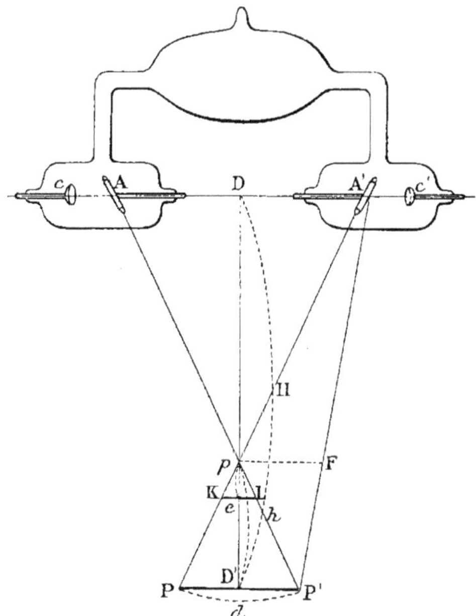

Fig. 145. — Calcul des distances (Foveau de Courmelles).

cathodes et le corps étranger ou l'organe le renfermant comme sommets.

Des calculs d'angles en fonctions de ces lignes et de sinus et de cosinus permettent également la résolution du problème.

On a dans les triangles semblables ApA' et PpP' :

$$\frac{pD'}{PP'} = \frac{pD}{AA'}$$

ou, en remplaçant les lettres par leurs valeurs et ajoutant numérateurs et dénominateurs :

$$\frac{pD'}{PP'} = \frac{DD'}{AA' + PP'}$$

$$pD' = PP' \times \frac{DD'}{AA' + PP'}$$

$$h = H \frac{d}{D + d};$$

ou encore en fonction des angles connus formés par les anodes avec l'axe, on a :

$$pD = AD \text{ tg } A.$$

Ce qui donnera, par soustraction, l'inconnue.

Cette question de situation dans l'organisme des corps intéresse tellement les médecins et les malades, qu'il nous faut encore signaler la récente communication de M. Marey, à l'Académie de Médecine, au nom de MM. Remy et Contremoulins (6 avril 1897) ; il est question d'un appareil *ad hoc*, « encore théorique, rapide et précis », dit le Dr Marey, et basé sur les principes de lever des plans, du colonel Laussedat [1].

Voici, du reste, la partie importante du texte de cette communication importante [2].

« Les auteurs de la présente note ont appliqué, l'an dernier, la radio-photographie sur un malade rendu aveugle par une balle de revolver logée dans le crâne. Le projectile, entré par le temporal droit, devait, d'après les signes cli-

[1] La construction en reviendrait à deux mille cinq cents francs. « ... Ce qui excède les limites des dépenses d'un laboratoire de l'État... »

[2] *Nouveau perfectionnement des applications chirurgicales des rayons* X, par MM. Rémy et Contremoulin, — d'après le journal *La Radiographie*, du Dr Paulin Méry, 10 avril 1897.

niques, se trouver sur le trajet du nerf optique gauche. Une épreuve radiographique montra, en effet, qu'un projectile du calibre de 6 à 7 millimètres semblait occuper, à l'intérieur du crâne, la fosse qui sépare les deux orbites et qu'il paraissait être logé en avant du chiasma des nerfs optiques et en arrière de la lame criblée de l'ethmoïde.

« L'opération faite récemment par M. Rémy sur ces données sommaires montra que le projectile n'était pas exactement à l'endroit supposé. L'opérateur put insinuer son doigt entre le cerveau et le crâne, mais il explora vainement la fosse inter-orbitaire jusqu'à la selle turcique ; la face inférieure du lobe antérieur du cerveau et même la lame criblée de l'ethmoïde. Au cours de cette exploration, le chirurgien croit avoir senti le projectile hors du crâne, à la partie profonde de l'orbite.

« Cette première opération, qui heureusement n'a pas eu de mauvaises suites pour le malade, n'a donc pas atteint le but proposé, parce que la radiographie n'a pas déterminé avec assez de précision la place du projectile.

« Pour éviter à l'avenir de pareilles incertitudes, M. Rémy engagea M. Contremoulins à perfectionner le mode d'emploi des rayons X. Celui-ci, après quelques essais, annonça qu'en recourant à la méthode de lever des plans du colonel Laussedat il déterminerait exactement la position du projectile par rapport à trois points fixes pris à l'extérieur du crâne, et que, sur ces données, il pourrait même construire un instrument spécial qui conduirait à coup sûr une tige mousse sur le projectile lui-même.

« Avant d'appliquer sur le vivant la méthode proposée, M. Rémy la voulut soumettre à une épreuve décisive.

« Dans un crâne sec, une balle de revolver fut introduite par le trou occipital. Cette balle, entourée de coton enduit de colle, se fixa à l'intérieur du crâne en un lieu inconnu de l'opérateur; c'est ce lieu qu'il fallait déterminer d'une manière précise. Voici comment M. Contremoulins procéda.

« *Dispositif pour la prise des images radiographiques.* — Deux planches étant assemblées entre elles à angle droit, on a fixé à l'intérieur de cet angle des gabarits de bois dont le contour épouse exactement la forme du crâne, depuis le haut du front jusqu'au milieu de l'occipital.

« Cet assemblage étant fixé au crâne d'une manière immuable, on adapte sur l'un des côtés un châssis photographique pouvant recevoir des plaques de la dimension 24×30. De l'autre côté du crâne, des supports vissés au bâti portent deux tubes de Crookes perfectionnés, situés à $0^{m},20$ l'un de l'autre. En faisant agir tour à tour chacune de ces lampes, sur une plaque sensible, les rayons émanent de sources assez éloignées l'une de l'autre pour donner les intersections de projections nécessaires à construire une épure géométrique.

« Or, sur le crâne en expérience, M. Contremoulins a fixé extérieurement trois points métalliques, l'un au front, et les deux autres sous les orbites. Ces trois points et le projectile donneront leurs images sur les plaques radio-photographiques, et ces images y occuperont des positions différentes, suivant que, pour les obtenir, on se sera servi de l'un ou de l'autre des tubes de Crookes.

« D'autre part, les châssis photographiques portent intérieurement et extérieurement des repères destinés à déterminer la position exacte de la plaque par rapport à l'ensemble du dispositif. Enfin, l'opérateur se plaçant à une certaine distance du crâne en expérience et des dispositifs qui viennent d'être décrits, en prend deux images photographiques ordinaires, chacune faite d'un lieu bien déterminé.

« *Construction de l'épure par la méthode du colonel Laussedat.* — L'ensemble des documents ainsi obtenus, c'est-à-dire les deux clichés radiographiques et les deux épreuves photographiques prises de deux points déterminés, permet de construire, par la méthode du colonel Laussedat, une épure à l'échelle de 1/10. Il n'y a pas lieu d'entrer dans le détail de cette opération qui est décrite dans les traités spéciaux. Tout ce que le chirurgien doit demander à cette étude, c'est la connaissance bien précise de la position du projectile par rapport aux points de repère extérieurs du crâne.

« *Schéma des propositions relatives du projectile et des trois points de repère.* — D'après l'épure géométrique, M. Contremoulins construit un petit appareil schématique très démonstratif. Il est formé d'une plate-forme sur laquelle s'élèvent quatre colonnes dont les positions et les hauteurs soient telles que les sommets des trois premières colonnes représentent dans l'espace les positions relatives des trois points de repère antérieurs au crâne, le point frontal et les deux points sous-orbitaires, tandis que le sommet de la quatrième colonne représente la position du centre de la balle.

« *Appareil chercheur du projectile.* — Ces documents étant obtenus, M. Contremoulins construisit un appareil très simple, chercheur du projectile, qui va permettre de porter une tige mousse sur le projectile lui-même en passant par le chemin que le chirurgien désignera comme le plus favorable pour pénétrer jusqu'à lui et pour l'extraire. Ce chercheur est analogue par sa forme à celui qu'on désigne chez les sculpteurs sous le nom de *compas des praticiens.* Il se compose de quatre branches dont trois sont fixes et disposées de manière à s'appliquer chacune sur l'un des sommets des colonnes qui, dans le schéma, représentent les points de repère du crâne. La quatrième branche, flexible en tous sens, porte un tube au travers duquel glisse une tige mousse. On oriente cette branche, et l'on fait glisser cette tige de telle sorte que son extrémité vienne s'appliquer sur le schéma, au sommet de la quatrième colonne, au point qui représente la position du projectile.

« Transportons maintenant le *chercheur* du schéma sur le crâne, il va trouver de lui-même la position du projectile. Pour cela, plaçons les trois branches fixes du chercheur sur les trois repères de la face, la quatrième branche devra, par son extrémité, venir toucher la balle. Et, en effet, M. Rémy ayant scié la calotte crânienne, le compas mis en place est venu de lui-même frapper par sa quatrième branche le centre du projectile. La démonstration ne laissait donc rien à désirer.

« Si l'on opérait sur le vivant, de légères variantes devraient être apportées aux dispositions qui viennent d'être décrites. Les repères de la face devraient être marqués au moyen de petites demi-sphères métalliques et, par conséquent, impénétrables aux rayons X. En outre, pour conserver jusqu'au moment de l'opération la trace de ces repères, un tatouage indélébile devrait les marquer sur la peau.

« Pour l'adaptation des appareils radiographiques, la tête du sujet préalablement rasée serait scellée à l'appareil au moyen de toile plâtrée, de sorte que, pendant la longue pose exigée par la radiographie, les mouvements généraux du malade n'altèrent pas les rapports de sa tête avec les appareils.

« Enfin, suivant les indications particulières dépendant de la position du projectile, le chirurgien indiquerait la voie qu'il prétend suivre pour aller le chercher, ce qui permettrait de donner à la quatrième branche du chercheur la direction et la courbure convenables pour aller par cette voie toucher le projectile. »

STÉRÉOGRAPHIE ET STÉRÉOSCOPIE

Le même tube à vide que nous avons été conduit à trouver en cherchant le problème de l'augmentation d'intensité permet d'obtenir deux images simultanées du même objet, en plaçant l'objet à radiographier au centre de concentration des rayons et au dessous, à une distance facile à déterminer, par tâtonnement avec l'écran fluorescent, deux plaques sensibles ou une seule suffisamment grande. On aura ainsi deux images obtenues extemporanément, sans courir le risque, comme avec la production de deux images successives, de voir remuer le patient et d'avoir des images non superposables. De plus, il n'est pas nécessaire, comme on l'a fait pour éviter ce dernier inconvénient, d'avoir deux bobines et deux ampoules: le tube à vide unique suffisant à résoudre le problème (Foveau de Courmelles).

Dans le même but, MM. Imbert et Bertin-Sans conseillent de véritables radiographies stéréoscopiques :

On dispose le corps à radiographier, la main par exemple sur une lame métallique percée en son milieu d'une assez large ouverture, en face de laquelle doit se trouver la région contenant le corps étranger. La lame métallique est inclinée par rapport à la droite allant du centre du diaphragme à la surface utilisée de l'ampoule. Au-dessous d'elle on dispose la plaque sensible impressionnable, seulement dans la partie située au-dessous de l'ouverture de la lame ; on fait ensuite, après cette première exposition, glisser la plaque sensible de manière à placer sous la fenêtre métallique une nouvelle partie à impressionner, en inclinant le tout en sens inverse que précédemment, mais du même angle. On a ainsi une nouvelle épreuve avec le même temps de pose. Ces deux images sont placées à une distance convenable dans un stéréoscope ordinaire; on a ainsi une sensation très nette de relief et la direction du corps étranger.

Le procédé stéréographique a été vulgarisé depuis afin d'apprécier les notions de relief que donne la vision binoculaire; mais il importe d'avoir deux images exactement semblables et superposables. On peut obtenir deux clichés en remplaçant le premier sans changer la position de la main, s'il s'agit d'une main. On peut encore disposer d'avance, sans bouger le tube, une seconde plaque sur laquelle on fera poser la main. On peut encore prendre deux pellicules et une plaque superposées par leurs couches gélatino-bromées. Il est encore possible de tirer deux épreuves d'un même cliché, puis de les regarder au stéréoscope [1]. Les deux derniers cas et surtout le dernier donneront évidemment la meilleure superposition.

La stéréoscopie est souvent indispensable, car la radiographie nous montre les os sous des aspects auxquels nous ne sommes pas habitués et dont l'interprétation est souvent difficile.

MM. E. Marie et H. Ribaut ont préconisé à l'Institut (22 mars 1897) la stéréoscopie de précision et en ont montré la nécessité pour ne pas être trompé par les déformations inévitables d'une seule image. Ils ont constaté l'existence d'un maximum pour l'écartement; la constance de l'intensité du relief total quand la distance du tube à l'objet varie, l'écartement des points de vue restant maximum.

[1] Imbert et Bertin-Sans, *Académie des Sciences*, 30 mars 1896.

CHAPITRE XVI

RADIATIONS DIVERSES

« Lumière noire » et phosphorescences diverses. — Images photo-fulgurales. Double exposition. — Psychophotographie. — Radiations vitales.

« LUMIÈRE NOIRE » ET PHOSPHORESCENCES DIVERSES

Les expériences de Masson, Möser, Volpicelli [1], Boudet de Paris, Tommasi n'avaient eu à leurs époques diverses qu'un très faible retentissement. M. G. Moreau avait répété avec succès les expériences des deux derniers en disposant — non perpendiculairement, il essaya et le résultat fut nul — parallèlement à la direction de l'aigrette la plaque et l'objet à radiographier.

M. Carpentier a de même produit, et avec les rayons X, des reproductions de médailles, intéressantes par l'*obtention du relief* [2].

MM. J. Robinet et A. Perret ont pu impressionner des plaques sensibles en produisant l'effluve entre deux plaques métalliques correspondant aux pôles de la bobine de Ruhmkorff. La glace sensibilisée fut placée sous un cliché photographique dans une boîte en carton. Une lame de

[1] En 1857, Volpicelli, en plaçant sur des plaques daguerriennes des disques électriques de cire à cacheter, de soufre, de résine, avait obtenu des empreintes de médailles placées au dessous, et faites de ces mêmes matières : ces images se formaient par dépôt métallique des vapeurs de mercure (p. 10 et 19).

[2] *Académie des Sciences*, 2 mars 1896.

plomb au dessous, une lame de cuivre au dessus communiquèrent avec les pôles d'une bobine de 10 centimètres de longueur d'étincelle ; après treize minutes, la plaque impressionnée fut développée et fixée. D'après les auteurs, les ondes électriques agiraient sur les matières chimiques d'une manière identique aux ondes lumineuses. M. Dufour de Lausanne admet cette identité quant aux tubes de Crookes.

Aussitôt la découverte de Rœntgen, M. G. d'Infreville publia le résultat de maintes années de recherches assez analogues et surtout d'ordre fluoroscopique. M. d'Infreville voulait rendre visible pour un observateur un objet placé dans la plus profonde obscurité. En éclairant l'objet de radiations ultra-violettes invisibles, il y parvint. L'arc électrique, tamisé par un prisme et un écran, donnait des radiations lumineuses rendues visibles pour l'œil humain, grâce à un appareil formé d'une lentille de quartz réfractant sans grande absorption les rayons ultra-violets. Il se formait, sur un écran, une image rendue visible par la fluorescence de sulfate de quinine, de platinocyanure de baryum.

M. Blythwood a réussi à obtenir des images, la plaque sensible étant enfermée dans une boîte reliée à la terre, avec fenêtre d'aluminium, placée entre les pôles d'une puissante machine Wimshurst, éloignés de 60 centimètres et produisant une aigrette silencieuse.

Boudet de Paris n'avait pas seulement démontré l'influence photographique de l'effluve électrique, mais encore celle de diverses lumières, bougie, pétrole, huile. Depuis, on a apporté, sous le nom de radiations de la *lumière noire*[1]

[1] M. Mascart, après les expériences de M. de Heen sur l'influence de la lumière voilant, puis dévoilant ainsi les plaques photographiques, conclut, pour expliquer l'action de la lumière noire, à un arrêt de dévoilage localisé à l'objet représenté, opaque pour cette lumière (*Institut*, 19 avril 1897).

Ce terme de « lumière noire » a été très critiqué. *L'Industrie électrique* du 25 février 1896 disait : « *Lumière noire*... deux mots qui hurlent de leur accou-

(G. Le Bon), des phénomènes confirmatifs intéressants, quoique variés et discutés; mais les résultats sont plus frappants, si les radiations passent à travers le verre qui devient ainsi phosphorescent.

M. Charles Henry a démontré l'augmentation des effets des rayons de Rœntgen par la phosphorescence par ses écrans au sulfate de zinc.

M. Poincarré émit avec une réserve prudente l'hypothèse suivante : « C'est le verre qui émet les rayons Rœntgen, et il les émet en devenant fluorescent. Ne peut-on alors se demander si tous les corps dont la fluorescence est suffisamment intense n'émettent pas, outre les rayons lumineux des rayons X de Rœntgen, *quelle que soit la cause de leur fluorescence?* Les phénomènes ne seraient plus alors liés à une cause électrique. Cela n'est pas très probable, mais cela est possible et sans doute assez facile à vérifier. » MM. Niewenglowski et Henri Becquerel obtinrent des résultats confirmatifs : le premier en enveloppant du papier sensible et en appliquant au dessus du sulfure de calcium exposé à la lumière solaire, le papier était altéré seulement sous le sulfure et intact en dehors; des cristaux de sulfate double d'uranium et de potassium exposés au soleil ne réduisirent à travers un papier opaque les sels d'un papier sensible que sur leur étendue. M. Becquerel refit même son expérience avec un égal succès, en faisant agir, quelques jours après son insolation, et dans l'obscurité, le corps phosphorescent sur du papier sensible. M. Troost mit dans une

plement un peu trop théâtral. » Nous préférerions personnellement l'appellation de *lumière chimique* qui ne préjuge rien. D'ailleurs, maints observateurs autorisés, à part les phénomènes dus à la phosphorescence de certains animaux, nient l'exactitude d'un grand nombre des expériences faites, ainsi qu'il résulte de notre enquête à ce sujet. D'autre part, M. Ch. Henry explique ces insuccès (*Académie des Sciences*, 30 mars 1896) par l'absorption des rayons X, de nature ultra-violette, par l'atmosphère. Mais, quoi qu'il en soit, leur *possibilité* et leur parenté — si on admet ces faits démontrés — avec les rayons X, nous obligeaient à les signaler.

boîte fermée en carton une plaque sensible et divers objets placés au dessus; au dehors, et sur la boîte, on posa un cylindre de métal fermé par une lame de verre et contenant de la blende hexagonale impressionnée. Les rayons, partant d'un point situé au centre du couvercle, dessinèrent sur la plaque l'ombre des objets suivant leur opacité.

Sont-ce là des *émanations* métalliques? sont-ce des *radiations* lumineuses? La réponse n'est pas facile, étant donnée l'expérience suivante de M. Colson: on place du zinc non oxydé, bien décapé, vingt-quatre heures sur une plaque gélatino-bromée, puis on plonge celle-ci dans l'eau; on la trouve d'une teinte gris foncé pour les parties décapées; d'un gris plus clair sur les parties brillantes; les parties oxydées ne donnent rien. Les poudres métalliques agissent aussi, d'où M. Colson conclut que les métaux sont volatils, à moins qu'il ne se forme par échange un bromure du métal placé sur la plaque sensible. On a montré depuis que la lumière dont les radiations peuvent décharger certains corps électrisés n'a encore jusqu'ici pu électriser aucune substance: son énergie se transformerait par le point lumineux, contre un obstacle (*Académie des Sciences*, 22 mars 1897).

Longtemps après le coucher du soleil, des rayons photographiques phosphorescents peuvent exister dans l'espace, ainsi que l'a constaté M. Ch.-V. Zenger, en 1893, sur les bords du lac de Genève: ayant remarqué que le Mont Blanc restait visible et illuminé par une lueur jaune verdâtre, assez semblable à la phosphorescence des tubes de Crookes en fonctionnement, il eut l'idée d'en prendre une photographie après la disparition complète de toute lueur visible, et avec une pose de cinq minutes obtint une épreuve très nette. Mais le passage de cette lumière à travers la lentille de l'objectif photographique différencie ces radiations de celles des tubes à vide.

Le passage des radiations à travers le verre développe ou favorise la phosphorescence, selon la nature du verre. C'est ainsi que M. Radiguet, en étudiant les rayons X, vit comme par enchantement s'illuminer toute la verrerie placée dans le voisinage (p. 316).

MM. A. et L. Lumière ont cherché, dans l'arc électrique, le bec Aüer, la lampe à pétrole, la présence de rayons X rendant les corps fluorescents ou phosphorescents; ils n'y sont pas parvenus [1]; aussi expliquent-ils par une action chimique parasite, les plaques sensibles étant ainsi facilement impressionnées, les faits dits de lumière noire qu'ils n'ont pu obtenir. L'hypothèse de M. d'Arsonval — la fluorescence du verre — et celle de M. Mascart — voilage et dévoilage lumineux des plaques — expliquent les résultats divergents obtenus par eux et d'autres observateurs qui ont, contrairement à MM. Lumière, Sorel, impressionné la plaque sensible avec la lumière noire. A propos de la phosphorescence (p. 127), nous avons parlé des diverses luminescences (solides, écrans, animaux...).

IMAGES PHOTOFULGURALES

Probablement de même nature que les images données par les rayons de Rœntgen sont les images photofulgurales dont M. E.-N. Santini rapporte un grand nombre [2]. Saint Grégoire de Nazianze, Ammien Marcellin, racontant l'essai de reconstruction du temple de Jérusalem par l'empereur Julien, parlent d'orages violents ayant produit des images de croix dans le ciel et même sur les vêtements des

[1] *Académie des Sciences*, 17 et 24 février 1896.

[2] *La Photographie à travers les corps opaques et les images photofulgurales.* Paris, 1896.

assistants. Isaac Casaubon (*Adversaria*, 1610) rapporte, d'après le Dr John Still, évêque de Wells (Sommersetshire), le fait d'un orage tombé sur l'église où celui-ci officiait, sans faire de mal à personne, et ayant imprimé sur son corps et celui de quelques assistants, en des endroits divers, une croix très nette.

Le savant P. Kircher cite (1661) un grand nombre de croix imprimées sur le linge ou le corps d'un grand nombre de personnes, lors d'une éruption du Vésuve, loin de toutes croix et église. Le transport électromoléculaire photographique pourrait donc se faire à de grandes distances. Que sont, d'ailleurs, nos décharges électriques de laboratoire auprès de celles de la nature ?

Est-ce bien une croix qui s'imprimait ? peu importe. Il y avait une photographie, une empreinte, une image quelconque, et c'est ce qu'il nous faut retenir.

Plus près de nous, plus concluant, plus étudié, est le cas de foudre tombée sur le clocher de l'église Saint-Sauveur à Lagny, le 10 juillet 1689, et examiné par le savant bénédictin Lamy : les paroles de la consécration, figurées en noir sur le canon de la messe, furent imprimées instantanément (à l'envers bien entendu) sur la nappe, à l'exclusion des mots essentiels, sacrés, qui étaient figurés sur ce canon en lettres grosses et rouges. Le P. Lamy conclut, contrairement à l'opinion de l'époque qui criait au miracle, que la différence d'encres (l'encre noire, mauvaise conductrice parce que huileuse ; l'encre rouge, conductrice et sèche) était la cause du transport des caractères noirs.

Franklin a raconté à Leroy, membre de l'Académie des Sciences (1786), qu'un homme vit tomber devant lui la foudre sur un arbre et eut sur sa poitrine la contre-épreuve exacte de cet arbre.

Sur la chair musculaire de six moutons foudroyés (Combe

Haye, près Bath, 1812), on trouva figuré le paysage d'alentour, avec les moindres accidents de terrain.

Un vieillard frappé de la foudre, à Cuba, eut sur son bras droit l'empreinte d'une pièce de monnaie placée près de lui (A. Poey, directeur de l'Observatoire de la Havane). Un cultivateur, frappé de la foudre, a sur sa poitrine l'empreinte de la croix métallique, disparue de son rosaire. Un tronc d'arbre frappé porte la contre-épreuve d'un gros clou situé plus haut (Cuba, 1823). Un matelot foudroyé au pied d'un mât a dans le dos l'image d'un fer à cheval cloué au mât. Un autre matelot foudroyé a sous le sein gauche deux chiffres marqués sur des agrès voisins. Une femme a, imprimée sur le ventre, l'image d'un peigne métallique placé dans son tablier. Un homme foudroyé porte, au côté droit du cou, l'image d'un fer à cheval cloué contre une fenêtre voisine [1].

Que de feuilles d'arbres environnants ont été trouvées imprimées sur le corps de gens foudroyés, tués ou non [2]. Et les *Comptes Rendus de l'Académie des Sciences* fourmillent de faits authentiques de ce genre. D'autres fois ce sont des arbres entiers, des fleurs, que l'on trouve. A Lappion (Aisne), le 16 août 1860, une femme renversée a un arbre voisin complètement imprimé sur le dos.

Ces phénomènes ont lieu soit en pleine lumière du jour, soit avec l'éclairement de la foudre, mais ces images spontanées si fréquentes ne sont nullement des impressions photographiques ordinaires, l'image étant non seulement produite, mais développée et fixée.

F.-V. Raspail pense que ces croix obtenues dans les

[1] *Relation historique et théorie des images photo-électriques de la foudre, observées depuis l'an* 360 *de notre ère jusqu'en* 1860, par Andrès Poey, directeur de l'Observatoire de la Havane. Paris, 1861.

[2] Boudin, in *Électricité curative*, déjà cité.

divers exemples cités plus haut étaient la reproduction des croix surmontant le monument ou de croix multiples disséminées à l'intérieur (*fig.* 146); il se produirait ainsi une métallisation avec transport électro-moléculaire, analogue à la radiation rœntgénique. Pour M. Poey, le mouvement vibratoire aérien produirait sur le foudroyé un mouvement

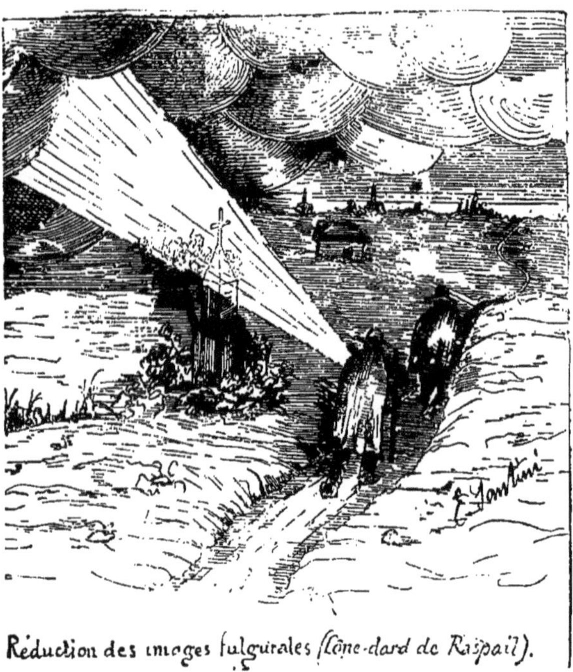

Réduction des images fulgurales (Cône-dard de Raspail).

Fig. 146.

de même nature; en outre, les agents chimiques de l'espace, et ils sont nombreux[1], pourraient produire maintes combinaisons photogéniques.

[1] Dr Foveau de Courmelles, *L'Ozone atmosphérique*, in *Science pour tous*, 29 novembre 1886; *Revue universelle*, décembre 1889, *Journal d'Hygiène*, 27 octobre 1892; *Gazette des Eaux*, 28 janvier 1897; *Actualité Médicale*, 15 avril, 15 mai, 15 juin et 15 juillet 1875. Dans nos recherches sur les *relations entre les épidémies*

Aussi M. Poey croyait-il à la possibilité électrique de la suppression de tous les agents chimico-photographiques. La radiographie n'en est pas encore là, puisqu'elle exige le développement et la fixation de l'image radiographiée.

M. Dubois, président de la Société de Photographie *la Caennaise*, a pris des clichés d'éclairs et y a trouvé représentées les nervures, les veines du bois et l'emplacement de la brisure du volet de l'appareil photographique. Il cite un autre cas, où un appareil à détective en magasin fut oublié, exposé aux lueurs des éclairs d'un violent orage ; le lendemain, l'opérateur se servait de ses plaques pour photographier diverses choses et y trouvait en plus, en développant, le numéro inscrit à l'encre sur le cercle de papier collé sur chaque châssis [1].

DOUBLE EXPOSITION

Les cas dits de *double exposition* en photographie n'ont encore intéressé que les spécialistes de cet art, amateurs et professionnels, et cependant il y a bien là des *actions photogéniques à travers les corps opaques* qui n'ont été mentionnées jusqu'ici que dans les journaux spéciaux [2]. Ils sont d'ailleurs distincts de la double exposition vraie, dont voici un exemple qui nous a été raconté par M. Louis Gastine, directeur de *la Photographie Française* [3] et de *la Revue*

régnantes et les agents météoriques de l'espace, et notamment de l'ozone, nous avons reconnu l'existence dans l'atmosphère de l'oxygène et de l'ozone, de l'azote et prévu l'argon, de l'acide carbonique, de la vapeur d'eau, do l'acido oarboniquo, de sels ammoniacaux et d'une base encore inconnue, qui n'est pas de l'ammoniaque et dont la nature est à déterminer (*Congrès de Médecine interne* do Nancy, 1896, note, p. 425).

[1] *L'Éclairage électrique*, 7 janvier 1897 (voir note, p. 23).

[2] *Photo Rovuo*, 1er octobrc ct 1er décembre 1890.

[3] *La Photographie Française*, mars 1897.

Générale Internationale. Il se photographiait lui-même sur un grand écran blanc; il ouvre bien l'objectif, puis, dérangé, oublie de le refermer. Au développement, le cliché montrait trois images superposées, l'écran, l'auteur et l'écran. L'écran avait repassé en avant, voilant le portrait; l'écran *doublement exposé* était *doublement reproduit.* Il n'en est plus de même dans d'autres faits assimilés. Ainsi, M. J. Gastes prend une scène de maréchalerie: « Comme fond, la forge, dans le mur de laquelle se trouvait une fenêtre. Entre cette forge et mon objectif, un cheval qu'on ferrait. La fenêtre, qui était cachée par l'objectif, par le corps du cheval, se voyait dans le cliché d'une façon absolument nette sur le corps de l'animal; les petits bois de cette fenêtre, quelques outils qui y étaient pendus, tout était venu. Chose bizarre, il n'y avait que la fenêtre qui semblait être vue à travers le corps du cheval, aucune autre partie de la forge n'était visible.

« *Je suis absolument certain de n'avoir pas exposé deux fois ma plaque;* le cheval était là quand je suis arrivé; comment alors aurais-je pu prendre cette fenêtre qui était déjà masquée, dix minutes avant peut-être?

« Pourquoi aussi la fenêtre seule était-elle visible à travers le corps du cheval, et pas d'autres parties du mur de la forge [1]?... »

On a eu des feuilles d'arbres photographiées au travers d'un chapeau.

M. S. Hérissé a vu sur le négatif d'un instantané de tramway en marche,... aucune trace de tramway, mais les roues et les pieds des chevaux; seulement les maisons situées derrière le véhicule étaient nettement reproduites.

M. Ch. Henry cite: « En certaine photographie d'équi-

[1] M. Ch. Mendel, directeur de *Photo-Revue*, nous a montré quelques clichés de ce genre.

pages exécutée sur le pont d'un navire, au soleil, on a reconnu, à travers les hommes, des ombres de pièces métalliques situées derrière eux. »

PSYCHOPHOTOGRAPHIE

On a parlé des propriétés photographiques de la rétine. On a vivisectionné pour la vérification un certain nombre de lapins placés devant divers objets et sacrifiés aussitôt ; des images confirmatives ont été ainsi obtenues. On a pensé alors à trouver la photographie de l'assassin... qui pourrait aussi bien être celle de la dernière personne vue par la victime et qui lui aurait porté secours. M. Ingles Rogers aurait tenté et réussi deux fois une expérience plus complète ayant une partie d'analogie avec ce qui précède : « Il regarde une minute un schelling avec la volonté *d'en fixer l'image sur sa rétine* ; puis, tirant un rideau jaune devant la fenêtre qui l'éclaire, il se place devant une plaque photographique en concentrant *son esprit sur l'image du schelling*. Au bout de quarante-trois minutes, la plaque développée montre nettement les contours de la pièce de monnaie. Il recommence de même avec un timbre-poste et en obtient, en vingt minutes, les contours [1]. »

RADIATIONS VITALES

Ces luminescences diverses, impressionnant la plaque photographique et provenant de diverses sources, seraient-

[1] *Psychophotographie*, in *Revue scientifique*, du 4 janvier 1896, d'après *la Nature*.

elles de la même famille que ces vagues lueurs émanées de divers objets, d'aimants, de personnes. La longueur d'onde de la vibration déjà si faible dans la radiation de Rœntgen pourrait-elle être moindre encore, et cependant impressionner soit la plaque sensible, soit certains êtres dits *sensitifs ?* C'est ce qu'affirment quelques savants ayant étudié les phénomènes dits *spiritiques*, comme MM. Crookes, Lombroso, Ch. Richet, de Rochas, Darieix, Zolner... Les rayons X ne furent pas perçus tant qu'on ne se plaça pas dans les conditions voulues de production, mais celles-ci connues furent les mêmes pour tous les observateurs. La force vitale susceptible d'émettre des lueurs ne le pourrait, en revanche, qu'en un milieu vivant spécial, aux dépens du corps du *médium*, et avec des assistants sympathiques : un grand nombre de photographies auraient été ainsi obtenues par sir William Crookes [1].

Les phénomènes dits spiritiques, même et surtout les plus sensationnels, se peuvent *merveilleusement* obtenir *naturellement !* ce qui n'exclut pas forcément la réalité que nous avons cependant cherchée sans la trouver ! M. Georges Brunel a signalé le moyen d'avoir des images fantômales, en promenant rapidement devant l'objectif photographique un morceau de gaze ou de papier léger; un ruban de magnésium contournant un nom à reproduire donnera en brûlant des couleurs incertaines et vaporeuses. Mais les rayons X et les substances fluorescentes produiront, si l'on veut, dans la plus grande obscurité, des mains, des fantômes, des points brillants. La plupart des substances deviennent, ainsi que l'a montré M. Radiguet, phosphorescentes : les bijoux des assistants, les bouchons de carafe, les émaux brillent d'un vif éclat. Des confettis

[1] Crookes, *Nouvelles recherches sur le spiritualisme;* Paris, 1875 ; — et *le Psychisme Expérimental*, par A. Erny ; Paris 1895.

imbibés d'agents fluorescents illumineront l'espace dans leur course ; de même, des serpentins (*fig.* 146 *bis*). Une femme enveloppée d'un voile fluorescent, la figure enduite

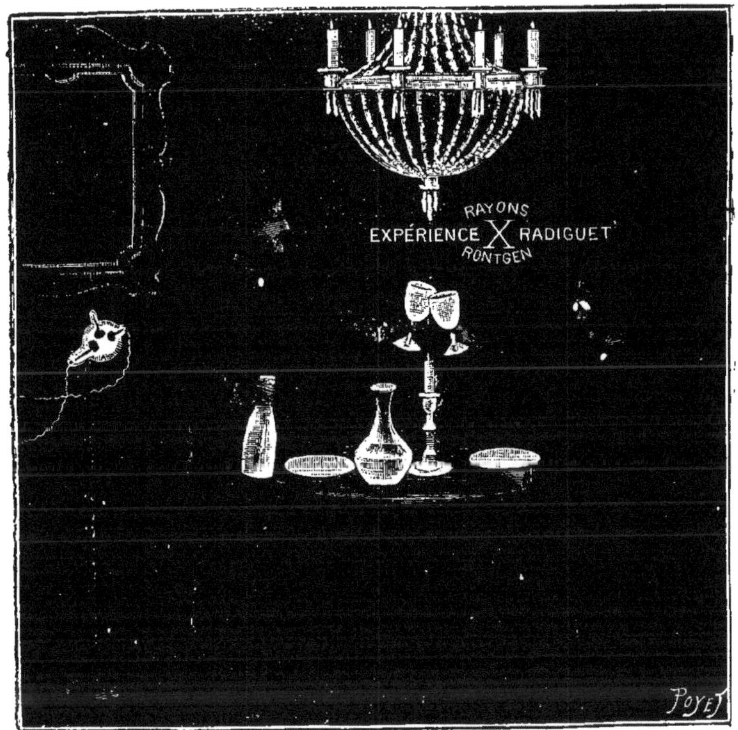

Fig. 146 *bis*. — Néo-occultisme (Radiguet).

d'une substance de même nature, apparaîtra verdâtre, livide, effrayante[1]. Des ombres, nous l'avons démontré, se projetteront démesurées et fantastiques sur des traînées lumineuses[2]; devant ce voile, la figurante pourra faire passer ses mains agrandies et fantômales.

[1] Henri DE PARVILLE, *Revue des Sciences*, feuilleton du *Journal des Débats*, du 11 mars 1897.

[2] Communication du Dr FOVEAU DE COURMELLES à la *Société française de Physique*, 2 avril 1897.

La force radiante, d'origine humaine, variable avec les individus, peut se constater par la déviation de l'aiguille du *magnétomètre de l'abbé Fortin*[1]; et si l'on n'admet pas l'existence de phosphorescences perceptibles pour les seuls sensitifs, on est cependant obligé de reconnaître la présence de ces radiations humaines que le chevalier de Reichenbach appelait l'*od*[2]. Ce fluide, action matérielle d'électro-transport, peut-être, est vraisemblablement électrique et agissant à distance par induction, notre corps étant d'ailleurs, par ses réactions chimiques digestives, un milieu essentiellement électrique[3]. Le choc de la pensée volontaire, en ses vibrations cérébrales, arrêtées sur les parois osseuses, ne peut-il là se modifier et se transmettre plus loin[4]. Autant d'hypothèses vraisemblables et possibles, mais non démontrées.

Les radiations ou actions à distance peuvent donc se classer, dans l'ordre d'idées de cet ouvrage, en radiations cathodiques et radiations de Rœntgen, en lumière noire et en lumière fluorescente, en *od* de Reichenbach et en radiations vitales de l'abbé Fortin. Disons qu'en cet ensemble, dont une grande partie est encore bien vague, il faut se défier d'erreurs dans les manipulations photographiques, ce qui a conduit certains opérateurs à des conclusions fantaisistes et étranges!

[1] A. Fortin, *Le Magnétisme atmosphérique*. Paris, 1891.—*Le Magnétomètre Fortin*, Dr Foveau de Courmelles, in *Revue universelle*, février 1890.

[2] A. de Rochas, *Les Effluves odiques*. Paris, 1897.

[3] Dr Foveau de Courmelles, *Théorie électrophysiologique : de la digestion*, in *Hygiène à Table*; Paris, 1894; — et *des Attractions, la Femme et la Science*, in *Nouvelle Revue internationale*, 15 mars 1897.

[4] Dr Foveau de Courmelles, *l'Hypnotisme*; Paris, 1890; Londres et New-York, 1891.

CHAPITRE XVII

DIAGNOSTIC MÉDICAL

Lectures internes. — Diagnostic de la pleurésie. — Diagnostic de la tuberculose. — Diagnostic de la goutte et du rhumatisme. — Déformations dues au corset et aux chaussures. — Diagnostics médicaux divers.

LECTURES INTERNES

La radioscopie a servi d'abord à voir instantanément à titre de curiosité la main notamment; puis, au fur et à mesure que des bobines puissantes étaient employées, que les tubes de Crookes devenaient plus puissants, on regardait les organes, plus enveloppés, de l'intérieur du tronc. Mais il fallait s'habituer à voir, afin de pouvoir discerner des organes que l'on n'avait pas l'habitude de voir *in situ*, ou que l'on ne voyait tels qu'à l'autopsie. Il faut s'apprendre à lire en quelque sorte en l'obscurité lumineuse; nous le disions ailleurs[1] à propos de lampes à incandescence que nous faisions ingérer pour éclairer par transparence l'estomac; c'est ce que disait justement le professeur Gariel des rayons de Rœntgen et de cette photographie spéciale appliqués aux sciences médicales, procédé dont la portée insoupçonnée avait échappé aux plus savants[1].

[1] Dr Foveau de Courmelles, *l'Électricité curative ;* Paris, 1895 ; et p. 24 et 25.
[2] C.-M. Gariel, Les *Recherches* du professeur Rœntgen et *la Photographie à travers les corps opaques*, in *Semaine Médicale*, février 1896.

Pendant une année, 1896, on ne distingua que les corps

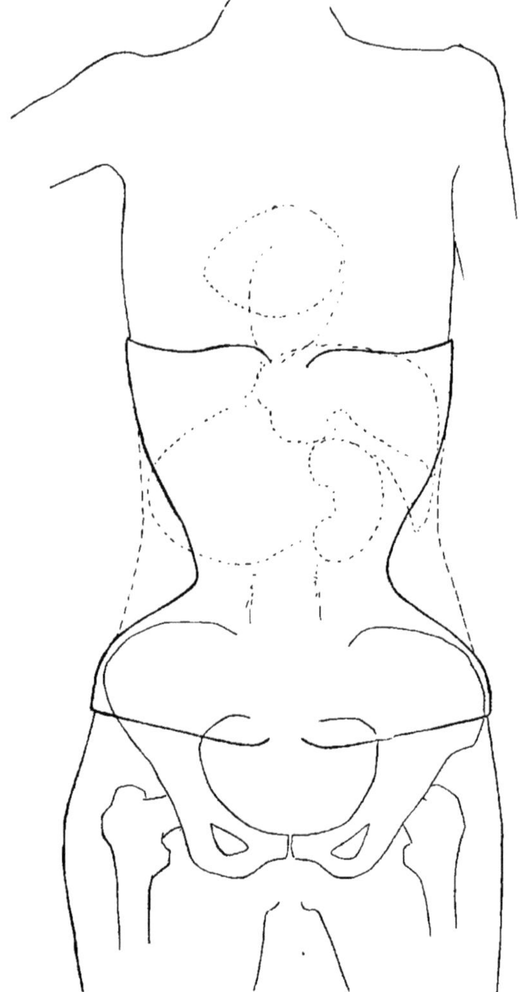

Fig. 147. — Organes internes.

étrangers; mais diverses recherches intéressantes surgirent à la fin de 1896 et en 1897. A l'Académie de Médecine, le 3 novembre 1896, M. Alfr. Fournier signalait la vision radioscopique « un peu *floue* » des organes internes, et la possibilité de constater nettement que la révolution cardiaque commence par les oreillettes, et le déplacement considérable et d'amplitude surprenante du bloc hépatique à chaque respiration (*fig*. 147). Les travaux se succèdent bientôt. Il en est qui mériteront de nous arrêter longuement (professeurs Bouchard, Potain...) : quoique ce que l'on peut dire de la radiographie s'applique à la radioscopie et réciproquement, il est des cas où la radioscopie, quoique plus simple et d'application immédiate, devra céder la place à la radiographie qui enregistre, perçoit ce que la radioscopie ne donne pas toujours (p. 263), et crée un document bon à consulter dans l'avenir. La radioscopie, sert donc au diagnostic immédiat, et c'est à ce point de vue que nous allons l'envisager; avec l'écran lavable de M. Seguy et l'écran restant fluorescent de M. Ch. Henry, l'examen sera plus ou moins médiat. Avec la radiographie, nous aurons, nous le répétons, un document durable complétant avantageusement l'observation du malade.

DIAGNOSTIC DE LA PLEURÉSIE

Le 7 décembre 1896, M. Ch. Bouchard faisait, à l'Académie des Sciences, la communication suivante :

« Si l'on place le thorax d'un homme bien portant entre le tube de Crookes et un écran phosphorescent, on sait qu'on voit apparaître sur un écran le squelette du thorax figuré par une bande noire verticale à bords parallèles, et de chaque côté par des bandes obliques moins foncées représentant les côtes. De plus, on voit à droite de la colonne, vers le milieu de la région dorsale, une ombre portée par le cœur où l'on peut discerner les battements. Enfin, l'ombre portée par le foie avec sa convexité supérieure monte et descend dans la cavité thoracique suivant les mouvements respiratoires. En dehors de ces ombres, tout le reste du thorax apparaît enclavé également des deux côtés. Le médiastin masqué par la colonne n'apparaît pas (*fig.* 148).

« Chez trois hommes atteints de pleurésie droite avec épanchements, j'ai constaté que le côté du thorax occupé par le liquide pleurétique présente une teinte sombre qui contraste avec l'aspect clair du côté sain; que si l'épanchement ne remplit pas la totalité de la cavité, le sommet de ce côté reste clair, et que la teinte sombre dessine la limite supérieure de l'épanchement, telle qu'elle est établie par la percussion et par les autres moyens habituels de l'exploration physique ; que la teinte sombre se fonce de plus en plus à mesure qu'on l'observe en descendant de sa limite supérieure où l'épanchement est plus mince, vers les parties inférieures où il est plus aisé et où son ombre se confond avec celle du foie.

« J'ai reconnu de plus que, dans ces trois cas de pleurésie droite, le médiastin, qui n'est pas apparent à l'état normal, porte une ombre à gauche de la colonne et figure un triangle à sommet supérieur, et dont la base se continue avec le cœur.

« Ce triangle est l'ombre portée par le médiastin déplacé par la poussée latérale de l'épanchement et refoulé vers le côté clair du thorax.

« Dans un quatrième cas où l'épanchement n'existait plus, mais avait laissé à sa suite une rétraction du côté malade, c'est de ce côté que le médiastin déplacé faisait ombre.

« Assurément le diagnostic peut être fait aussi sûrement

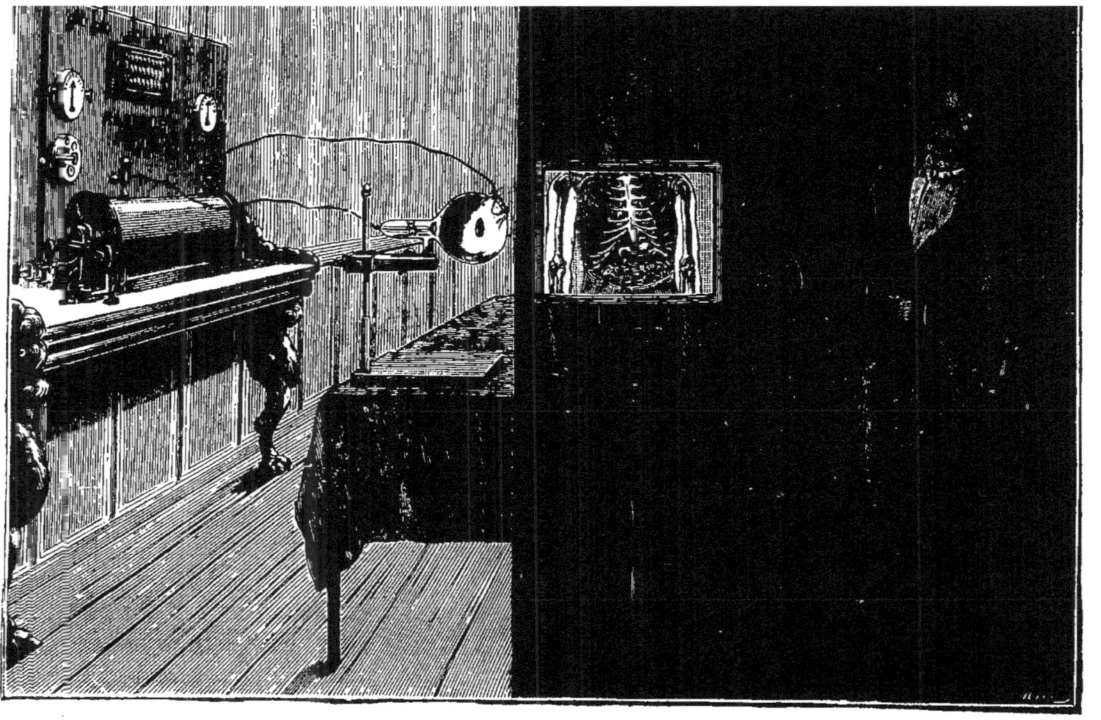

Fig. 148. — Diagnostic radioscopique et autoradioscopique du thorax[1]

[1] Un assez grand nombre de personnes peuvent ainsi voir, et une glace placée devant permettra au patient de voir (*autoradioscopie*).

et aussi complètement par les procédés habituels de l'exploration, et l'application de cette méthode est soumise à des conditions qui en rendent l'emploi peu pratique. Mais, sans compter la précision plus grande que la radioscopie donne à la constatation des déplacements du médiastin, elle a surtout l'avantage de faire contrôler une méthode par une autre, un sens par un autre. Elle a surtout l'avantage précieux pour l'enseignement de pouvoir faire constater simultanément et d'un seul coup d'œil, par toute une assemblée, l'existence, l'étendue, la profondeur d'un épanchement dont chacun pourrait assurément se rendre compte, à l'aide de la percussion, mais seulement d'une façon fragmentée par cette exploration personnelle.

« Je crois inutile d'indiquer les applications qui se présentent à l'esprit et qui peuvent introduire la radioscopie dans l'étude d'autres épanchements ou même dans la recherche des changements de volume, de forme ou de densité, que la maladie peut produire dans les parties profondes ; nous sommes en droit d'espérer que l'exploration par les rayons de Rœntgen ne rendra pas à la médecine de moindres services qu'à la chirurgie. »

DIAGNOSTIC DE LA TUBERCULOSE

Le 14 décembre, M. Bouchard revenant sur la question disait :

« ... En renouvelant l'étude des cas de pleurésie (*fig.* 149) qui avaient fait l'objet de ma précédente communication, j'ai vu la teinte claire du sommet du thorax augmenter d'étendue en même temps que l'épanchement se résorbait. Chez l'un de ces malades cependant, l'opacité persistait au sommet, tandis que la plaque claire apparaissait vers le milieu du côté où manifestement l'épanchement diminuait. Enfin, la résorption de cet épanchement étant presque complète, le sommet restait toujours obscur. Ce fait, qui ne s'était pas observé dans les deux autres cas, me donna à penser qu'il y avait condensation du tissu pulmonaire au sommet du poumon du côté malade. La percussion et l'auscultation

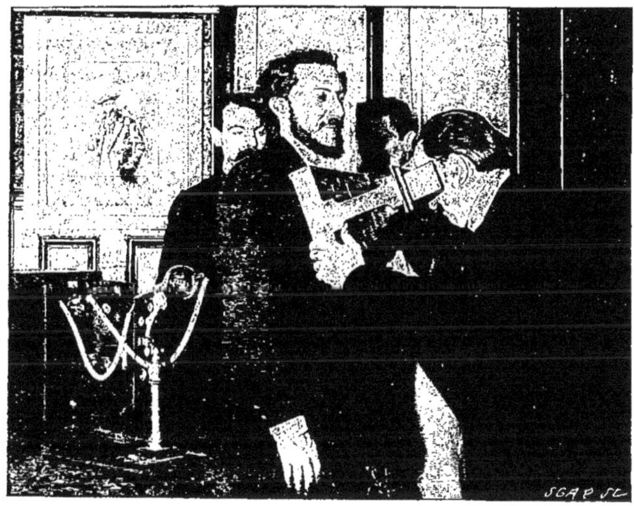

Fig. 149. — Examen individuel du thorax.

confirmèrent cette prévision et révélèrent l'existence d'une infiltration commençante que l'épanchement avait d'abord masquée. Cette tuberculose pulmonaire avait été révélée par l'examen radioscopique.

« Chez tous les tuberculeux que j'ai examinés à l'aide de l'écran fluorescent, j'ai constaté l'ombre des lésions pulmonaires; son siège était en rapport avec les délimitations fournies par les autres méthodes de l'exploration physique, son intensité était en rapport avec la profondeur de la lésion.

Dans deux cas, des taches claires, apparaissant sur le fond sombre, ont masqué la présence de cavernes vérifiées par l'auscultation. Mais, dans d'autres cas, où l'auscultation faisait reconnaître l'existence d'excavations, celles-ci n'ont pas été vues à l'examen radioscopique. Chez un malade, les signes généraux et la toux faisaient soupçonner un début de

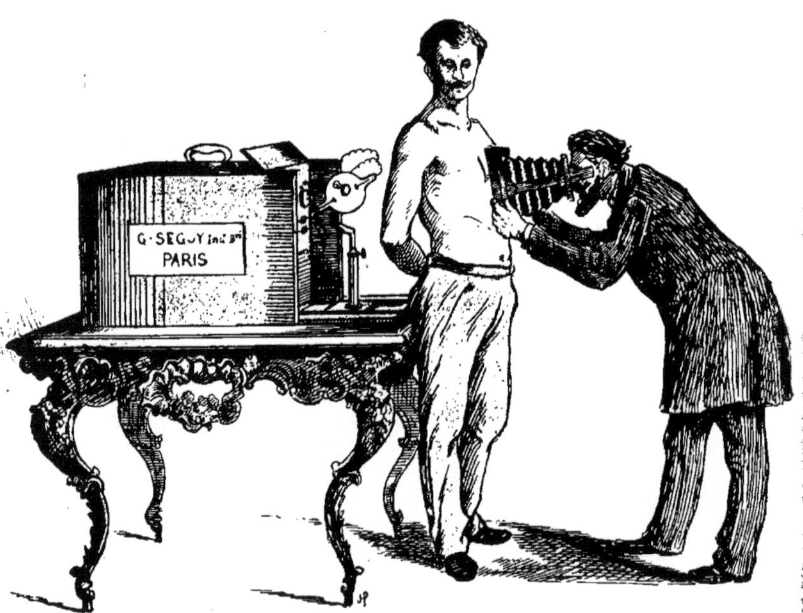

Fig. 150. — Examen du médiastin.

tuberculose, mais l'examen de l'expectoration ne montrait pas de bacilles, et les signes physiques ne permettaient pas de porter un diagnostic certain. La radioscopie a montré que le sommet de l'un des poumons était moins perméable; et, quelques jours après, l'auscultation comme l'examen bactériologique ne laissaient pas le moindre doute.

« Dans les maladies du thorax, la radioscopie (*fig.* 150) donne des renseignements de tous points comparables à ceux de la percussion. L'air pulmonaire, qui se laisse traverser par les rayons de Rœntgen, sert de caisse de renforcement aux bruits de la percussion. Quand l'air est chassé du poumon, plus ou moins complètement par un liquide épanché ou par un tissu morbide infiltré, la clarté radioscopique du thorax diminue ou fait place à une obscurité plus ou moins complète et, en même temps, la sonorité normale s'atténue et peut être remplacée par la submatité ou par la matité absolue. »

A la Faculté de Bordeaux, M. Bergonié a fait l'intéressante expérience de faire inscrire au crayon dermographique les résultats de l'examen physique, puis il traça dans l'obscurité les résultats radiographiques, et put constater qu'ils se superposaient (fin décembre 1896).

Les tubercules pulmonaires bien caractérisés ne seraient pas toujours décelés par les rayons X, d'après M. Garrigou, de Toulouse. En revanche, ils lui auraient permis, ainsi qu'à M. Bergonié, un diagnostic de tumeur du médiastin.

DIAGNOSTIC DE LA GOUTTE ET DU RHUMATISME

A la *Société de Médecine interne* de Berlin, le 17 février 1896, M. Huber présentait des radiographies d'arthritiques :

Une main droite d'ouvrier serrurier atteint de rhumatisme articulaire aigu avec tuméfaction considérable aux articulations métacarpo-phalangienne du médius et phalango-phalanginienne de l'annulaire ; aucune altération osseuse de ces jointures, sauf une apparence de processus d'ossification au niveau de la troisième articulation métacarpo-phalangienne.

Dans une arthrite rhumatismale de deux ans, pas d'altérations considérables des articulations métacarpo-phalangiennes[1].

Une main goutteuse montrait des ostéophytes aux articulations phalango-phalanginiennes de l'annulaire et du petit doigt ; en outre, les épiphyses, à l'ordinaire diaphanes, présentaient des lignes noires au niveau des articulations intéressées. Un autre goutteux (séance du 9 mars 1896) montrait des cristaux relativement transparents d'urate de soude.

Puis, beaucoup plus récemment, M. Potain présentait à l'Institut[2], en son nom et celui de M. Serbanesco, une série de radiographies des extrémités chez des sujets affectés de goutte ou de rhumatisme chronique :

« Tandis que, chez ces derniers, l'ostéite condensante des extrémités osseuses donne à celle-ci une opacité plus grande, chez les goutteux au contraire, on remarque, au niveau des extrémités, des phalanges et des métacarpiens, parfois même sur le corps de l'os des taches blanchâtres entourées le plus souvent d'une étroite auréole foncée. Ces résultats ont été obtenus sur le vivant.

« Des radiographies de pièces osseuses provenant de goutteux montrent que ces taches translucides tiennent, non à un amincissement ni à une raréfaction du tissu osseux, mais à la présence de tophus faisant saillie à la surface de l'os ou à la transformation de la substance osseuse elle-même.

« Cette transformation paraît être la substitution des urates au phosphate de chaux qui entre normalement dans la constitution des os.

« Comparant entre eux les différents sels qui entrent dans cette composition, les présentateurs, en effet, ont

[1] MM. Œttinger et Launois ont fait, depuis, les mêmes constatations (*Semaine Médicale*, 17 juin 1896).

[2] Séance du 18 janvier 1897.

trouvé qu'ils sont très inégalement perméables aux rayons de Rœntgen. Le phosphate de chaux, le carbonate de chaux, le chlorure de sodium le sont extrêmement peu. La soude et la magnésie le sont davantage, et l'urate de chaux encore

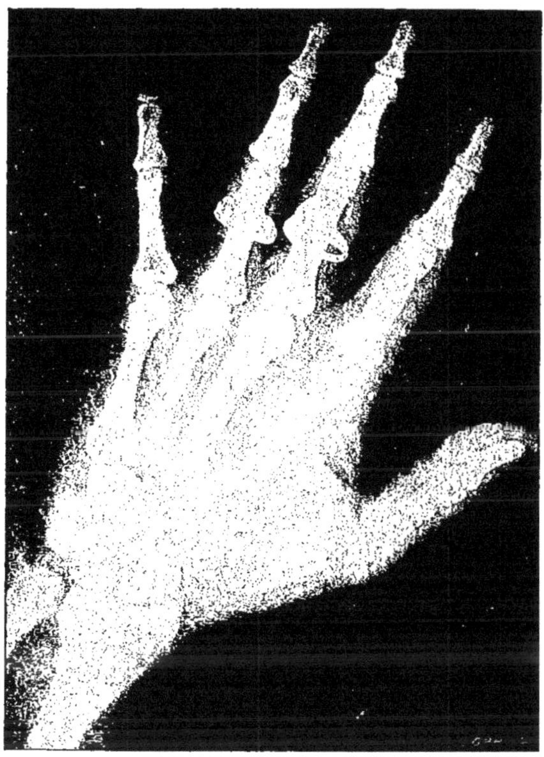

Fig. 151. — Main radiographiée.

beaucoup plus. En se servant de deux petites boîtes de carton accolées, l'une en forme de parallélipipède, l'autre de prisme très allongé de même longueur et de même hauteur de base, le premier rempli d'urate de chaux, l'autre de phosphate de chaux tribasique, et les soumettant simultanément à la radiographie, il a été facile de constater que l'urate de chaux est huit fois plus transparent que le phosphate, car l'unité de teinte des deux photographies ne se trouve que dans le point où l'épaisseur de ce dernier est huit fois moindre que celle de l'autre. On comprend par là que les points de l'os où les urates se substituent aux phosphates deviennent beaucoup plus transparents. On conçoit également que l'ostéite condensante, provoquée par ces dépôts dans leur voisinage, détermine la formation de zones relativement opaques.

« La radiographie pourra donc aider le diagnostic, dans les cas où il y aura doute entre la goutte et le rhumatisme chronique osseux.

« Chez les sujets affectés de nodosités d'Heberden, lésions dont la nature goutteuse est encore un sujet débattu, on trouve, au niveau des phalanges, des taches transparentes fort distinctes, qui semblent devoir trancher le différend en faveur de ceux qui admettent la goutte comme origine première de cette affection. »

Depuis cependant, des *tophi* goutteux ont été obtenus, et MM. Destot et Barjon, de Lyon, radiographiant des cas de goutte, d'ostéoporose et de nodosités d'Heberden ont constaté l'origine osseuse de celles-ci. La main est, à ce point de vue, des plus faciles à examiner (*fig.* 151).

DÉFORMATIONS DUES AU CORSET ET AUX CHAUSSURES

Le *corset* a été bien critiqué, il l'est sans cesse. Il ne vise qu'à l'effet, à former aux dépens du corps un ensemble conventionnel constituant, paraît-il, la beauté. Et la reine de Portugal a voulu dès la première heure des rayons X constater radiographiquement les néfastes effets de l'appareil féminin de contention du corps. Le Dr Rémy a indiqué cette compression intéressant surtout la masse des intestins située sous la partie la plus étroite du corset. La base des autres organes, l'estomac à gauche, le foie et le rein à droite, également pressés, réagissent à leur tour sur les poumons et le cœur [1].

Mme Gaches Sarraute, qui se préoccupe depuis longtemps du corset, est alors revenue sur la question, et le Dr Laborde s'est fait son interprète à l'Académie de Médecine. Elle préconisait récemment à la Société d'Hygiène publique et de Médecine professionnelle un corset « prenant son point d'appui sur les os du bassin, n'atteignant pas le sternum, moulant la cavité abdominale, tandis que sa partie épigastrique restait suffisamment distante des fausses côtes et de l'épigastre. En un mot, le buste reposait sur le corset, comme il repose, à l'état normal, sur le bassin. C'était donc tout le contraire du corset actuel, qui comprime surtout les parties situées au-dessus de la taille. »

Trois radiographies — espérons que l'auteur les multipliera, vu l'intérêt et la complexité de la question — ont été présentées à l'Académie [2].

La première montre, vue de profil et de grandeur naturelle, le corps d'une femme nue. Cette femme a eu des enfants. Elle porte habituellement le corset du modèle courant. L'abdomen est très proéminent vers la partie inférieure. La partie épigastrique est déprimée.

La seconde épreuve représente la même femme avec son corset ordinaire. Le creux épigastrique est plus accentué en raison de la pression qu'il subit. Cette pression se manifeste sur toute la partie supérieure de la cavité abdominale,

[1] *Revue Générale Internationale*, décembre 1896.
[2] Compte rendu de *la Gazette des Eaux*, janvier 1897.

et refoule en avant et en bas les viscères contenus dans cette cavité. Le ventre est augmenté de volume au-dessous du corset. La paroi abdominale est distendue.

La troisième épreuve montre la même femme ayant substitué, séance tenante, au corset ordinaire un corset rationnel. Dans ce cas, le creux épigastrique a disparu, et l'abdomen n'est plus proéminent. Il s'est fait, pour ainsi dire, un nivellement général. La distance entre les seins et la taille s'est augmentée ; et l'estomac est placé au-dessus du bord supérieur du corset, immédiatement au-dessous du diaphragme. Il est maintenu dans cette position par le corset qui, lui, emboîte le ventre et lui sert de soutien. — La ligne correspondant à la taille se trouve au-dessous de la grande courbure de l'estomac et non au-dessus, comme dans les cas ordinaires.

Ces épreuves mettent bien en évidence l'influence du corset sur les parois abdominales et les viscères.

Ces résultats ont été corroborés par l'examen à l'écran fluorescent fait *de face*, que malheureusement on n'a pu encore radiographier. Cet examen démontre que l'estomac change de forme et de dimensions dans les différents cas :

Chez la femme nue, il figure un globe transparent de 10 à 12 centimètres de diamètre.

Avec le corset actuel, il représente une tache blanche triangulaire à base supérieure de 6 cent. 1/2 de largeur. Le bord inférieur est moins accentué que sans corset, on ne peut pas le délimiter.

Avec un corset convenable, l'estomac forme une ligne blanche de 3 centimètres de hauteur sur environ 10 centimètres de largeur transversale. Les épreuves ont été faites deux heures après le repas du soir.

Les seins, qui, dans les deux premiers cas, sont suspendus dans le vide par suite du rétrécissement de la région

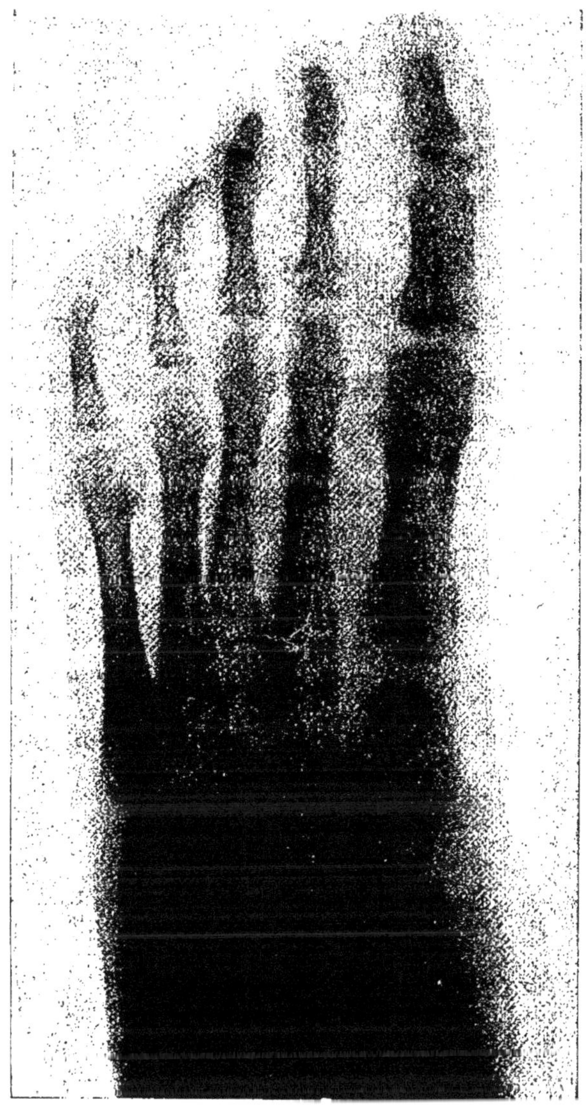

Fig. 152. — Déformation des phalanges du pied.

épigastrique, reposent, dans le troisième cas, sur une surface large qui leur sert de soutien.

Les *chaussures* sont, après le corset, d'autres instruments de torture plus généralement employés, puisque les individus des deux sexes qui veulent paraître posséder de fines et aristocratiques attaches, alors qu'ils en sont dépourvus, s'y procurent de nombreuses affections morbides, cors et excroissances diverses, tous, pour la plupart extrêmement douloureux ; nous montrons (*fig.* 152) un pied, à phalanges ainsi déformées, obtenu par M. Brunel, à l'Institut radiographique de M. Seguy.

DIAGNOSTICS MÉDICAUX DIVERS

M. Huber, déjà cité, a constaté, en même temps que les altérations osseuses, une altération de nature goutteuse, notable (tissu néoplasique réunissant les os) de l'articulation métacarpo-phalangienne du médius droit due à une intoxication du sang remontant à quatre années, et des plaques calcaires sur une aorte artério-sclérosique. M. G. Hoppe-Seyler a constaté, chez un malade dont la jambe avait été amputée pour fibrosarcome, les artères tibiales antérieures et postérieures sclérosées ; et dans la main d'un sujet vivant de soixante-quatorze ans, une branche d'artère cubitale sclérosée, le long du bord interne du cinquième métacarpien [2]; puis une raie grosse comme une aiguille à tricoter et presque aussi claire que l'os lui-même; dans la même main, une autre raie analogue plus courte se voyait près de l'os crochu qu'elle croisait en partie, pour disparaître entre les deux derniers métacarpiens.

[1] *Semaine Médicale*, 26 février 1896.
[2] *Münch. med. Wochensch.*, 7 avril 1896.

Peu après, mai-juin 1896, le professeur E. Grummach, de Berlin, examinait à l'écran fluorescent le thorax d'un sujet atteint d'artério-sclérose généralisée, y voyait les organes et constatait des raies sombres correspondant à l'aorte, et pour les artères coronaires, radiales et cubitales, de petites striations très foncées ; chez deux individus à lésions valvulaires, il vit chez l'un une aorte descendante large montrant que l'artério-sclérose était la cause de la lésion du cœur, puisque, chez l'autre, l'ombre en était étroite et pâle.

L'artério-sclérose, encroûtement calcaire des vaisseaux, se révèle donc par la présence de taches, d'opacités disséminées sur le trajet des vaisseaux transparents, et le médecin en peut reconstituer la position exacte. Les lésions du cœur avec hypertrophie sont visibles.

L'éthytromélagie n'a pas de lésions du squelette; l'acromégalie en offre en longueur chez l'adolescent, en largeur chez l'adulte (G. Marinesco, *Société de Biologie*, 20 juin 1896).

M. Spillmann a depuis radiographié [1] la main d'un acromégalique âgé de cinquante-sept ans, chez qui la maladie a débuté il y a vingt-cinq ans : les mains sont énormes, en battoir ; les doigts en saucisson ; les pieds sont de même ; la langue, le nez, le cou, le cœur, sont hypertrophiés; l'artério-sclérose est généralisée. Cette main montre *une hypertrophie notable des os*.

Certaines tumeurs intérieures, certaines lésions de l'estomac, cancer [2],... ont été diagnostiquées, grâce aux rayons de Rœntgen ; de même des lésions trophonévrotiques des ligaments, des tendons et des os, dans le rhumatisme chronique, le début du processus acromégalique, le rachitisme, les arrêts de croissance;... en insufflant l'estomac, le rectum, la vessie, et en graduant les rayons employés, les viscères

[1] *Société de Médecine de Nancy*, 10 février 1897.
[2] STRAUSS, *Société de Médecine interne de Berlin*, 29 juin 1896.

creux deviennent visibles au fluoroscope, contrairement, disent MM. Bérard et Destot, aux affirmations de M. Bouchard [1].

M. Garrigou, professeur d'hydrologie à la Faculté de médecine de Toulouse, en une note intitulée : *Diagnostics radioscopiques et radiographiques des diverses affections médicales*, présentée récemment à l'Académie de Médecine (mars 1897) et qui résume en quelque sorte ce chapitre, montre que, souvent, il y a avantage, pour les médecins hydrologues, à employer le diagnostic par les rayons X, soit au point de vue d'une station thermale, soit au point de vue de l'éloignement de tout traitement hydriatique. Un procédé radioscopique donnant les détails des lésions, avec le maximum d'éclairage, est des plus simples. Au moyen d'écrans en papier noirci, dans lesquels on ménage des ouvertures correspondant aux points dans lesquels le thorax ou l'abdomen présentent leurs organes ou leurs lésions, on supprime l'éclairage général du fluoroscope pour n'avoir que celui des points examinés. L'on peut ainsi mieux apprécier les teintes comparatives et les limites des organes et des lésions. On peut ainsi délimiter les lésions, fausses membranes et adhérences persistantes consécutives à des pleurésies anciennes. Des lésions tuberculeuses du poumon, une artério-sclérose de la crosse de l'aorte, un rétrécissement de l'estomac avec état congestif du foie, se peuvent aussi diagnostiquer. Chez des sujets atteints de tumeurs cancéreuses du sein, on a pu suivre jusque dans l'aisselle le chapelet des ganglions engorgés et établir ainsi préalablement la marche de l'opération. Il a été possible de constater nettement, chez quelques malades, des atteintes profondes de tuberculose osseuse. M. Garrigou a pu encore suivre le

[1] *Écho médical de Lyon*, 15 mars 1897.

travail de transformation des articulations et des os dans

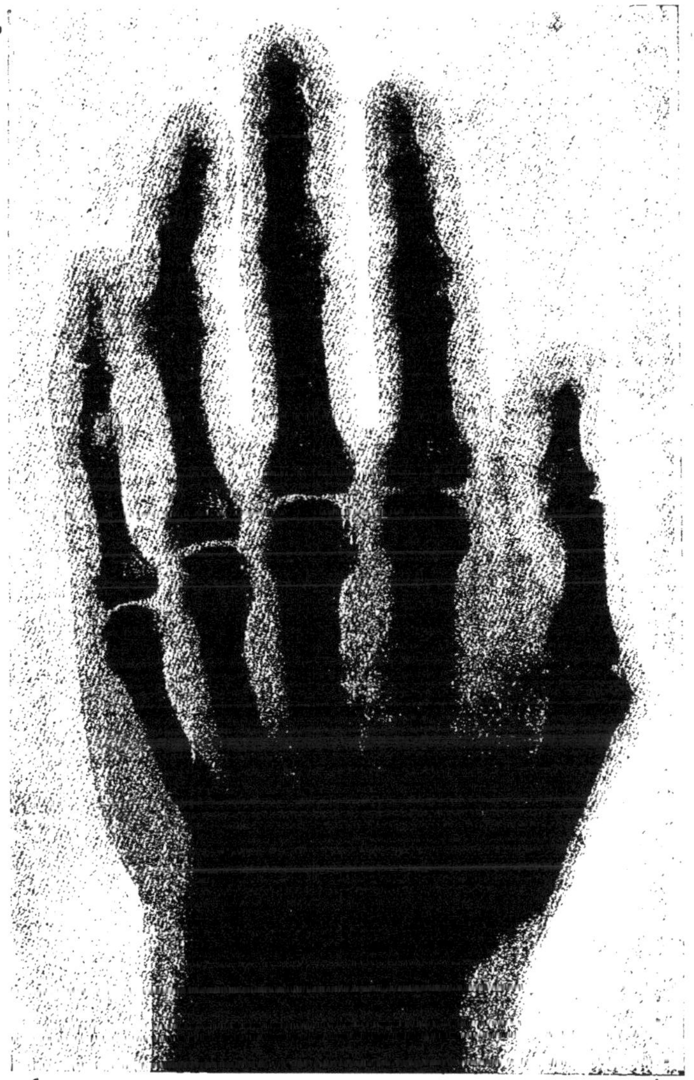

Fig. 153. — Main avec exostose spécifique (prise par M. G. Seguy à l'Institut radiographique de France).

la goutte, et comparer les mêmes malades avant et après le traitement thermal antigoutteux.

La *syphilis* peut s'accompagner de lésions osseuses, et la nature ou l'étendue des gommes sont parfois douteuses. Dans le service du professeur Fournier, à l'hôpital Saint-Louis, ont déjà pu être élucidés deux cas intéressants : dans une gomme du tibia où l'on se demandait si l'os était altéré, les rayons X révélèrent l'absence des lésions osseuses; pour une vaste gomme antibrachiale en nappe, chez une femme, on trouva, en revanche, une hyperostose radiale considérable. Une main de syphilitique avec exostose tertiaire se voit très nettement (*fig.* 153).

M. Bouchard nous a communiqué le fait inédit suivant : une tumeur cancéreuse de l'œsophage bilobée, située à gauche de la colonne vertébrale, à la hauteur de la quatrième vertèbre dorsale, a pu être diagnostiquée *de visu*, fluoroscopiquement — les côtes servant de guide pour compter et trouver la position des vertèbres, — et l'autopsie du patient, faite dix jours après, a confirmé le diagnostic radioscopique.

A l'Institut, 17 mai 1897, M. Ollier démontre la régénération osseuse ; MM. Springer et Serbanesco, la variabilité individuelle de croissance articulaire; et M. Bouchard, le diagnostic radioscopique de l'insuffisance de l'aorte par ses battements, non visibles normalement.

CHAPITRE XVIII

DIAGNOSTIC CHIRURGICAL

Rapports des vaisseaux de la main. — Radiographie d'un pied bot opéré
Lésions osseuses — Corps étrangers. — Diagnostics divers

RAPPORTS DES VAISSEAUX DE LA MAIN

En chirurgie, l'injection de poudres métalliques dans les vaisseaux, avant la radiophotographie, peut rendre des services (Ch. Remy). L'arcade artérielle superficielle de la main est, parmi les artères des extrémités, la plus exposée aux accidents ; si l'on pare un coup, si l'on brise une vitre, si l'on tombe avec une bouteille dans la main, les vaisseaux artériels en peuvent être ouverts. La rapidité de l'hémostase, de la ligature de l'artère, dépend de la connaissance précise que l'on a de celle-ci. M. Ch. Remy injectant les vaisseaux, mettant dans les plis de la main des poudres métalliques et radiographiant le tout, a déterminé des points de repère précieux à connaître et des renseignements précis. L'arcade artérielle superficielle est formée par des anastomoses de branches radiales et cubitales, elle passe à peu de distance au-dessus de l'extrémité supérieure des trois métacarpiens de l'indicateur, du médius et de l'annulaire.

RADIOGRAPHIE D'UN PIED BOT OPÉRÉ

M. Remy a publié récemment[1] l'observation radiographique d'un pied bot opéré par lui en août 1891. C'était alors un enfant de douze ans atteint d'un pied bot varus équin; il avait le pied enroulé en dedans et marchait sur la malléole externe. L'enfant auquel on a extirpé l'astragale n'a plus de varus et plus d'enroulement. Toutes les articulations modifiées fonctionnent. Il pose le pied sur le sol, par la plante, sans effort, sauf celui dû à son léger degré d'équinisme. Le membre malade est raccourci de 6 centimètres dont 3 viennent du tibia et les autres du fémur.

La radiographie a montré que l'articulation tibio-tarsienne nouvelle est formée par le tibia, le péroné et la face supérieure du calcanéum. L'astragale enlevée ne présente nulle trace de reproduction, mais un vestige oublié lors de l'opération.

« Si l'on étudie la position réciproque du calcanéum et des os de la rangée antérieure du tarse, on voit que ces deux segments du pied forment un angle anormal, presque droit.

« Les os de la jambe s'appuient sur le calcanéum qui leur est perpendiculaire, mais les os du tarse ne suivent pas la direction du calcanéum, ils forment avec les métatarsiens un massif dont la direction se rapproche de celle des os de la jambe.

« L'ouverture de l'angle formé par les deux parties du pied est limitée par la corde tendue entre le calcanéum et le cinquième métatarsien.

[1] *Journal de Clinique et de Thérapeutique infantiles*, 11 mars 1897.

« Au total, il y a une position anormale de l'extrémité antérieure du pied, qui se désigne sous le nom d'équinisme.

« La voûte plantaire est devenue anguleuse, au lieu de former une courbe régulière. La plante du pied est raccourcie de ce fait.

« Rien de spécial dans la texture des os, pas de néoformation.

« La surface articulaire de l'extrémité inférieure du tibia repose directement sur celle de la face supérieure du calcanéum. Celle-ci ne semble pas beaucoup modifiée dans son profil. Elle paraît être plane, et elle ne reproduit en rien la convexité de la poulie astragalienne.

« Quant à l'articulation médio-tarsienne, elle a subi aussi de sérieuses modifications.

« L'extrémité antérieure du calcanéum est subluxée en haut et en avant. Elle vient prendre un large contact avec le scaphoïde, et elle a glissé de son articulation primitive avec le cuboïde. Le ligament calcanéo-cuboïdien a résisté, mais sa direction s'est modifiée, il est devenu presque vertical, tandis qu'il était oblique. »

LÉSIONS OSSEUSES

Le professeur Lannelongue a fait faire, dans son service de l'hôpital Trousseau, diverses radiographies. Sur un fémur atteint d'ostéomyélite, il a constaté, comme il l'avait affirmé, que la destruction se fait du centre à la périphérie et non en sens inverse, comme on l'a cru longtemps. Les parties centrales détruites, converties en caverne, sont traversables par la lumière. Le doigt tuberculisé d'un enfant montra la première phalange plus large et plus épaisse que celle des autres doigts ; le périoste était épaissi et le tissu périosseux infiltré et fongueux ; l'articulation était plus large qu'aux autres doigts et un peu atteinte, et la deuxième phalange, plus transparente, commençait de l'ostéite. Une main atteinte d'ostéite tuberculeuse, et ayant macéré dans de l'alcool, montre au siège du mal une tache blanche.

La *myosite ossifiante* (Weill) montre sa masse osseuse pathologique, et un triceps à os surnuméraire, distant de 1 à 2 centimètres de l'humérus a été aussi étudié; en un coude, on a vu les formations supplémentaires reliées au squelette [1].

M. Zenger (*Institut*, 10 février 1896) communique une série de radiographies, dont celle d'une main affectée de syryngomyélie (maladie de Morvan), très enflée; les premiers articles ont déjà été coupés ; on distingue la destruction progressive des os, les parties atteintes présentant une transparence plus grande ; temps de pose, $1^{h},30'$.

MM. Lardy et Isoard, à l'hôpital français de Constantinople, ont radiographié la main d'un sujet atteint de lèpre aïnoide; cet arménien d'Erzeroum, de vingt-deux ans, présente tous les types de la lèpre nerveuse : un lambeau cutané occupant la deuxième phalange du petit doigt montre l'os détruit; le sillon d'aïnhum y est d'ailleurs visible. La troisième phalange de l'index est dans le même cas. La deuxième phalange du pouce, bien que n'ayant pas de sillon, bénéficie, par suite, de l'examen aux rayons X, celui-ci ayant révélé la destruction osseuse que l'examen à la vue était insuffisant à révéler [2].

MM. Imbert et Bertin-Sans (*Institut*, 17 février 1895) : Un jeune homme, dans un gymnase, voulant arrêter d'un coup de poing un sac de sable oscillant, ressentit aussitôt une dou-

[1] *Académie de Médecine*, 30 juin 1896.
[2] *Académie de Médecine*, 18 août 1896.

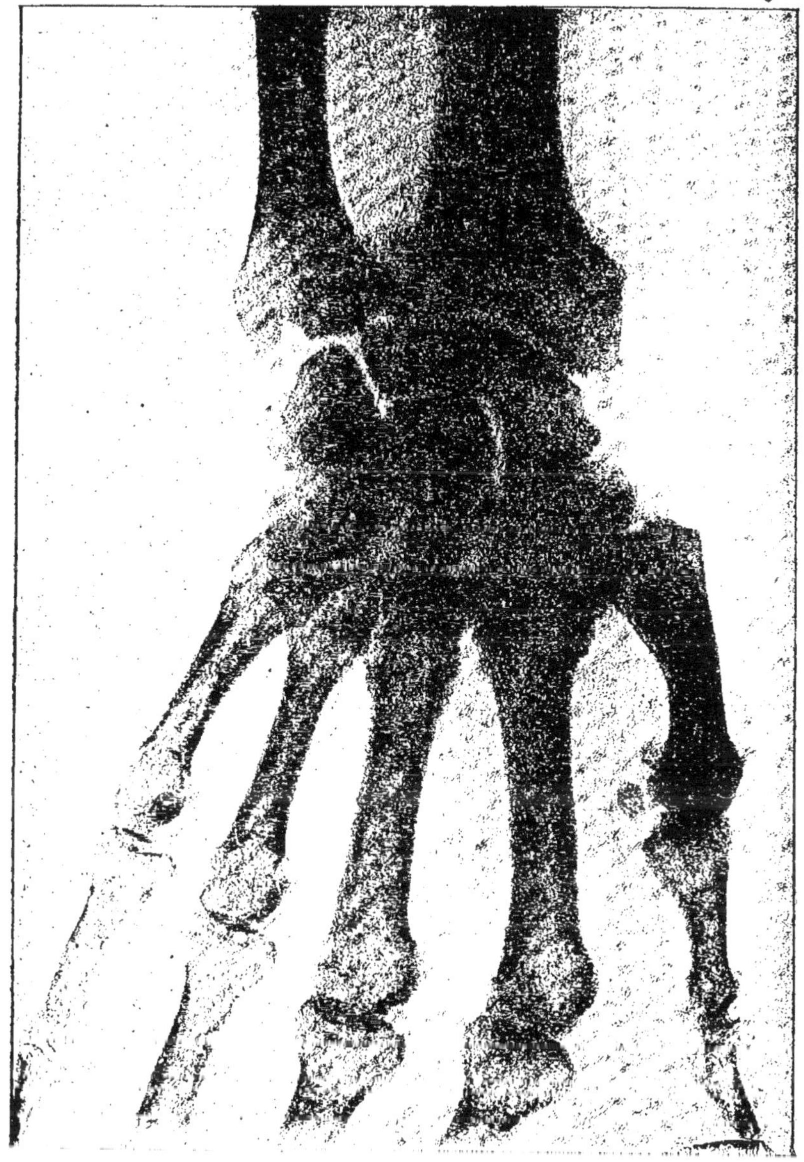

Fig. 153 *bis*. Fracture du radius (Dr H. van Heurck).

leur vive au niveau du 5e métacarpien. Le diagnostic était impossible, mais la fracture fut visible par la radioscopie. De même fut rendue visible une fracture du radius, dès le début de la découverte de Rœntgen, par le savant directeur du Jardin Botanique d'Anvers, le Dr H. van Heurck, qui a bien voulu nous en communiquer le cliché (*fig.* 153).

Les altérations des maxillaires peuvent être diagnostiquées, car on a pu suivre l'évolution des dents chez un enfant de sept ans (Ch. Remy, *Académie des Sciences*, 2 septembre 1896).

Un diagnostic médico-chirurgical, que nous avons pu faire, a été de constater une légère soudure partielle de l'articulation tibio-tarsienne dans un cas de fracture ancienne chez un rhumatisant, qui souffrait d'une façon intermittente.

M. Buguet donne l'observation « d'un jeune homme de treize ans soupçonné d'ostéomyélite du péroné, grâce à des points de suppuration au voisinage de l'os, et qui présentait un péroné intact, mais un petit séquestre au bulbe du tibia. Le diagnostic fait, le Dr François Hue arriva directement au point malade, curetta l'os, et enleva le séquestre (23 juillet 1896) [1]. »

Une désarticulation du pied radiographié a montré la conservation d'un lambeau talonnier périosté et la reproduction osseuse. Après une opération remontant à trois mois, le cal se laissait traverser (Ollier), de même pour des cals de fractures remontant pour un péroné à dix mois, pour un métacarpien à trois ans. Le cal non ossifié, non imprégné de sels opaques, doit se laisser traverser, ce qui a lieu. Inversement, un os tuberculisé, dont les sels calcaires diminuent, devient transparent.

M. Forgue, de Montpellier, ayant à faire une résection

[1] A. Buguet, *Technique médicale des Rayons X*. Paris, 1896.

cunéiforme pour une ankylose du genou, fit d'abord le diagnostic rœntgénique, détermina, en l'ankylose totale ainsi reconnue, l'étendue du coin à inciser, détermina sur l'os les points où la scie devait mordre et opéra ainsi mathématiquement avec succès[1].

Les lésions osseuses, les fractures seront reconnues en nature, en étendue. La contention parfaite des fragments rapprochés, leur maintien dans l'appareil plâtré ou silicaté sans le défaire, se constateront facilement.

MM. Péan et Mergier ont constaté notamment la néoformation d'une tête humérale enlevée chez un tuberculeux avec conservation du périoste et des muscles voisins, et momentanément suppléée par une tête artificielle en caoutchouc durci avec attaches en platine ; le malade avait pu ainsi conserver son bras.

D'ailleurs, nous allons donner ici *in extenso* le texte de M. Péan concernant cette observation de prothèse humérale éclairée de la radiographie, ainsi que d'autres faits d'altération osseuse étudiés de même par MM. Péan et Mergier[2].

1° *Ostéomyélite du doigt et du premier métacarpien.* — « Dans le premier de ces malades, on reconnaît que les os de l'index et du métacarpien qui le supporte, ainsi que le périoste et la gaine des fléchisseurs, sont épaissis ou détruits par la suppuration, qui était survenue à la suite de l'ouverture de la gaine par un corps étranger, probablement malpropre.

« On voit sur cette pièce que, grâce à la radiographie, on peut non seulement constater l'état des os, mais encore celui des parties molles de la main. Sans doute les os photographiés donnent des images moins nettes que par la

[1] *Académie de Médecine*, 28 juillet 1896.
[2] *Académie de Médecine*, 23 juin 1896.

plupart des procédés habituels ; mais, en montrant l'état du périoste et des parties molles qui l'entourent, cette méthode a bien permis de reconnaître l'étendue du mal.

« M. Mergier aurait obtenu plus de netteté et plus de vigueur pour l'image des os, s'il avait fait un temps de pose plus long, mais il aurait perdu sur le nombre et la valeur des renseignements obtenus.

2° *Doigt à ressort.* — « Je présente ensuite à l'Académie lé'preuve d'une malade âgée de quarante-neuf ans qui avait un doigt à ressort.

« On sait que la pathogénie de cette affection a fait naître un grand nombre de théories. Cette malade était rhumatisante. Il s'agissait de savoir si le rétrécissement de la gaine des fléchisseurs du pouce qui produisait le ressaut dans le mouvement de flexion siégeait à l'intérieur ou à l'extérieur de cette gaine. On sentait au doigt deux points durs qui étaient évidemment la cause du phénomène, mais il était impossible d'en localiser le siège. Grâce à la photographie par les rayons X, il a été facile de reconnaître à l'avance que les tumeurs étaient situées au niveau de l'articulation métacarpo-phalangienne du pouce et à l'extrémité supérieure de la phalange du même doigt, entre la gaine des tendons et l'os.

« Une incision, faite au milieu de l'éminence thénar jusqu'au milieu de la seconde phalange, passant sur le côté des gaines des fléchisseurs du pouce, a permis de constater que ces tumeurs étaient ostéo-cartilagineuses et situées en arrière du tendon dont elles rétrécissaient le calibre. Elles adhéraient si intimement qu'il fallut détacher la base de chaque tumeur à travers le tissu osseux pour ne pas ouvrir la gaine. Ces tumeurs étaient tellement dures que le bistouri ne suffit pas pour les enlever et que nous dûmes nous servir d'une pince emporte-pièce.

3° *Fracture de l'avant-bras.* — « La troisième radiographie nous montre le résultat d'une résection que nous avions faite chez une femme d'une vingtaine d'années, qui avait une fracture, avec chevauchement considérable, des deux os de l'avant-bras. La pseudarthrose qui en était la conséquence rendait impossibles les fonctions du membre.

« Au moyen de deux incisions latérales, nous mîmes à nu les fragments du radius et du cubitus que nous réséquâmes sur une longueur totale de 5 centimètres, de façon à permettre d'affronter exactement les deux bouts de chaque os et de rendre au membre sa conformation normale.

« Les os furent réunis avec des attelles d'aluminium. Au bout de quelques semaines, le cal osseux étant complet et résistant, nous enlevâmes l'attelle radiale et nous laissâmes l'attelle cubitale, ainsi que les deux vis d'acier qui la maintenaient.

« Ces corps étrangers n'ont déterminé aucune suppuration. La malade, n'en souffrant pas, désire les conserver.

« La radiographie montre que le cal du cubitus, dans lequel sont restées en place l'attelle et les deux vis, est d'une régularité parfaite, tandis que celui du radius est incurvé, sans qu'il en résulte la moindre gêne pour les fonctions du membre. Sans nul doute cette incurvation passerait inaperçue, de même que la présence des vis, si les rayons X ne les avaient révélées. »

Nous donnons la gravure d'une fracture du fémur radiographiée par MM. Ducretet et Lejeune (*fig.* 154).

4° *Fracture comminutive de la jambe.* — « La quatrième radiographie représente une fracture comminutive du tibia qui a été produite chez un terrassier, âgé de vingt-huit ans, par un éboulement de terrain. Après l'accident, la jambe avait été placée dans des appareils inamovibles.

« Depuis lors, plusieurs séquestres ont été successivement retirés, mais la suppuration persiste avec un raccourcissement considérable de la jambe.

« Nous aurions été disposés à attribuer le raccourcissement du membre à l'élimination des séquestres volumineux qui ont été extraits chez ce malade, avant qu'il n'entrât

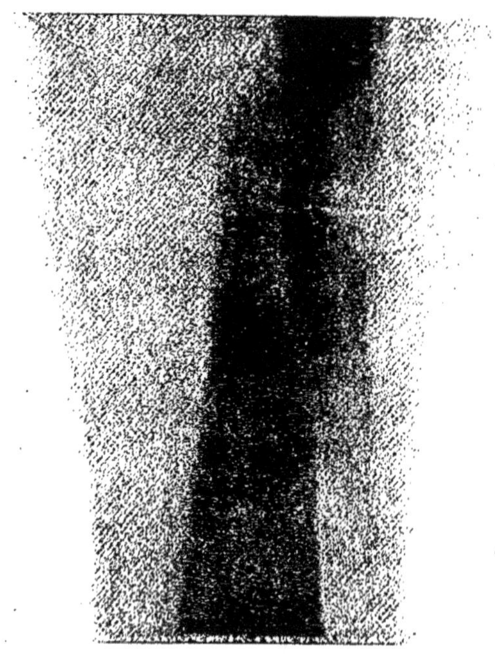

Fig. 154. — Fracture du fémur (Ducretet et Lejeune).

dans notre service, et à penser que la suppuration était entretenue par des séquestres analogues, si l'image radiographique ne nous avait montré qu'il était dû au chevauchement des fragments et non à un col difforme, comme on l'avait cru antérieurement. A ce point de vue, la photographie de l'invisible nous a rendu un grand service en nous montrant que, pour obtenir la guérison, il ne suffira pas d'enlever de nouveaux séquestres, mais qu'il faudra réséquer les fragments qui chevauchent, et les maintenir en place par des sutures métalliques ou par des tiges d'aluminium. »

« Nous présentons, d'autre part, à l'Académie trois radiographies qui nous ont permis de reconnaître ce qui s'est passé dans des os qui ont été restaurés soit avec du mastic, soit avec des fragments d'os de mouton décalcifiés, soit par la prothèse.

5° *Ostéite raréfiante des quatrième et cinquième métatarsiens du cuboïde et du troisième cunéiforme.* — « Un de ces malades, âgé d'une trentaine d'années, avait eu, à la suite d'une blessure par un clou de rue, qui s'était implanté dans la plante du pied, pendant la marche, au niveau des extrémités supérieures des quatrième et cinquième métatarsiens, une suppuration aiguë, intarissable, qui avait détruit les deux tiers inférieurs des os, ainsi que le cuboïde et le troisième cunéiforme, et oblige le malade à garder le lit.

« Après avoir mis à nu chacun de ces os, après les avoir évidés largement, et enlevé tous les bourgeons charnus qui suppuraient autour d'eux, dans les parties molles du dos et de la plante du pied, nous avons comblé la perte de substance faite aux squelettes osseux par un mastic de notre composition, et nous avons obtenu une guérison rapide.

« L'examen microscopique a démontré que l'ostéite était purement destructive, sans élément de tuberculose.

« Le procédé de Rœntgen permet aujourd'hui de constater que les os dont les cavités avaient été comblées par le mastic sont peu déformées et que leurs articulations sont conservées. »

6° *Ostéomyélite subaiguë du tibia.* — « Le malade que je vous présente était affecté d'une ostéomyélite subaiguë, douloureuse, occupant toute la hauteur du tibia qui lui rendait l'existence impossible depuis plusieurs mois. Bien qu'il n'y eût pas d'abcès de voisinage, nous cédâmes à la volonté formelle du malade et nous fîmes l'exploration de la cavité médullaire du tibia.

« Au moyen de la scie de notre polytritome mue par l'électricité, nous circonscrivîmes la table interne du tibia sur toute la hauteur de la face interne de cet os et nous l'enlevâmes. Il nous fut alors aisé de reconnaître que toute la cavité médullaire était remplie de fongosités vasculaires saignantes.

« Après avoir réséqué toutes ces fongosités suspectes avec la gouge et la pince emporte-pièce, nous comblâmes la vaste caverne qui en résultait avec des lames d'os décalcifiés, préparés par M. Michaels, et nous remîmes en place, à la manière d'un couvercle, toute la table interne de l'os, après en avoir excisé au préalable toutes les parties malades. »

« La plaie faite aux parties molles fut fermée par suture. La réunion eut lieu par première intention.

« Grâce à la photographie par les rayons de Rœntgen, vous voyez également que le tibia est parfaitement reconstitué et que toutes les lignes sont aussi nettes que s'il n'avait jamais été altéré.

7° *Restauration de la moitié supérieure de l'humérus par prothèse*. — « Nous vous présentons à nouveau un malade que nous avons opéré il y a trois ans et demi, et qui a fait l'objet d'une communication spéciale, il y a deux ans et demi, à l'Académie. Lorsque je vous le présentais pour la première fois, cet homme portait, à la place de l'humérus, dont nous avions enlevé la partie supérieure, un humérus artificiel en caoutchouc durci, construit par M. Michaels, et que nous avions articulé avec l'omoplate.

« Le membre remplissait toutes ses fonctions.

« Un an et demi après, une fistule s'étant produite à l'union de l'extrémité inférieure de l'os artificiel et de la portion supérieure, au bout de l'humérus conservé, nous fîmes l'extraction totale de l'appareil prothétique au moyen d'une longue incision. Nous eûmes la satisfaction de voir cette nouvelle plaie se réunir par première intention.

« Depuis cette époque, le malade, chez lequel l'examen histologique de l'humérus réséqué avait montré qu'il s'agissait de tuberculose, jouit d'une excellente santé, bien qu'il exerce la profession insalubre de marchand de vin. Son bras a conservé sa longueur normale, et l'articulation de l'épaule tous ses mouvements; il a si bien recouvré ses forces, qu'il sert au malade à soulever des poids considérables de 50 kilogrammes, par exemple, sans fatigue.

« Il était intéressant de vérifier par le procédé de Rœntgen l'état du squelette osseux qui s'était formé, grâce au périoste que nous avions eu soin de conserver, autour de l'humérus artificiel.

« L'épreuve que nous avons obtenue embrasse l'ensemble des points intéressants. Elle montre que l'os nouveau, bien qu'il soit résistant, est moins régulier que l'os ancien. Elle montre également que la fusion est complète au point de jonction avec l'os ancien et que la partie supérieure de l'os nouveau, quoique n'étant pas aussi arrondie qu'une tête d'humérus normal, est logée au contact de la cavité glénoïde et de la face inférieure de l'acromion, et conformée de manière à permettre tous les mouvements. »

Si la fracture se complique de luxation, d'arrachement osseux, la radioscopie révèlera ces lésions surajoutées. Une mauvaise consolidation avec cal exubérant sera décelée. L'absence ou la longueur de la guérison pourront être connues dans leurs causes, et celles-ci combattues (Ch. Bouchard,

p. 425). Dans les traumatismes où le gonflement est énorme, les rayons de Rœntgen rendront de grands services : s'il y a des décollements épiphysaires constatés, l'appareil de contention sera fait en conséquence. Les périostites tuberculeuses, les coxalgies commençantes, le mal de Pott au début,... se voient nettement et bénéficieront de suite des traitements appropriés. Les lésions osseuses des dermatoses, de la syphilis sont décelées à leur éclosion ; les gommes peuvent être déterminées en étendue, de même les injections mercurielles faites contre elles, ainsi que les modes d'action et d'absorption.

CORPS ÉTRANGERS

La recherche des corps étrangers, métalliques, faite dès la première heure est devenue banale. On est loin de la période de tâtonnement du début, et cependant si près de nous, où le thorax se montrait imperméable et où M. Polaillon, aidé de M. Manouvriez et des appareils du laboratoire de physique de la Sorbonne, n'obtenait que des résultats négatifs pour une balle perdue dans les chairs de la partie supérieure du thorax [1].

Depuis, M. Le Dentu, ayant dans son service un jeune homme ayant reçu dans la nuque une balle de carabine Flobert, put la faire chercher par MM. Chappuis et Chauvel au moyen des rayons X et trouver au voisinage de l'apophyse épineuse de la troisième vertèbre cervicale, et, pour être précis, entre les deux branches de cette vertèbre, car un contour vague indiquait l'une de ces branches ; ainsi

[1] *Académie de Médecine*, 31 mars 1896.

guidé, M. Le Dentu arrivait directement sur la balle et l'extrayait [1].

MM. Brissaud et Raymond ont fait faire, dans leurs services, à la Salpêtrière, des recherches radiographiques sur des balles intra-crâniennes. Dans l'une d'elles, un clou placé en arrière a permis de reconnaître si le crâne était traversé par les rayons. Un certain nombre de malades trépanés ont conservé, sans réparation, même après des années, la perte osseuse initiale. La chirurgie vertébrale avec ligatures métalliques, une suture métallique de la clavicule,... ont révélé soit l'excellence des résultats, soit la formation de cals vicieux (Drs Londe et Chipault).

La radioscopie a permis au Dr Maréchal, aidé de M. Radiguet, de trouver une balle dans le thorax d'un soldat.

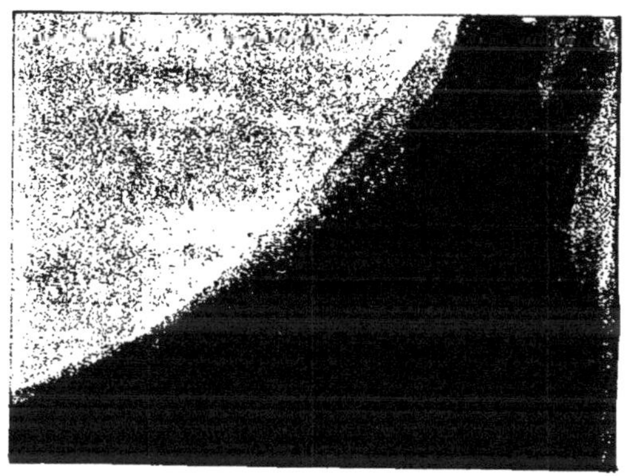

Fig. 155. — Balle dans le pied (radiographie G. Seguy).

On a trouvé une lame de couteau dans l'épaule d'un ouvrier anglais, une balle dans le pied (*fig.* 155)...

Les aiguilles cheminent dans les tissus, souvent loin de leur lieu de pénétration ; des fous ont pu avaler des aiguilles

[1] *Académie de Médecine*, 9 juin 1896.

et les rendre par les jambes. M. Delbet[1] a pu trouver une aiguille entrée dans la jambe et arrivée au niveau du cinquième métacarpien. Un clou de tapissier, avalé par un garçon de onze ans chez lequel il avait produit une pleurésie adhésive avec infiltration du lobe supérieur du poumon, à gauche, a été radiographié pendant un accès de toux [2].

A Mayence, on a retiré du dos de M. Jaeden une balle de fusil qui lui avait pénétré la poitrine le 29 juin 1867 pendant la bataille de Gitschin et qu'aucun chirurgien n'avait pu trouver depuis[3].

MM. Péan et Mergier ont également diagnostiqué une énorme tumeur du foie par la radioscopie ; et, le même jour — fait plus intéressant — une balle dans la région osseuse si épaisse du rocher, impressionnait une plaque sensible. Ce dernier examen radiographique, communiqué à l'Académie de Médecine (9 mars 1897), est d'autant plus intéressant que la région du rocher s'était montrée jusqu'ici d'une opacité aux rayons X absolument déconcertante.

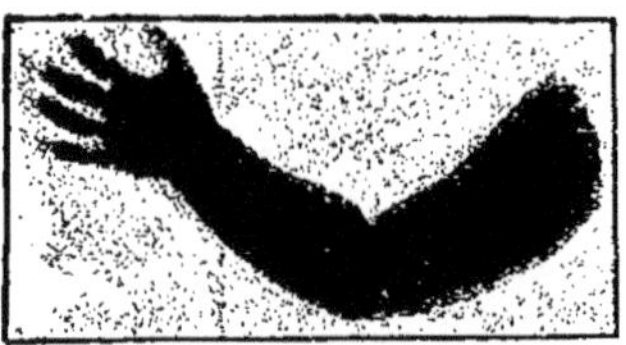

Fig. 156. — Bras radiographié.

Une enfant de sept ans ayant posé le coude (*fig.* 156) replié sur une pelote d'aiguilles, avait fait pénétrer l'une d'elles dans les chairs. Des années se passent et des accidents se succèdent à l'avant-bras et au voisinage de l'épaule et de l'aisselle, et durant des mois consécutifs. Plusieurs fois par an, la malade éprouvait des douleurs intolérables et des incapacités de travail. En 1896, elle avait dix-sept ans et

[1] *Académie des Sciences*, 24 février 1896.

[2] M. Pöch, de Vienne, Autriche, octobre 1896, in *Semaine Médicale*, 4 novembre 1896.

[3] *Les Nouvelles Scientifiques et Photographiques*, 25 juillet 1896.

souffrait depuis plusieurs mois, surtout de douleurs localisées à la partie moyenne du bord externe de l'avant-bras et s'irradiant vers les doigts. L'examen direct est impossible, vu la douleur intolérable provoquée par la moindre pression. M. A. Buguet en fit la radiographie (18 juillet 1896) avec un tube en poire du type ancien à 50 centimètres de la plaque avec une durée de pose de trente minutes. On trouvait à gauche, le long du radius, trois fragments d'aiguilles dont deux se touchaient et qu'enlevaient le lendemain, sans la moindre hésitation, le Dr Cerné de Rouen. Dix jours après, la malade était complètement guérie et n'éprouvait plus aucune douleur.

Un préparateur de la Faculté des Sciences de Marseille avait avalé dernièrement un os qui s'était arrêté dans la gorge. Des souffrances très vives et des difficultés dans la respiration inquiétaient les médecins. On décida l'opération fort délicate et dangereuse de l'ouverture de l'œsophage pour extraire le corps étranger. Au moment de commencer, on eut, fort heureusement, l'idée de photographier avec les rayons X la partie malade. L'épreuve montra que l'os avait glissé pendant les sondages faits par les médecins et qu'il était tombé dans l'estomac, où il n'y avait pas lieu de le rechercher. Les souffrances persistantes provenaient des lésions des tissus produites par le séjour momentané du corps étranger dans l'œsophage. Il n'y avait plus lieu, dès lors, de recourir à l'opération douloureuse et grave que l'on se disposait à faire.

MM. Péan et Radiguet, à l'Hôpital International, ont diagnostiqué une pièce de monnaie restée dans l'œsophage d'un enfant ; le temps de pose, avec une ampoule bianodique placée à 60 centimètres, a été de dix minutes. Le diagnostic ordinaire était douteux, car l'enfant continuait à déglutir facilement les liquides, et à ne se plaindre, malgré les manœuvres extractives faites, d'aucune douleur [1].

M. Péan est revenu à l'Académie de Médecine le 13 avril 1897 sur la question : « Lorsque je présentai à l'Académie, en novembre dernier, un enfant auquel j'avais extrait, par l'œsophagotomie externe, un sou de cuivre qu'il avait avalé plusieurs mois auparavant, je citai des exemples semblables dont j'avais été témoin soit dans ma pratique, soit dans celle de mes maîtres, et je déclarai qu'il fallait enlever de bonne heure ces corps étrangers, sous peine de les voir altérer les parois de l'œsophage et entraîner la mort. J'ajoutais à ce propos qu'il était souvent très difficile, en pareil cas, de reconnaître le siège de ces corps étrangers, d'autant plus qu'ils sont le plus souvent avalés par des enfants dont les renseignements manquent de précision.

« Depuis cette époque, trois enfants nous ont été présentés dans des conditions analogues. L'un d'eux, âgé de neuf ans, prétendait avoir dans l'œsophage un sou qu'il avait avalé il y a deux ans. La radiographie prise par M. Mergier montra que le corps étranger ne siégeait plus ni dans l'œsophage, ni dans l'intestin, bien que les parents affirment qu'ils avaient surveillé les garde-robes et que l'enfant ne l'avait jamais rendu. Il n'y avait donc pas lieu d'intervenir.

« Le second enfant, âgé de trois ans, se plaignait au niveau de la portion thoracique de l'œsophage, d'une vive douleur qu'il attribuait à une pièce de monnaie qu'il avait avalée il y a trois mois. La radiographie confirma cette assertion. Enfin, le troisième enfant, que vous voyez aujourd'hui, avait avalé, dix-huit heures avant qu'il nous fût présenté, une pièce de monnaie semblable. C'est une petite fille âgée de vingt-

[1] *Académie de Médecine*, 8 décembre 1896.

sept mois. Elle se plaignait d'une violente douleur à la partie antéro-latérale du cou, à l'entrée de la cage thoracique, d'une dyspnée intense et vomissait tous les aliments, même liquides. La mère, justement effrayée, nous conduisit la petite malade à l'Hôpital International. Immédiatement, la radioscopie fit reconnaître que le corps étranger est réellement situé dans l'œsophage au-dessus de la première côte, c'est-à-dire un peu plus haut que chez ceux qui ont été déglutis depuis plusieurs mois. Du même coup, nous voyons distinctement les mouvements du cœur et ceux du diaphragme. Il n'y a donc pas de doute sur la présence et le siège du corps étranger. Et, comme celui-ci n'a pas encore eu le temps de

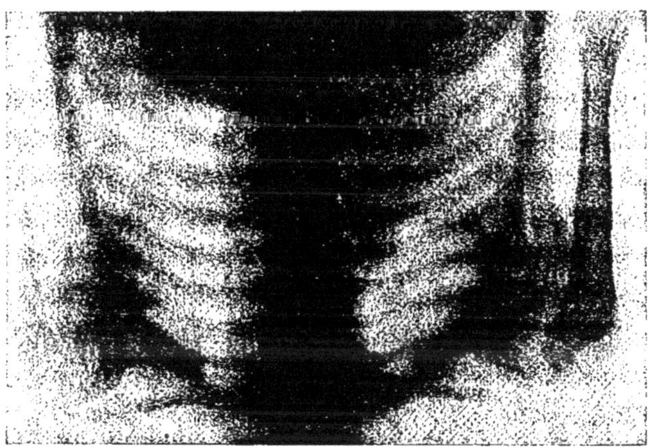

Fig. 157. — Sou dans l'œsophage (Ducretet et Lejeune).

s'enclaver dans l'épaisseur de la paroi œsophagienne, nous parvenons, sans trop de difficulté à l'extraire à l'aide du petit panier de Graefe. Avant l'opération, la radiographie prise montrait avec la plus grande netteté non seulement la pièce de monnaie, mais encore le cœur, les poumons et l'intérieur de la cage thoracique. » MM. Ducretet et Lejeune ont également radiographié un cas de ce genre (*fig.* 157).

Plus récemment, M. Berger, à l'Académie de Médecine (27 avril 1897), présentait une observation de MM. les Drs Faivre, Malapert et Latrille, professeurs à l'École de médecine de Poitiers, montrant une application intéressante des rayons de Rœntgen pour retrouver une épingle avalée depuis cinq semaines.

« Le 8 mars dernier, cet enfant de deux ans et demi est amené à MM. les Drs Faivre et Malapert : cinq semaines auparavant, il a avalé une épingle en laiton, de grandeur moyenne, très pointue ; un vomitif, des purgatifs répétés n'ont pas fait sortir le corps étranger.

« Depuis ce moment, la tête est restée fléchie en avant, le menton appuyé sur le sternum ; puis, la position s'est modifiée et, actuellement, la tête est fortement inclinée vers l'épaule gauche. Toutes les tentatives pour modifier cette attitude provoquent une vive douleur. Il n'y a ni gêne respiratoire, ni même aucun trouble apparent de la déglutition : néanmoins, l'enfant se nourrit mal et dépérit.

« L'examen du pharynx est rendu impossible par l'indocilité du petit malade : MM. Malapert et Faivre se décident alors à donner du chloroforme et à soumettre l'enfant à l'application des rayons de Rœntgen. Ils ont obtenu de la sorte, après plusieurs essais, la photographie que je vous présente.

« Cette épreuve permet de voir le squelette de la face et du cou. On constate une première ligne noire, située sur la partie moyenne du cou et fournie par un morceau de fil de cuivre placé là comme point de repère. Beaucoup plus haut, voilée par l'ombre portée du maxillaire inférieur, se voit une deuxième ligne noire, moins nette, dirigée de haut en bas et d'avant en arrière. Celle-ci indiquait nettement la présence, dans la partie moyenne du pharynx, d'un corps étranger métallique filiforme.

« Guidé par cette constatation, M. le Dr Malapert put, le 10 mars au matin, après avoir endormi l'enfant de nouveau,

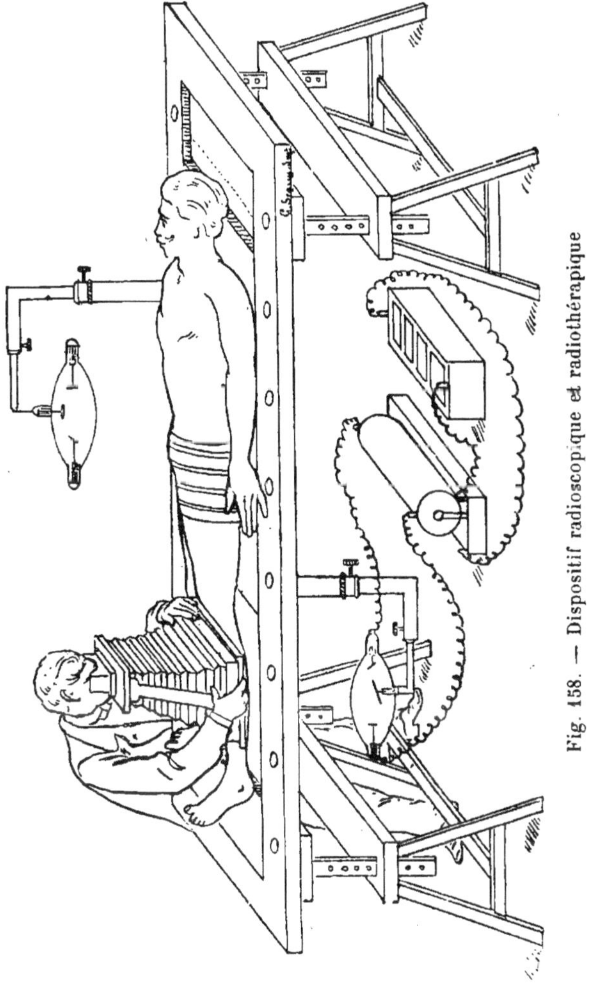

Fig. 158. — Dispositif radioscopique et radiothérapique

porter le doigt, puis une pince courbe dans le pharynx et retirer l'épingle qui s'était fortement implantée dans la paroi latérale gauche de cette cavité, en arrière du pilier postérieur correspondant.

« Cette observation est intéressante à cause des difficultés qui rendaient l'exploration directe du pharynx impossible sans anesthésie, et en raison des indications que la radiographie a pu donner sur la situation précise du corps étranger.

« MM. Faivre et Malapert se demandaient si l'exposition aux rayons X ne pourrait pas modifier, dans une certaine mesure, les phénomènes de l'anesthésie chloroformique et être causes d'accidents. L'observation présente montre que ces craintes ne sont pas fondées; mais elle n'est pas la première, et deux fois, entre autres, cette année, il m'est arrivé de soumettre aux rayons Rœntgen un sujet placé pendant un temps fort long dans la résolution chloroformique complète, sans observer que celle-ci fût en rien modifiée par cette circonstance. »

Les corps étrangers peuvent être décelés alors qu'aucun autre examen ne les révélerait, s'ils se sont enkystés, par exemple, ne produisant ni douleur, ni saillie extérieure. On a pu ainsi découvrir souvent radioscopiquement (*fig.* 158) des morceaux d'acier logés dans une articulation, des balles à la base des phalanges des doigts, des grains de plomb dans l'œil (p. 431).

Ils pourront être déterminés comme nature et position, dans l'intérieur du corps, dans les cavités, dans les canaux organiques (p. 293-303).

EXTRACTIONS D'AIGUILLES PAR UN ÉLECTRO-AIMANT

Nous donnons la première observation, qui n'a aucun rapport avec notre sujet, parce qu'elle a inspiré la seconde, qui, elle, a guidé la radiographie. M. Silvanus P. Thompson, dont nous avons cité les écrans et les théories, parle dans son livre *l'Électro-Aimant*, du cas d'un forgeron frappant sur un pic neuf et atteint à l'œil gauche par un fragment détaché de l'outil. Ce fragment, dit-il, arriva jusqu'à la sclérotique, à 6 millimètres environ de la cornée. « L'homme ressentit, sur le moment, peu de douleur; mais, deux jours après survinrent une vive souffrance et une grande irritation, avec obscurcissement de la vue, non seulement de l'œil malade, mais des deux yeux. Il fut envoyé, le 10 décembre, à l'infirmerie de Cardiff, où on l'examina. On trouva une petite lésion au point où le fragment avait pénétré, du côté interne, et l'examen ophtalmoscopique révéla la position du fragment qui s'était planté dans la rétine, à la partie supérieure externe de l'œil. La trace qu'il avait laissée en traversant l'humeur vitrée se distinguait également par de petites opacités. L'œil indemne présentait des signes très nets d'irritation sympathique. Le jour suivant, on procéda sous l'action de l'éther à un léger élargissement de la blessure, pour permettre l'introduction du pôle de l'électro-aimant. On le fit pénétrer à travers la chambre vitreuse en suivant, autant qu'on pouvait le présumer, la direction originairement prise par le morceau d'acier. La première fois, l'instrument fut retiré sans résultat ; mais, à la seconde tentative, le petit fragment d'acier sortit à travers la blessure, à la remorque du pôle. » Il ne s'échappa qu'une gouttelette d'humeur vitreuse, et l'œil fut bandé après un pansement antiseptique. Au bout d'un mois, le forgeron était guéri.

Chez un malade diabétique, et ayant par suite de bonnes raisons de redouter une opération, on utilisa le même procédé pour extraire un fragment d'aiguille décelé dans un pied par les rayons de Rœntgen. L'aiguille était entrée deux mois auparavant, et la position en fut déterminée par deux radiographies faites l'une à plat, l'autre de profil. « Nous prîmes rendez-vous, dit M. Radiguet[1], pour le 9 décembre, et, assisté du Dr Néquet, au moyen d'un écran au platino-cyanure de baryum, nous vérifiâmes à nouveau la place de l'aiguille, laquelle était située au niveau de l'articulation métatarso-phalangienne du pouce du pied gauche. J'employai un électro-aimant très puissant; grâce à l'écran, je voyais ce que je faisais et n'avais pas de surprise à redouter, l'appareil pouvant supporter sans échauffement sensible un courant de 20 volts et 7 ampères. La première séance dura une heure ; nous constatâmes que l'aiguille avait bougé de plusieurs millimètres ; le lendemain, après une heure et demie, l'aiguille jaillit vers l'électro-aimant par le trou où elle était entrée. C'était un fragment d'aiguille n° 10, ayant exactement 1 centimètre de longueur, côté du chas. Il ne s'écoula pas une goutte de sang. »

DIAGNOSTIC DES CALCULS

Les calculs biliaires très riches en cholestérine sont perméables aux rayons. Les cristaux vésicaux d'acide urique sont invisibles, tandis que sont très visibles les cristaux phosphatiques.

M. Guyon présentait à l'Académie de Médecine, dès le 21 avril 1896, des radiographies de reins extraits vingt-quatre heures après le décès qui étaient très encourageants au point de vue des calculs biliaires et rénaux, résultats dus à MM. J. Chappuis et Chauvel.

M. le professeur d'Arsonval présentait à l'Académie de

[1] *La Nature*, 16 janvier 1897.

Médecine [1], au nom de M. le Dr Lavaux, plusieurs photographies prises dans le laboratoire de MM. Gaiffe et Cie, à l'aide des rayons de Rœntgen et représentant des calculs vésicaux et des calculs rénaux.

« Dans un travail publié le 20 juin dernier, ces auteurs avaient déjà montré que l'on peut différencier la silhouette donnée par un calcul de celle donnée par les côtes, fait qui a été confirmé ici même un mois plus tard par deux autres expérimentateurs, MM. Chappuis et Chauvel.

« Les résultats des nouvelles expériences faites par MM. Gaiffe et Lavaux présentent, au point de vue des déductions pratiques que l'on pourra en tirer, une importance qui n'échappera pas à l'Académie. Ils montrent que le diagnostic des calculs des voies urinaires va atteindre probablement sous peu une très grande précision.

« Non seulement on pourra affirmer, par la photographie pratique à l'aide des rayons de Rœntgen, qu'il existe un calcul dans le rein, dans l'uretère ou dans la vessie, mais on pourra encore dire quelles sont les substances qui composent ce calcul, s'il est homogène ou formé de couches de compositions différentes, si le noyau est petit ou volumineux, quelle est la composition de ce noyau.

« Voici une photographie fort intéressante à ce point de vue. On y voit :

« 1° La silhouette d'un calcul d'acide urique pur ;

« 2° Celle d'un calcul formé presque exclusivement de phosphate ammoniaco-magnésien, et de même volume que le précédent ;

« 3° Celle d'un calcul beaucoup plus volumineux que les précédents, formé de plusieurs couches centrales distinctes d'acide urique et d'une couche corticale de 4 millimètres

[1] 2 juin 1896.

d'épaisseur, d'une teinte absolument différente, et formé presque exclusivement de phosphate ammoniaco-magnésien ;

« 4° Celle d'un os de 1 centimètre et demi d'épaisseur ;

« 5° Celle de l'index de l'un des expérimentateurs.

« Les différences des teintes sur cette photographie sont tellement accentuées que le diagnostic de l'existence et de la variété des calculs est évident. On y distingue même le noyau d'un petit calcul d'acide urique pur. Quant à la couche corticale du gros calcul, elle est représentée par un anneau des plus nets.

« Voici une deuxième photographie qui n'est pas moins intéressante. Ici le noyau est petit et formé d'urate de soude, tandis que l'écorce forme un volumineux calcul composé de phosphate ammoniaco-magnésien. Or ces différentes couches se distinguent du noyau d'une façon très nette sur cette photographie.

« Cette troisième photographie représente de nombreux calculs d'acide urique logés dans l'épaisseur du parenchyme d'un rein dont une seule moitié a 5 centimètres d'épaisseur. Les rayons ont parfaitement traversé cette épaisse couche de tissu scléreux, et les calculs seuls apparaissent sur cette photographie.

« Donc, rien de plus facile, quand on opérera sur le vivant, que de prendre préalablement la silhouette de calculs semblables à ceux représentés par ces photographies et de la comparer avec les résultats que l'on obtiendra sur le malade.

« On aura ainsi des points de comparaison précieux, car les résultats varient avec chaque tube de Crookes employé.

« Dans un ouvrage récemment publié, l'un des auteurs a montré que les indications opératoires varient essentiellement suivant les lésions des reins calculeux et suivant qu'il s'agit de calculs primitifs ou de calculs secondaires.

Un diagnostic précis, fait avant toute intervention, aura donc dans ces cas de grands avantages.

« Dans le cas de calculs vésicaux, il sera également très avantageux, surtout chez les vieillards, chez les prostatiques, de connaître exactement la composition du calcul pour faire, chez beaucoup de ces calculeux, un choix de l'opération plus conforme aux intérêts du malade.

« Les progrès accomplis depuis quelques mois permettent d'espérer qu'avant peu le problème sera complètement résolu. »

MM. A. Buguet et A. Gascard ont pu déterminer la nature des calculs enlevés, en respectant leur intégrité. Des calculs d'acide urique et de cholestérine ont montré des noyaux minéraux aux extrémités que n'auraient pas fait connaître l'examen ordinaire fait en sciant, en grattant ou en perforant le calcul. L'homogénéité et la structure peuvent ainsi être déterminées. Un calcul volumineux de cheval, formé de phosphate de magnésie montrait en son centre un noyau fort opaque : on scia et on trouva un fragment de fer (*Académie de Médecine*, 9 mars 1897).

Quant aux reins eux-mêmes, on a essayé sans succès, même pour les reins flottants, leur ombre est vague et mal accusée, quand elle se projette, ce qui n'est pas constant.

DIAGNOSTICS DIVERS

Les cavités organiques, emplies de substances opaques aux rayons X, peuvent ainsi révéler leur contour.

L'obstruction intestinale, dont le lavement électrique de Boudet de Paris triomphe souvent, peut être délimitée. On fait avaler au patient du mercure, liquide inoffensif dont le poids, d'ailleurs, peut dérouler l'anse, mais qui, opaque aux radiations de Rœntgen, révèlera son point d'arrêt; des trajets fistuleux emplis de mercure révèleront ainsi leur étendue (procédé cryptomercuriel de Kronberg). Le gallium, moins lourd, peut être substitué pour ces trajets intérieurs au mercure, quand on craint une rupture d'organes sous un poids trop considérable; mais l'appareil digestif l'attaque.

Les abcès, les phlegmons, les gonflements divers pour lesquels la moindre pression est très douloureuse, ce qui rend l'examen ordinaire impossible et ne permet pas de reconnaître si les os sont atteints, bénéficieront des rayons X.

La *valeur de l'emploi des rayons de Rœntgen en chirurgie* a été une question à l'ordre du jour du XXVIe Congrès de la Société allemande de Chirurgie, traitée à Berlin, le 22 avril 1897. M. Kümmel (de Hambourg) a suivi chez certains opérés le parcours du bouton de Murphy; vu par l'ingestion d'un lait de sous-nitrate de bismuth une dilatation fusiforme de l'œsophage; vu les calculs vésicaux phosphatiques et surtout uratiques; apprécié la plus ou moins grande facilité de réduction des luxations de la hanche et leur diagnostic d'avec la *coxa vara*. M. Hoffa, de Würtzbourg, diagnostique la scoliose et apprécie l'influence sur elle des agents thérapeutiques. Les difformités sans invalidité, les fractures sans coaptation idéale peuvent être étudiées par les rayons X (Oberst, Braun). Un phlegmon peut se distinguer d'une fracture ou d'un corps étranger (*Hôpital Saint-Louis :* Foveau de Courmelles). Un rhumatisme blennorrhagique du pied a montré une déformation de l'astragale. Un col du fémur, vu trop long ou trop court, dans la coxa varia, indique le procédé opératoire à employer (Hofmeister).

CHAPITRE XIX

DIAGNOSTIC OBSTÉTRICAL

Premières tentatives. — Recherches sur les membres de fœtus. — Radiographie d'utérus gravide de trois mois et demi. — Utérus gravide à terme. — Expériences sur le cobaye. — Dernières recherches. — Radiographie fœtale. — Circulation placentaire.

PREMIÈRES TENTATIVES

Dès le 10 mars 1896, le professeur Pinard communiquait à l'Académie de Médecine un travail de MM. H. Varnier, professeur agrégé à la Faculté; James Chappuis, professeur de physique à l'École centrale ; Chauvel, interne des hôpitaux, et Funck-Brentano, répétiteur à la clinique Baudelocque, *sur un premier résultat encourageant de photographie intra-utérine par les rayons X* :

« Il s'agit, disent les auteurs, empressons-nous de le dire, pour réduire cette communication à sa juste valeur, d'un utérus gravide extirpé en décembre 1894 et conservé depuis dans l'alcool.

« C'est à dessein, pour aller du simple au composé, que les auteurs de cette note ont commencé leurs expériences dans ces conditions, qui réduisent la difficulté à son minimum, bien qu'il s'agisse déjà d'un organe ayant quatre fois l'épaisseur de la main.

« Étant donné, disent-ils, l'outillage encore rudimentaire dont on disposait, le peu que l'on savait sur les conditions favorables ou défavorables à la production du phénomène de Rœntgen, la longue durée de pose lui semblait jusqu'ici nécessaire, on ne pouvait que courir à un échec certain, en expérimentant d'emblée sur la femme vivante ayant, dans l'utérus, un fœtus vivant et, par conséquent, mobile. C'était risquer de décourager les expérimentateurs et de faire conclure prématurément à l'impossibilité de traverser jamais l'utérus gravide en place, dans un ventre de 20 à 30 centimètres d'épaisseur.

« Sans prétendre, sans espérer même que la photographie intra-utérine sur la vivante devienne rapidement possible et surtout pratique, nous enregistrons simplement le fait suivant : « Il est possible dès maintenant de photographier le fœtus dans un utérus conservé depuis longtemps dans l'alcool. »

RECHERCHES SUR LES MEMBRES DE FŒTUS

Au même moment, le Dr Bar radiographiait le membre supérieur d'un fœtus de six mois et demi. Une image nette s'obtenait en vingt minutes; les os ayant l'air de bâtonnets de plus en plus courts en allant vers la main. Des espaces clairs indiquaient les intervalles articulaires augmentés des parties correspondant aux cartilages épiphysaires non ossifiés, translucides aux rayons.

Le fémur d'un gros enfant né à terme montre une épaisseur opaque correspondant au corps de l'os, avec des cartilages épiphysaires clairs dont la ligne d'union avec le fémur est très nette.

Le bassin d'un gros enfant né à terme a été coupé transversalement, immédiatement en arrière des deux cavités cotyloïdes; cet arc antérieur de pelvis a été ensuite exposé vingt minutes sur une plaque sensible, et le cliché a permis de distinguer le point osseux pubien avec sa forme particutière, le point ischiatique; les branches ischio-pubiennes, cartilagineuses, étant claires. Le sacrum a de même montré les points osseux vertébraux. Le tronc d'un squelette de fœtus de 900 grammes — les organes ayant été presque tous enlevés — fut exposé une heure : les vertèbres, les cartilages internes vertébraux, les omoplates et leur épine, les reins, le poumon gauche, ont été visibles, soit distinctement reconnaissables, soit décelés par des taches sombres.

RADIOGRAPHIE D'UTÉRUS GRAVIDE DE TROIS MOIS ET DEMI

L'utérus qui a servi à l'expérience des auteurs cités plus haut par M. Pinard est un utérus gravide de trois mois et demi, extirpé le 13 décembre 1894 par MM. Pinard et Varnier, « sur le cadavre d'une femme morte d'anémie pernicieuse quelques jours après son entrée à la clinique Baudelocque, et qui avait eu ses dernières règles le 20 août.

« La pièce, qui comprend, outre l'utérus et les annexes, le vagin, la vessie et le rectum, mesure 6 centimètres d'avant en arrière, dans sa plus grande épaisseur, celle qu'ont traversée les rayons X, en donnant le résultat que nous allons dire. Ces 6 centimètres se répartissent comme suit :

8 millimètres pour la paroi antérieure ;
26 millimètres pour la cavité ovulaire ;
26 millimètres pour la paroi postérieure, dont :
8 millimètres pour le placenta qui la tapisse ;
8 millimètres pour le rectum.

L'utérus mesure 145 millimètres du museau de tanche au fond externe.

La hauteur totale de la pièce est de 246 millimètres.

« Cette pièce ayant été, en décembre 1894, débitée, après congélation, en trois tranches parallèles, par deux sections sagittales, dont une médiane, a été reconstituée pour l'expérience. L'adaptation exacte des surfaces de coupe était assurée par deux anneaux de caoutchouc.

« Ainsi reconstituée, la pièce a été exposée à l'action des rayons X. Nous présentons deux épreuves ainsi obtenues : un négatif et un positif; c'est ce dernier que nous allons décrire.

« On voit nettement : 1° la silhouette du corps de l'utérus avec les annexes ; 2° la paroi musculaire dont on peut suivre, en certains points, les inégalités d'épaisseur; 3° en clair dans ce cadre sombre, la cavité extérieure très large du haut, étroite du bas.

« Les deux traînées blanches verticales qui maculent l'épreuve indiquent le siège des coupes autrefois pratiquées ; les deux bandes sombres qui les croisent perpendiculairement en haut et en bas montrent la place occupée par les deux anneaux de caoutchouc.

« Au centre, une tache due à l'adhérence du papier d'enveloppe au cliché.

« On voit plus nettement encore se détacher en foncé la silhouette du fœtus, collée contre la paroi en haut et à droite de la vaste cavité utérine, depuis le fond jusqu'à 4 centimètres environ de la partie la plus déclive du segment inférieur.

« La tête est en bas, fléchie sur la poitrine, au point que le sous-menton touche la partie antérieure du thorax. Cette tête, dont le volume est plus considérable que celui de l'extrémité pelvienne, se présente complètement de profil, tandis que le dos est obliquement tourné en arrière et à droite, ainsi qu'on peut s'en convaincre par la direction de la colonne vertébrale et des côtes qui se dessinent en plus foncé.

« On voit bien le profil de la tête, en particulier la nuque, l'occiput, le vertex et le front.

A partir de la glabelle jusqu'au sternum on suit moins facilement le profil du nez, de la bouche et du menton. On voit l'un des membres thoraciques, fléchi dans l'articulation du coude, porter sa main sur le front; on devine l'autre. Dans celui qui est visible on remarque, vers le coude, deux bandes noires parallèles à l'axe de l'avant-bras, séparées par un espace plus clair, et qui sont le radius et le cubitus.

« La silhouette du tronc est vigoureusement découpée. Du siège on voit se détacher en demi-flexion les deux membres pelviens dont un surtout, bien marqué, laisse reconnaître la cuisse dans son tiers inférieur, le genou, la jambe. Dans la cuisse, le fémur est indiqué par une bande noire.

« En résumé : la double paroi d'un utérus gravide durcie par l'alcool, doublée par la vessie, le placenta, le rectum, de la graisse, s'est laissé traverser par les rayons X plus facilement qu'une bande de caoutchouc d'un demi-millimètre d'épaisseur.

« Grâce à cette perméabilité que ne présentent pas au même degré, en raison de leur épaisseur, les parties molles du fœtus, on voit sur l'épreuve photographique le fœtus en place, et on le voit plus nettement qu'il n'apparaît à l'œil nu, à travers sa seule enveloppe chorio-amniotique, lorsqu'il a été expulsé de l'utérus dans un avortement en un temps.

« On peut dès maintenant entrevoir une première application de la découverte de Rœntgen à l'étude anatomo-pathologique de l'utérus gravide. Jusqu'ici, lorsque nous voulions nous rendre un compte exact de la situation, de l'attitude du fœtus dans l'utérus cadavérique, nous avions une précieuse ressource dans les coupes par congélation. Mais, si la congélation a de grands avantages au point de vue de l'étude macroscopique, elle n'est pas sans quelques inconvénients pour l'étude histologique. Les préparations micrographiques obtenues après congélation n'ont pas la netteté des préparations obtenues grâce à l'immersion dans un liquide conservateur.

« Or des expériences nous portent à croire que la paroi utérine fraîche et encore pleine de sang se laissera traverser avec la même facilité que la paroi utérine durcie et densifiée par l'alcool [1].

« Nous pourrons donc, au moins pour les utérus gravides jeunes recueillis à l'autopsie, renoncer à la congélation, c'est-à-dire assurer l'étude histologique parfaite, sans perdre pour cela, au point de vue de l'étude topographique, des pièces dont chacun connaît le prix et la rareté. Il suffira de faire, aussitôt après l'extraction, une photographie du contenu par les rayons X.

« La même remarque est applicable aux œufs des premiers mois expulsés en bloc.

« Dans une prochaine communication nous nous proposons d'exposer les résultats obtenus par l'application des rayons X : 1° à un utérus gravide de la seconde moitié de la grossesse; 2° à des utérus gravides de six, sept et huit mois *in situ*, conservés dans les mêmes conditions que celui qui fait l'objet de cette note.

« Nous pensons pouvoir de cette façon dégager méthodiquement quelques-unes des inconnues auxquelles nous nous serions heurtés de prime abord, si nous avions tenté d'emporter la place d'assaut sans travaux d'approche. »

[1] MM. Chapuis et Chauvel ont observé en effet : 1° qu'un foie d'homme décédé depuis quarante-huit heures et un foie de chien mis en expérience immédiatement après la mort avaient la même perméabilité ; 2° que sous la même épaisseur l'albumine coagulée et non coagulée ne présentait aucune différence de perméabilité.

UTÉRUS GRAVIDE A TERME

Deux semaines après (24 mars 1896), M. Pinard présentait à l'Académie de Médecine une nouvelle note de MM. Varnier, Chappuis, Chauvel et Funck-Brentano :

« Dans la première note du 10 mars dernier, les auteurs annonçaient l'exposé complémentaire des résultats obtenus par l'application des rayons X : 1° à un utérus gravide de la seconde moitié de la grossesse ; 2° à des utérus gravides de six, sept et huit mois *in situ* conservés dans l'alcool.

« La seconde question qui se pose (après celle de la perméabilité de la paroi utérine gravide doublée du placenta, que nous considérons comme résolue) est en effet celle-ci :

« Les sources de rayons X dont nous disposons actuellement peuvent-elles percer, en donnant des images nettes sur les plaques sensibles couramment employées, l'utérus à terme dont l'épaisseur maxima est en moyenne de 14 centimètres. On sait, Rœntgen l'a prouvé, qu'en augmentant l'épaisseur on augmente la résistance offerte aux rayons par tous les corps.

« Ils ont expérimenté sur la pièce que nous présentons à l'Académie. C'est un utérus gravide de 24 centimètres de haut et de 12 centimètres d'épaisseur, extirpé en novembre dernier à la clinique Baudelocque sur le cadavre d'une femme morte d'éclampsie.

« L'épreuve photographique que nous communiquons, et que nous considérons comme un minimum [1], montre que la résistance d'un utérus ayant, à 2 centimètres près, l'épais-

[1] On distingue sur l'épreuve du cliché présenté à l'Académie, outre la silhouette de l'utérus gravide (qui jusqu'à présent n'a pas été ouvert), les moindres détails du squelette du fœtus.

seur d'un utérus à terme, est moindre aux rayons X dont nous disposons aujourd'hui que ne l'était celle de l'utérus de trois mois et demi aux rayons dont nous disposions il y a trois semaines.

« Il est donc permis d'espérer que la puissance de ces rayons sera suffisante pour triompher du surcroît d'épaisseur et de résistance apporté par les quelques centimètres de paroi abdominale doublant l'utérus *in situ*.

« Reste à élucider, avant d'aborder l'expérimentation sur le vif (expérimentation qui présentera des difficultés d'autre nature), une troisième question :

« En admettant que les rayons X arrivent à traverser le tronc d'une femme enceinte et près du terme, n'est-il pas à craindre que l'opacité du squelette pelvi-vertébral de la mère empêche d'obtenir la silhouette du fœtus ou mieux de son squelette? »

EXPÉRIENCES SUR LE COBAYE

« Pour résoudre — dit M. Pinard — cette dernière question préjudicielle, d'où dépend en grande partie la solution finale, les auteurs de la note ont commencé par soumettre à l'action des rayons X immédiatement après la mort, une cobaye arrivée à une période avancée de la gestation et ayant 9 centimètres de diamètre dorso-ventral. L'animal en expérience reposait directement, par son plan dorsal, sur une plaque sensible ordinaire. Cette attitude réduit à son minimum la projection du cône de pénétration vertébrale.

« Les épreuves des clichés ainsi obtenus montrent :

« 1° Que, avant la portion abdominale de l'utérus, l'ombre relativement étroite portée par la colonne vertébrale de la mère ne saurait empêcher d'obtenir avec une netteté suffisante la projection des squelettes des fœtus sur la plaque sensible ;

« 2° Que la ceinture pelvienne elle-même ne semble pas devoir former un écran imperméable empêchant l'exploration du segment pelvien de l'utérus.

« On voit nettement sur l'épreuve, outre la silhouette des 2/3 postérieurs de l'animal en expérience, les cinq dernières côtes, la partie inférieure de la colonne dorsale, la colonne lombaire, le sacrum, le coccyx, les os iliaques et le squelette des membres pelviens.

« Les détails du squelette pelvien, tels que les trous sacrés, le trou obturateur, les échancrures sciatiques, les surfaces articulaires sacro-iliaques, etc., sont visibles ; dans la profondeur, on devine l'arc antérieur du pelvis.

« Dans le flanc droit, tout contre la paroi postéro-latérale, on reconnaît sans peine un premier fœtus, tête en bas, fléchie, occiput touchant la paroi latérale, face tournée vers le plan médian ; on suit la colonne vertébrale contournée en S italique, les côtes, les membres thoraciques et pelviens.

« Ces derniers sont imbriqués avec des silhouettes plus pâles (et par conséquent répondant par un plan plus antérieur, qui semblent être les membres pelviens d'un second fœtus dont on aperçoit bien la tête très fléchie, occiput en bas, et les membres thoraciques). Ces deux fœtus sont parallèlement disposés et se regardent par le ventre ; le postérieur sur un plan plus élevé que l'antérieur.

« Dans le flanc gauche on voit, collé contre la paroi postéro-latérale, l'arrière-train d'un troisième fœtus ; on distingue, outre les os pelviens, les membres postérieurs croisés, la partie postérieure de la colonne vertébrale qu'on voit se fléchir fortement à partir de la région dorsale. On ne distingue ni la tête, ni les membres thoraciques, qui sont probablement sur un plan beaucoup plus antérieur.

« Enfin, et c'est là le point capital, dans le bassin et se détachant assez bien à travers les échancrures de la ceinture pelvienne, on voit, reposant sur l'arc pubien, la tête engagée et défléchie d'un quatrième fœtus ayant l'occiput à gauche et la face à droite. On devine le tronc correspondant, très antérieur, montant presque verticalement, et dont la silhouette se dessine vaguement de chaque côté de la colonne lombaire.

« L'autopsie a montré que les fœtus, au nombre de quatre, occupaient bien la situation qui leur avait été assignée au seul examen de l'épreuve photographique.

« Les mêmes expérimentateurs ont actuellement en expérience une lapine et une chienne. »

DERNIÈRES RECHERCHES

« L'application des rayons X — continue M. Pinard en la même communication du 24 mars 1896 — qu'ils vont faire maintenant à des utérus gravides de six, sept et huit mois *in situ*, permettra de résoudre à la fois et complètement, pour ce qui est du cadavre de la femme enceinte, le deux questions : épaisseur du tronc et opacité du squelette maternel.

« Il faut remarquer, en terminant, que les expériences que nous venons d'exposer, faites sur le cobaye immédiatement après la mort, prouvent que les tissus frais se laissent mieux traverser par les rayons X que les tissus conservés dans l'alcool, et que, par suite, les conclusions auxquelles les ont conduits leurs recherches cadavériques sont de tous points applicables aux tissus vivants.

« Il s'agira ensuite de savoir si les mouvements actifs du

fœtus, et surtout les mouvements respiratoires de la mère, ne créeront pas à la photographie intra-utérine *in vivo* des difficultés insurmontables.

« Ces Messieurs ont, dès maintenant, des raisons de penser que ces difficultés ne sont pas aussi grandes qu'on l'a cru *a priori*.

« Ils ont, en effet, soumis à l'action des rayons X une cobaye chloroformée, qui a aspiré durant les deux tiers de l'expérience, et à maintes reprises d'une façon convulsive ; de plus, on apercevait très bien jusqu'à la fin les mouvements

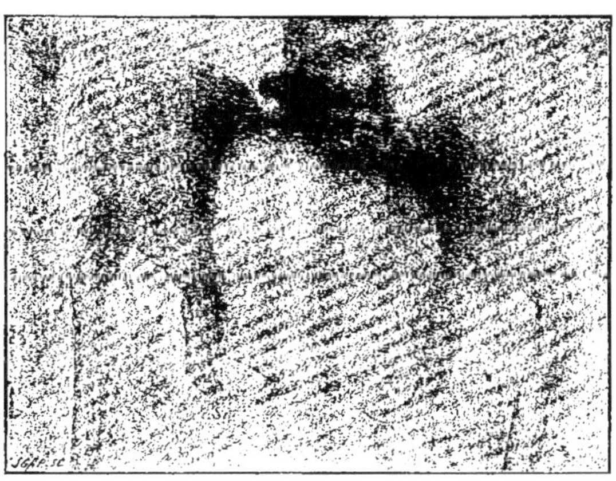

Fig. 159. — Radiographie d'un bassin. Quénisset et Seguy (pose, 15').

des fœtus. Néanmoins, l'épreuve obtenue est assez nette pour qu'on puisse y reconnaître tout ce qu'a pu montrer une seconde photographie *post mortem*. Ils se bornent aujourd'hui à cette simple constatation. »

La question ne semble pas avoir progressé depuis un an : le professeur Pinard, à qui nous avons écrit à ce sujet, nous a avoué n'avoir rien à nous communiquer de nouveau. MM. Oudin et Barthélemy, sans vouloir préjuger de l'avenir, ont communiqué à l'Académie de Médecine[1] un résultat nul

[1] 26 janvier 1897.

pour une grossesse de quatre mois et une pose de cinquante minutes.

On est arrivé à radiographier des bassins (*fig.* 159), ce qui permettra de reconnaître l'utilité des interventions obstétricales précoces chez des rachitiques ou des femmes à bassin rétréci. Cependant M. Radiguet — opérant sur trois femmes de quarante, quarante-cinq et cinquante ans — n'a pu obtenir de radiographies bien nettes du bassin, alors que cependant on voyait radioscopiquement une pièce de monnaie au travers.

En revanche, le Dr Garrigou faisait présenter par M. Potain à l'Académie des Sciences (29 mars 1897) deux radiographies entières d'êtres jeunes. Chez le jeune homme on distinguait notamment dans l'abdomen la colonne vertébrale (portion inférieure dorsale et lombaire), les *os iliaques peu marqués*, la masse intestinale qui se projette comme une ombre très foncée. (Derrière la colonne vertébrale, les boutons et la boucle du pantalon ont nettement marqué sur la plaque photographique, ce qui prouve que les rayons X ont bien traversé tout le corps, même les vertèbres, puisque la boucle se trouvait immédiatement derrière les vertèbres lombaires.) Mais la photographie de la jeune fille était plus intéressante que celle du jeune homme au point de vue qui nous occupe. Dans la cage thoracique, on ne voit pas le cœur, car le sujet était très maigre, et le temps de pose (une heure) a été trop long, ce qui fait que les rayons ont tout traversé sans laisser l'impression des noirs. En revanche, le bassin se voit très nettement; on distingue le détroit inférieur et le détroit supérieur, ainsi que le sacrum, les vertèbres lombaires et dorsales, etc. A la partie antérieure du détroit inférieur on distingue nettement les deux ovaires, marqués par une ombre de forme ovoïde, symétriques par rapport à la symphyse pubienne. On verrait donc très nettement tout corps obscur contenu dans l'abdomen[1]. — Les testicules font ombre; d'où, diagnostic facile, d'après des radiographies, de bassin d'homme ou de femme, même d'enfant.

RADIOGRAPHIE FŒTALE

Notre excellent maître, le professeur Budin, n'a pas eu recours aux rayons X, en obstétrique, mais pour de petits enfants hors de la cavité utérine.

Depuis, on a vu à l'intérieur du corps d'une vipère sa progéniture, et on reconnaît dans le cocon le sexe des vers à soie (p. 440).

MM. Guilloz et Jacques, à Nancy, ont communiqué à la Société de Médecine de Nancy des tentatives également intéressantes :

Trois épreuves négatives, en grandeur nature, ont été prises d'un enfant né avant terme et décédé après quelques jours de survie dans le service de M. le professeur Herrgott. Une injection artérielle totale à la masse de Teichmann y a fourni une image élégante et complète du cœur et de l'arbre artériel, jusque dans les plus fines ramifications ; le foie s'y est manifesté sous forme d'une tache claire, riche en arborisations vasculaires ; l'estomac, par une plaque sombre nettement limitée par les vaisseaux coronaires et gastro-épiploïques. Les différents os ont laissé voir avec une netteté schématique leurs points d'ossification respectifs et isolés, spécialement dans le membre inférieur droit respecté par l'injection. Sur l'une de ces épreuves, l'injection mercurielle du poumon permettait de vérifier les rapports

[1] Dr G. MORICE (de Néris), in *Gazette des Eaux*, 15 avril 1897.

existant entre ce dernier organe et le cœur, ainsi que les viscères abdominaux. Les photographies ont été prises avec la machine statique à cylindre, système Wimshurst[1].

On a pu aussi radiographier, ces temps derniers, un monstre bicéphale, où le squelette vertébral est double à la partie supérieure[2]. La *tératologie* dont nous donnons plus loin (p. 402) un cas intéressant, pourra bénéficier, sans sacrifier le monstre, de l'examen rœntgénique.

RECHERCHES SUR LA CIRCULATION PLACENTAIRE

A l'une des dernières séances de la Société des Sciences médicales de Lyon[3], M. Delore a présenté une série de placentas injectés avec des substances colorées. Des injections lui ont montré que la limite de la margination se trouvait exactement au niveau du point où les artères et les veines s'implantent dans le chorion et le perforent complètement.

M. Destot y a critiqué que les procédés de M. Delore sont trop primitifs et que ses injections ne sont pas du tout pénétrantes[4]; par contre, il a lui-même présenté des radiographies de placentas où les systèmes artériels et veineux fœtaux étaient visibles jusqu'aux extrémités des villosités.

[1] D'après la *Gazette des Hôpitaux de Toulouse*, février 1897.
[2] *Radiographie*. Hébert, Paris, 1897.
[3] *Écho médical de Lyon*, 20 avril 1897.
[4] Voir nos critiques, p. 390.

CHAPITRE XX

LA RADIOGRAPHIE EN BIOLOGIE

Physiologie radioscopique du cœur et des poumons. — Préparation des pièces molles à radiographier. — Examen radiographique du corps thyroïde. — Radiographie rénale. — Radiographies cérébrales. — Radiographie fœtale. — Radiographies musculaires. — Étude des animaux. — Applications physiologiques. — Examen des momies. — L'Homme-Momie. — Tératologie. — Radiographies paléontologiques.

PHYSIOLOGIE RADIOSCOPIQUE DU CŒUR ET DES POUMONS [1]

En poursuivant mes études avec les rayons X, j'avais le plus grand intérêt à observer les phénomènes vitaux dans la cavité thoracique et à diriger une attention particulière au cœur et au diaphragme. Au moyen d'un excellent inducteur de Carpentier, d'un interrupteur de Déprez, de la plaque fluorescente (Leuchtschirm) de Kahlbaum, d'une batterie d'accumulateurs de 16 volts et des tubes de Crookes fournis par l'*Allgemeine Elektricitätgesellschaft* de Berlin et de celles de Reiniger et Cie d'Erlangen, j'ai réussi à éclairer la cavité thoracique par devant, en arrière et des deux côtés. Les phénomènes les plus fondamentaux que j'ai pu

[1] Toute cette physiologie nouvelle radioscopique a paru sous le titre : *Les Résultats de mes dernières recherches avec les rayons X;* c'est une étude du Pr M. Benedikt (de Vienne). Traduit en français par M. le Dr Léon Lebovici (de Carlsbad). — D'après le *Progrès médical* et *la Radiographie.* — Ce dernier journal, fondé par notre confrère le Dr Paulin Méry — avec, depuis, M. G. Seguy, co-directeur et maints collaborateurs, — répond à un besoin et sera précieux pour les chercheurs.

observer étaient ceux-ci : à savoir que le cœur n'évacue qu'une partie de son contenu dans la systole et que la pointe du cœur est tirée dans la systole à droite et en haut, et non pas, comme l'a enseigné Skoda, à gauche et en bas. La contraction du cœur varie d'une manière très remarquable : tantôt elle est à peine perceptible, tantôt elle se fait d'une manière convulsive, tandis qu'en général, dans les cas où la fréquence des battements du cœur est grande, elle a lieu d'une manière tranquille. L'observation de la position et des variations de l'axe du cœur est particulièrement intéressante. Tandis que, dans le cœur infantile, l'axe est à peu près horizontal, elle prend plus tard, en se tournant autour de l'axe sagittal du corps, avec la pointe du cœur, une direction en bas. Dans l'hypertrophie du ventricule gauche, la pointe du cœur se déplace encore davantage en bas et il peut arriver — évidemment dans le cas de relaxation de la partie initiale de l'aorte — que le cœur soit presque perpendiculairement pendu sur les grands vaisseaux. Dans l'hypertrophie du ventricule droit, le cœur, qui est tiré en bas avec sa base, peut de nouveau avoir une position plus ou moins horizontale. Lorsque le ventricule droit subit une hypertrophie excessive, il peut y avoir une torsion autour de l'axe longitudinal du cœur, de sorte que le ventricule droit est tiré en arrière.

Mais il peut aussi se produire une torsion autour de l'axe vertical du corps, à savoir que la base du cœur s'abaisse en arrière et que la pointe est tirée en avant. On reconnaît la torsion du ventricule droit en arrière autour de l'axe du cœur, à savoir que l'ombre du cœur droit devient plus distincte dans l'observation par derrière que dans l'observation par devant[1], tandis que, dans la torsion du cœur

[1] Nous avons fait la même remarque.

autour de l'axe du corps, cette torsion devient perceptible lorsqu'on observe le cœur du côté gauche; dans cette observation le cœur laisse reconnaître sa forme de cône et toute sa longueur. Les grands vaisseaux de la cavité thoracique ne sont pas visibles à l'état normal. Mais, du moment où il y a un processus d'endartérite ou un élargissement anévrysmatique, on reconnaît ces vaisseaux très bien. De cette manière, j'ai réussi à reconnaître des anévrysmes aortiques à un temps où les phénomènes caractéristiques de l'auscultation et de la percussion manquaient encore. Cette observation est, de plus, d'une importance extraordinaire par ce fait de savoir que nous sommes, de cette manière, mis en état de contrôler les influences thérapeutiques sur l'endoartérite et sur les anévrysmes.

Mes expériences thérapeutiques m'avaient conduit déjà depuis longtemps à reconnaître que les processus endartériques et les anévrysmes sont beaucoup plus accessibles à la thérapeutique qu'on ne l'avait cru jusqu'alors, et surtout lorsque l'intervention se fait à un temps auquel les processus morbides n'ont pas encore atteint un trop haut degré. Ma méthode de traitement dans des cas pareils consiste dans le repos absolu, dans l'application de l'appareil réfrigérant de Leiter, dans l'emploi de l'iode ou du mercure, et avant tout dans l'application sous-cutanée d'une solution d'acide carbolique (phénol) à 2 0/0 dans la région cardiaque ou dans la région thoracique surtout. Dans mon article : *Observations et considérations au cabinet de Rœntgen*, paru dans la *Wiener med. Wochenschrift*, nos 52 et 53, 1896, j'ai communiqué une série de cas analogues, qui avaient un intérêt particulier au point de vue thérapeutique.

Les relations entre le cœur et le diaphragme sont très intéressantes. Chez l'enfant, où le cœur a une position horizontale, la pointe du cœur nage — pour ainsi dire —

dans le poumon. Chez l'adulte, on trouve déjà que le cœur repose plus sur le diaphragme avec sa surface latérale postérieure et que ce n'est que lors de respiration profonde que le poumon pénètre entre le cœur et le diaphragme jusqu'au bord sternal du diaphragme. Dans l'hypertrophie du ventricule gauche, cela n'arrive qu'à un degré plus restreint. Il est intéressant de noter que le cœur peut s'enfoncer dans une niche du diaphragme, de sorte qu'un pli du bord antérieur du diaphragme, est situé entre le cœur et la paroi thoracique. Dans l'inspiration profonde, l'ombre de ce pli peut monter en haut, et se croise alors avec l'ombre des côtes, tandis que derrière ce pli le poumon pénètre entre le cœur et le diaphragme.

Le diaphragme lui-même peut former des voûtes différentes dans toutes ses parties, et activement et passivement, de sorte que, par exemple, la moitié droite a une position basse et très oblique, tandis que la moitié gauche est haute et plate. Ainsi les diverses parties des deux moitiés du diaphragme peuvent former des voûtes de différentes façons.

Les relations entre le cœur et la paroi thoracique antérieure ont aussi une grande importance, et on peut les étudier par des observations sur le côté gauche. En général, une partie falciforme et mince du tissu pulmonaire est intercalée avec sa pointe dirigée en bas, entre le cœur et la paroi thoracique antérieure, et cette pointe n'atteint pas le bord inférieur du cœur. Mais fréquemment le cœur ne touche pas à la paroi thoracique antérieure du tout ou seulement par une circonférence minima. Cette observation est importante, parce qu'elle explique pourquoi, même chez beaucoup d'individus bien portants, la proéminence du cœur ou le battement de la pointe du cœur ne sont pas distincts ou disparaissent tout à fait.

Jusqu'à présent, je n'ai pu réussir à voir distinctement des dégénérescences de poumons ; ce qui s'explique probablement par ce fait, à savoir que je n'ai pas eu l'occasion jusqu'à présent d'observer de cas graves de tuberculose pulmonaire avec des calcifications et avec des cavernes. J'ai pourtant pu bien distinguer des parties enflammées des poumons de celles qui n'étaient pas suffisamment tuméfiées.

J'avais un intérêt particulier à observer un état morbide, sur lequel j'ai dirigé mon attention depuis longtemps et que j'ai appelé *asthma diurnum*. Il y a des individus qui se plaignent de troubles de respiration légers, mais continuels, et chez lesquels on ne saurait trouver d'anomalies à l'aide de la percussion et de l'auscultation. On avait l'habitude de désigner de tels cas sous le nom d'hypochondrie. Mais, si l'on percute chez de tels individus des parties symétriques du thorax, on trouve des différences de son distinctes, et à l'auscultation on entend des différences analogues, quant à l'intensité des bruits de la respiration. Si l'on ordonne maintenant aux malades de respirer profondément et à plusieurs reprises, on note des conditions inverses à celles qu'on a trouvées auparavant.

De telles différences se rencontrent, en effet, aussi chez des individus bien portants, parce que le poumon, dans son état normal, ne fonctionne qu'avec une partie adéquate de sa surface totale, et une intermittence des parties qui ont fonctionné dans un moment donné. Dans les cas d'*asthma diurnum*, les différences sont pourtant plus frappantes. Il est particulièrement instructif d'observer des cas de l'*asthma diurnum* pendant la menstruation, où il survient en forme d'attaques et où l'on peut noter, au moyen des rayons X, les divers états d'expansion des poumons.

PRÉPARATION DES PIÈCES MOLLES A RADIOGRAPHIER

Les sciences biologiques, l'anatomie, la physiologie, la zoologie, la paléontologie, ont déjà recouru avec succès à la radiographie.

Dès le début, M. Jean Perrin, préparateur à l'École Normale supérieure, en dehors de ses intéressantes recherches physiques, injectait un liquide métallisé en un système circulatoire de grenouille qui devenait ainsi très visible.

Braus en Allemagne, Lindenthal et Haschek à Vienne, ont fait des tentatives du même genre.

Puis le D[r] Ch. Remy, au laboratoire d'histologie de la Faculté de Médecine de Paris, effectuait une série de travaux intéressants sur des pièces anatomiques fraîches. Grâce à des injections particulières dans le système artériel des membres humains, on a radiographié avec leurs vaisseaux diverses parties du corps, comme la main, le bras, la jambe... De l'épaule au bout des doigts de la main, du haut de la cuisse à l'extrémité des doigts de pieds,... on a le tracé complet des artères se superposant à la vue du squelette osseux. Généralement, les vaisseaux sont invisibles, vu leur transparence, aux rayons de Rœntgen. M. E.-J. Marey, avait conseillé de les rendre moins perméables en les remplissant de poudres métalliques très fines. MM. Remy et Contremoulin firent un mélange de poudre de cuivre (bronze ordinaire fin des batteurs d'or), de cire commune (cire à bouteilles) et d'alcool, injecté à froid, c'est le mélange qui leur a donné les meilleurs résultats, d'ailleurs communiqués à l'Institut par le professeur Marey (2 novembre 1896). Les proportions varient suivant l'opacité désirée pour les tracés; les mélanges les moins chargés de cuivre et de cire sont naturellement ceux qui se répandent le plus facilement quand il s'agit d'injections très étendues et quand on veut faire pénétrer le mélange jusque dans les artérioles les plus fines. Il y a là une question de tour de main, mais on arrive à faire pénétrer dans les réseaux vasculaires les plus ténus des injections assez chargées de poudres métalliques.

A la Société des Sciences Médicales de Lyon, MM. Bérard et Destot ont communiqué dans le même ordre d'idées une série de résultats intéressants. Ayant reconnu que cette méthode, a, comme toutes celles qui utilisent les substances solides en suspension dans un liquide, divers inconvénients dont le principal est l'oblitération de certaines des fines artérioles par les poudres agglomérées, ils ont eu l'idée de produire le précipité métallique dans l'intérieur du vaisseau lui-même, en injectant d'abord une solution aqueuse d'un sel métallique lourd (sous-acétate de plomb ou nitrate d'argent), puis, immédiatement après, un agent réducteur tel que le sulfhydrate d'ammoniaque, le sulfure de carbone ou l'aldéhyde.

Par exemple on injecte ainsi, avec une solution de nitrate d'argent à 1/50, puis avec une dilution d'aldéhyde formique également à 1/50 environ, à laquelle on ajoute un peu de potasse, un cerveau dont on voit aussi les ramifications artérielles les plus ténues remplies d'argent réduit, aussi bien dans la pie-mère qu'à l'intérieur même de la substance nerveuse et qui peut être soumis le soir même à la radiographie.

De cette façon, on arrivera à résoudre simplement et nettement la question si controversée de la terminaison et des anastomoses des artères dans le cortex et dans le centre ovale.

EXAMEN RADIOGRAPHIQUE DU CORPS THYROÏDE

En ce qui concerne le corps thyroïde, les mêmes auteurs sont arrivés à des résultats analogues ; afin de démontrer qu'il n'existe pas, dans la capsule et dans la glande, autant de territoires vasculaires distincts que de troncs artériels principaux, ainsi que l'avaient soutenu Hyrtl et Mme Anna Bégonne, mais bien un système d'anastomoses sus-corticales et intra-parenchymateuses ; ils ont d'abord injecté une seule artère thyroïdienne, supérieure ou inférieure ; les clichés correspondants montrent que les artérioles émergées de chaque tronc s'entrelacent fréquemment en un élégant réseau, que certaines d'entre elles traversent, dans toute son épaisseur, le lobe pour réunir deux troncs de la capsule, et que, toujours au niveau de l'isthme des artères assez importantes ; les unes, provenant de la thyroïdienne supérieure, les autres de la thyroïdienne inférieure, franchiront la ligne médiane pour se continuer dans des troncs et des ramuscules du côté opposé. Sur les clichés où les deux artères, supérieure et inférieure, d'un même côté, ont été injectées, le lobe correspondant est enserré totalement dans un élégant réseau vasculaire continu, sans qu'il soit possible de distinguer la moindre trace de démarcation entre les territoires desservis plus spécialement par chaque tronc.

Enfin, dans trois de ces photographies, on aperçoit, avec une netteté remarquable, les nombreux rameaux artériels que les thyroïdiennes envoient au larynx et à la trachée (8 ou 10 anneaux), et que Kocher, le premier, avait décelés par des injections colorées. On sait l'importance que cet auteur attribue à ces artères dans la nutrition des parois laryngo-trachéales et la part énorme qu'il attribue à leur oblitération, après certaines opérations où l'on a dû pratiquer la ligature des quatre thyroïdiennes, dans le ramollissement atrophique de la trachée. Cette dernière conception est, d'ailleurs, un peu théorique, ainsi que Rydigier l'a démontré par l'examen des faits cliniques, et ainsi que le prouvent encore les radiographies présentées, où l'on voit les nombreuses anastomoses de ces artères trachéales en haut et en bas avec les branches hyoïdiennes venues de la linguale et avec les rameaux bronchiques de l'aorte.

Au point de vue, enfin, des transformations de la trachée et du larynx, suivant l'âge du sujet, il est intéressant de comparer les diverses épreuves, toutes obtenues avec des pièces prises sur des sujets adultes et qui réunissent les radiographies de tout le contenu de la gaine cervicale viscérale (larynx et trachée, os hyoïde, corps thyroïde, œsophage); chez les individus au-dessous de trente-cinq à quarante ans, l'os hyoïde et les grandes cornes du thyroïde seul donnent des ombres nettes, tandis que le reste des cartilages du conduit laryngo-trachéal ont des contours mal estompés ; chez les individus plus vieux, l'ossification plus avancée des cartilages se reconnaît à leur délimitation plus nette et à leur teinte plus foncée pour certaines portions ; la comparaison des épreuves, à ce point de vue, semblerait démontrer que l'ossification débute par les cornes et les bords postérieurs du cartilage thyroïde, pour envahir ensuite les deux faces, et par les cartilages corniculés de Santorini ; quant à la trachée, dans un seul cliché ses anneaux sont nettement perceptibles et, encore ici, les traînées noirâtres, décelant le début d'ossification, sont plus accentuées au voisinage des bords postérieurs.

Le temps de pose pour toutes ces épreuves a été de une à deux minutes et demie avec un tube analogue à celui de M. Colardeau.

RADIOGRAPHIE RÉNALE

Pour le rein, la circulation veineuse, grâce à ses anastomoses nombreuses, est facile à montrer[1].

La circulation artérielle du même organe injectée et radiographiée montre l'artère rénale bifurquée antérieurement et postérieurement : connaissance qui permettra au chirurgien de se tenir entre les deux segments vasculaires dans la néphrotomie et de n'avoir pas d'hémorrhagie.

Les territoires artériels rénaux sont fermés, lobaires ou multilobaires. Les branches interlobaires se réduisent sans beaucoup de transition en artérioles projetées, comme des jets de pomme d'arrosoir, vers les glomérules, sans intermédiaire de voûtes artérielles. Dans les derniers clichés obtenus, les artérioles des pyramides seulement sont injectées, et l'on peut se rendre compte que c'est par l'intermédiaire des glomérules dont les séries se distinguent nettement au stéréoscope sur leurs plans respectifs. Pour les veines, au contraire, les anastomoses de lobe à lobe et avec les veines capsulaires sont nombreuses, si bien que tout le rein est rempli par l'injection d'une seule veine lobaire : les anastomoses se font surtout au-dessus des pyramides de Malpighi par un système de voûtes discontinues. Le trajet est parallèle à peu près de celui des artères.

[1] Drs Bérard et Destot, *Société des Sciences Médicales de Lyon ;* d'après la *Gazette des Hôpitaux de Toulouse.* — Ces travaux sont très intéressants, mais, jusqu'à ce que des méthodes nouvelles de dissection en confirment les résultats, on est en droit de se demander si la pression de l'injection n'est pas suffisante pour distendre, dilacérer les vaisseaux ou créer des trajets non existant à l'état normal. Notre observation n'est qu'une hypothèse ; mais, comme elle est possible, nous avons jugé à propos de la formuler, bien que sous toutes réserves.

RADIOGRAPHIE UTÉRINE [1]

Pour l'utérus, le tronc de l'artère utérine fournit, comme l'admettent tous les auteurs, des branches à l'uretère, à la paroi postérieure et au bas-fond de la vessie, au vagin, avant de remonter sur les côtés de l'organe ; les branches vaginales, très variables de volume, d'ordinaire au nombre de quatre, deux antérieures et deux postérieures, sont toujours plus importantes sur la paroi antérieure que sur la paroi postérieure du vagin : les branches antérieures arrivent, chez certains sujets, jusqu'à la vulve pour fournir aux clitoridiennes. L'anastomose de l'utérine et de l'utéro-ovarienne dans les six cas considérés se faisait par une inosculation à plein canal du tronc de l'utérine dans le ligament large, si bien qu'il était impossible de faire le départ de ce qui revenait à chacune des artères ; la disposition hélicine des artérioles de la trompe et de l'ovaire apparaissait avec une netteté admirable. Dans un cliché, MM. Bérard et Destot ont présenté à la *Société des Sciences médicales de Lyon* l'utérus détaché du vagin par les incisions de l'hystérectomie vaginale : on constate ainsi la disposition et l'importance des artérioles sectionnées dans ce temps de l'opération. Mais surtout ils ont attiré l'attention sur les coupes transversales d'un utérus à artères injectées finement, dont la disposition dans le parenchyme est remarquable ; en effet, contrairement à l'opinion courante dans laquelle on peut sectionner sans crainte l'utérus sur la ligne médiane au cours de l'hystérectomie vaginale,

[1] Mêmes citation et observation que la note précédente.

sous prétexte qu'en ce point n'existe à peu près aucune artère, les coupes démontrent, au contraire, que sur toute l'épaisseur de l'organe la distribution des artères est la même : branches hélicines partant des rameaux périphériques et plongeant concentriquement vers la muqueuse. Si les branches de la région médiane donnent moins de sang que les phériphériques, c'est qu'elles sont intra-parenchymateuses et, par conséquent, étranglées dès leur section par des ligatures vivantes du muscle utérin.

RADIOGRAPHIES CÉRÉBRALES

MM. Guilloz et Jacques, à Nancy, ont poursuivi les mêmes recherches, mais au point de vue de la topographie crânio-encéphalique, avec la mixture à injection de MM. Ch. Remy et Contremoulin, et dont les résultats d'*endographie crânienne*, avec relief, avaient été déjà publiés [1].

Sur un crâne frais, avec le cerveau en place, on distinguait avec les aréoles du diploë les sillons vasculaires qui parcourent sa face interne: gouttières de l'artère méningée moyenne et du sinus latéral.

Sur un autre crâne appartenant à un homme de cinquante ans et sur lequel la carotide interne et la sylvienne injectées montrent clairement tous les détours de leur trajet intra-osseux et intra-cérébral, les sutures des différents os s'accusent sous forme de lignes noires sinueuses des plus apparentes, notamment les sutures fronto-pariétales et pariéto-occipitales, fournissant ainsi de précieux points de repère pour la localisation des organes plus profondément

[1] *Académie des Sciences*, 27 juillet 1896.

situés. Dans les deux photogrammes présentés par les auteurs, les espaces sous-arachnoïdiens de l'encéphale ont été injectés avec la masse de Teichmann. L'un d'eux permet d'établir avec certitude la topographie du ventricule latéral; l'autre fait apparaître le cervelet avec ses sillons parallèles convenablement opacifiés. Le cliché suivant représente une vue latérale d'une tête et de la partie supérieure du cou, après injection à la craie et au cinabre de la carotide primitive. Indépendamment des artères cérébrales, on y voit quantité de détails osseux, ainsi qu'une démonstration de la distribution de la carotide externe et de ses rameaux, dont une dissection aurait grand'peine à atteindre la clarté et la délicatesse.

RADIOGRAPHIES MUSCULAIRES

Depuis, MM. Remy et Contremoulin ont communiqué à l'Institut (1er février 1897) des radiophotographies des parties molles de l'homme et des animaux. Des préparations chimiques (du chromate d'argent, précipité à la surface et dans l'épaisseur des tissus) ont pu mettre des muscles d'homme (*fig*. 160) et de grenouille, de même des ligaments et des tendons, dans un état d'opacité telle que des images ont été obtenues. Le muscle projeté donne une teinte sombre qui en montre l'ensemble, avec, en son intérieur, des traits plus sombres en indiquant les faisceaux musculaires. Des tendons musculaires et certains ligaments interosseux ont été aussi obtenus.

La main montre les muscles des éminences thénar et hypothénar, et les premiers peuvent être suivis jusqu'à

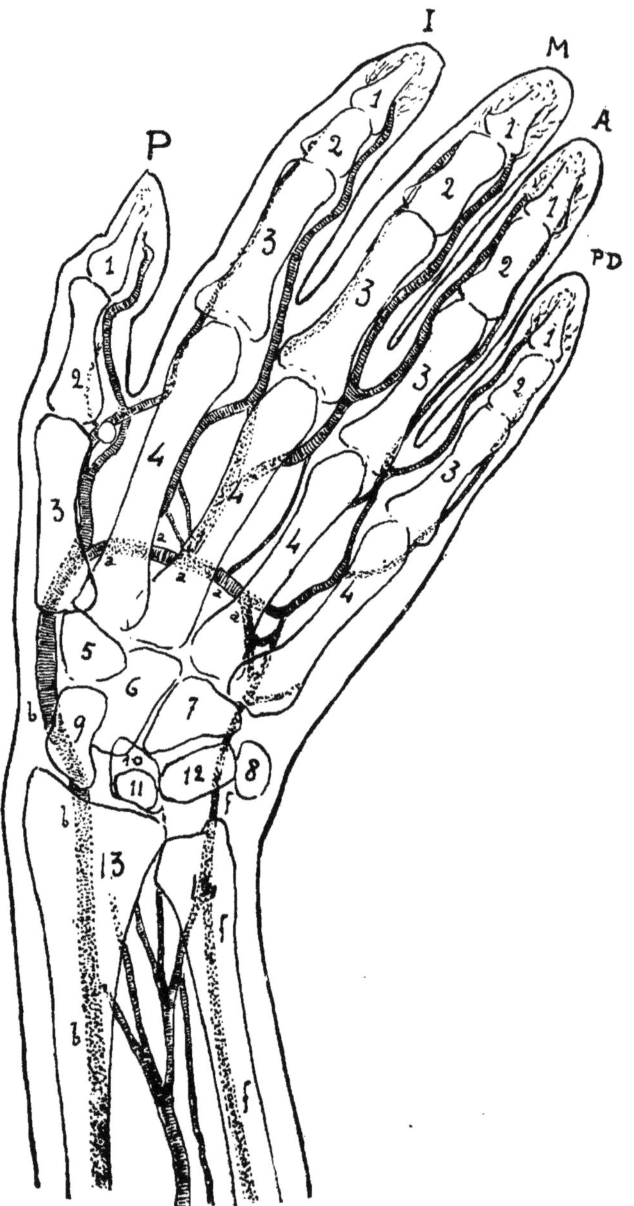

Fig. 160. — Main et parties molles radiographiées [1].

[1] Figure de la *Revue générale internationale*, n° 6, décembre 1896.

leurs insertions sur les os métacarpiens et les osselets du carpe. Les os ont été plus nettement obtenus, les sésamoïdes y ont été particulièrement visibles et dans des régions tendineuses où on les ignorait, entre les deux phalanges du pouce, au milieu de l'index et du petit doigt, et dans le fléchisseur profond de l'index. Les fléchisseurs communs superficiel et profond ont montré leurs tendons.

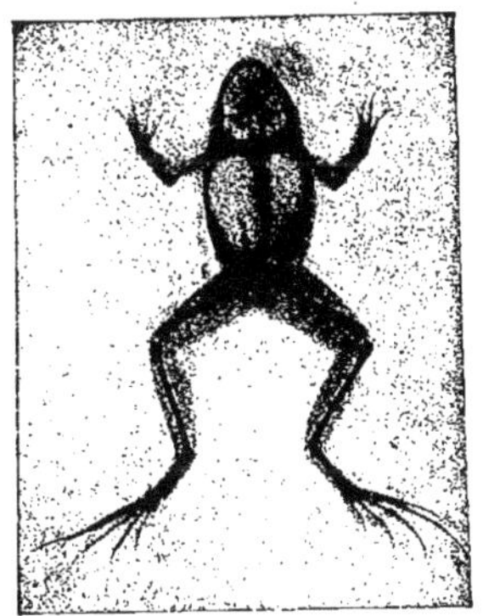

Fig. 161. — Grenouille radiographiée.

La grenouille (*fig.* 161) a été obtenue également très nettement et complètement jusques et y compris le cristallin et les enveloppes de l'œil.

L'ostéogénèse, l'apparition et l'extension des points d'ossification peuvent être suivies, sans préparation aucune.

ÉTUDE DES ANIMAUX

En histoire naturelle, les services rendus par la découverte de Rœntgen ne se comptent plus. Les poissons (*fig.* 162), les reptiles (*fig.* 163), les insectes, les animaux de grosse taille, cobaye, écureuil, chat, poulet, lapin,... ont, sans nécessiter la moindre dissection, révélé leur texture osseuse.

Les fourrures épaisses des rongeurs ou les plumes des oiseaux n'empêchent nullement la radiographie très nette. Dès le début, le Dr Henri Van Heurck, directeur du Jardin Botanique d'Anvers, obtint de magnifiques radiographies de poissons, d'oiseaux,... qui, dans cet ordre d'idées, n'ont pas

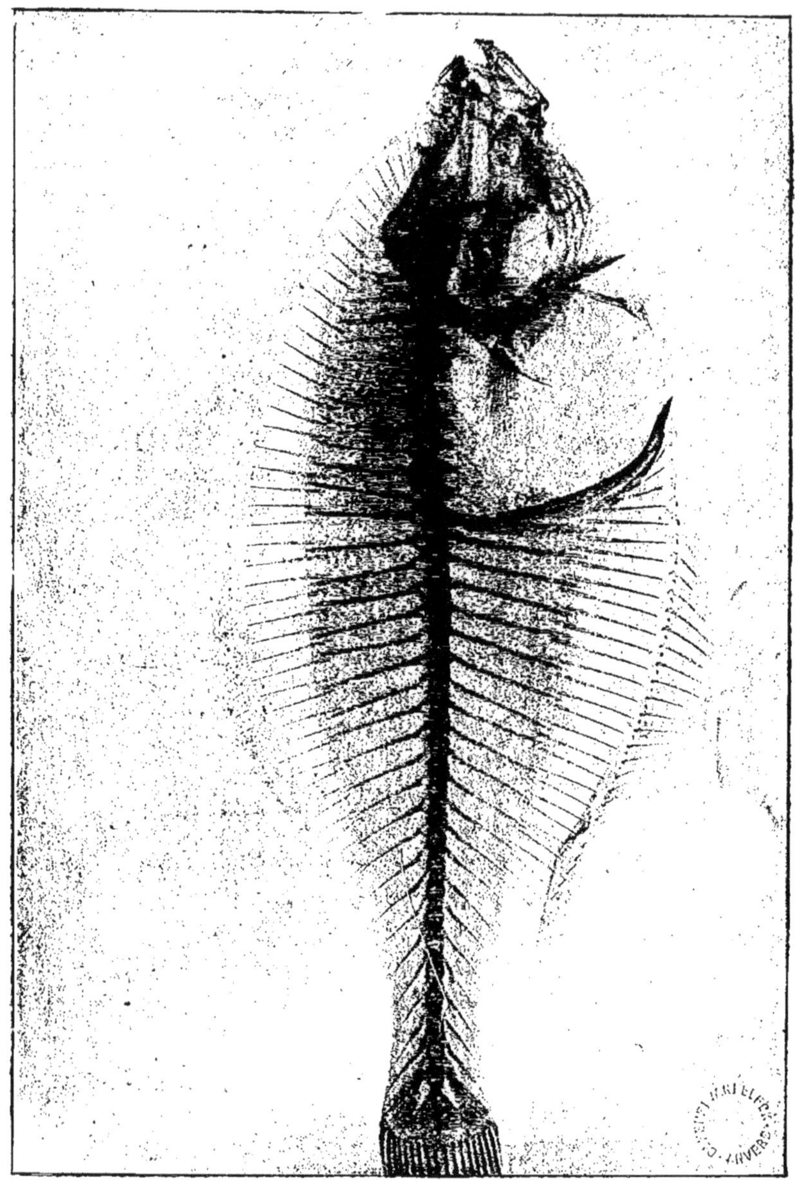

Fig. 162. — Squelette de poisson.

été dépassées depuis comme clarté et netteté ; elles ont été prises avec une bobine Radiguet de 30 centimètres d'étincelle et une moyenne de durée de pose de trente secondes. M. Radiguet et M. Séguy ont obtenu, sans les ouvrir ni les

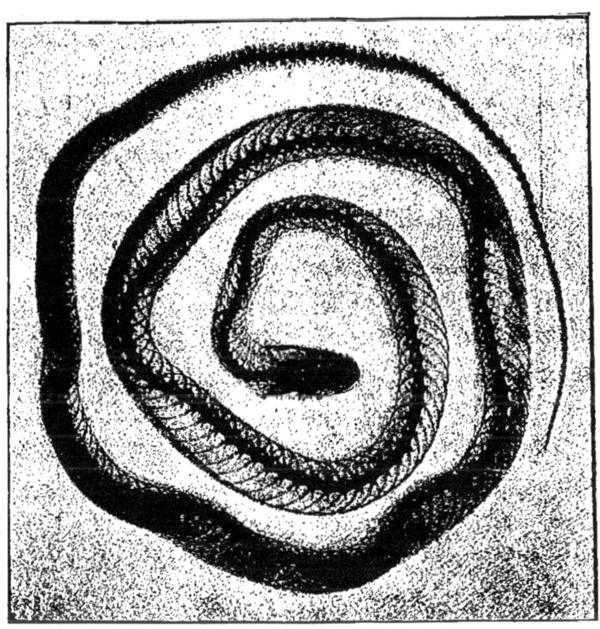

Fig. 163. — Reptile radiographié.

détériorer, des squelettes d'oiseaux (*fig.* 164), de petits rongeurs (*fig.* 165) et même d'insectes.

L'étude radiographique d'animaux ou de pièces conservés dans l'alcool a été faite avec succès par le Dr Lemoine. La rareté des pièces ainsi conservées n'en permettait pas toujours la dissection, c'est-à-dire le sacrifice. Et, bien que l'imprégnation par l'alcool semble constituer une cause d'opacité, les résultats ont été bons.

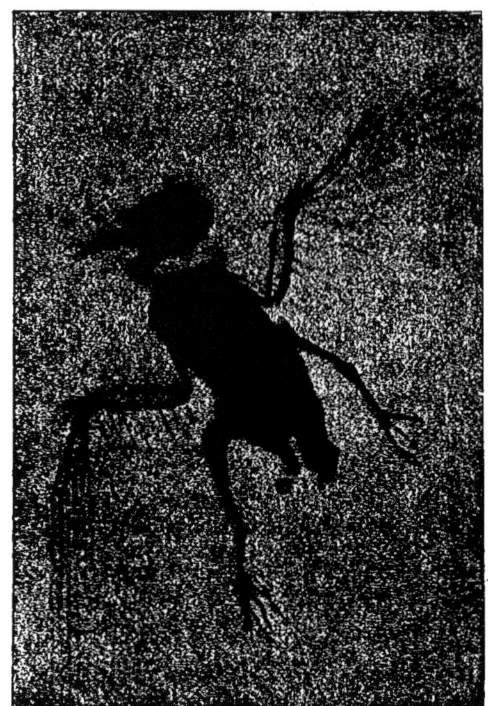

Fig. 164. — Oiseau radiographié.

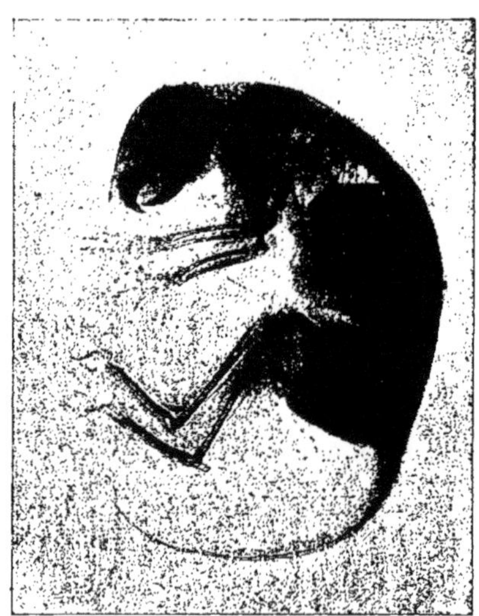

Fig. 165. — Rongeur radiographié.

APPLICATIONS PHYSIOLOGIQUES

M. Buguet a suivi, dans une grenouille, les pérégrinations d'une petite masse de sulfate de baryum au long du tube digestif, les phases de la digestion de petits poissons par une grenouille, par d'autres poissons (*fig.* 166) et par une couleuvre ; la position des petits d'une vipère (animal ovovivipare) dans le corps de leur mère.

A Montpellier, MM. Imbert et Bertin-Sans ont étudié la

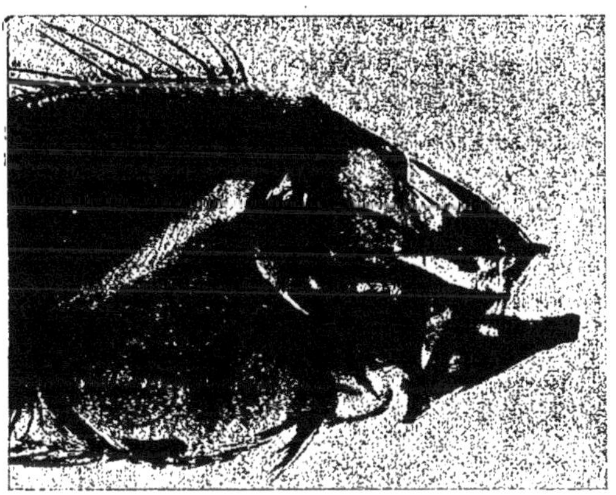

Fig. 166. — Digestion de poissons par un poisson.

physiologie des mouvements et ont pu la saisir sur le vif dans les articulations des membres, sinon dans le tronc. En la même ville, M. Lecercle, étudiant l'action physiologique des rayons de Rœntgen, a vu les phosphates s'éliminer en grande quantité par les urines, et l'action s'est produite non seulement pendant les trois jours d'application, mais encore pendant les deux jours qui ont suivi la cessation[1].

[1] *Académie des Sciences*, 10 août 1896.

EXAMEN DES MOMIES. — L'HOMME-MOMIE. — TÉRATOLOGIE

Les momies, dont l'étude interne serait le sacrifice, ont reçu dernièrement, et en des circonstances anecdotiques, la lumière des rayons de Rœntgen. Un collectionneur américain avait acheté très cher une main momifiée qu'on lui avait certifié, avec documents à l'appui, avoir été trouvée dans les ruines de Thèbes et être vieille de trois à quatre mille ans. Fier de son acquisition, il faisait admirer à tout venant la fameuse main. Quelques amis émirent des doutes sur l'authenticité et l'ancienneté de cette archéologique découverte. Très vexé à l'idée d'avoir pu être joué par un habile et peu consciencieux fabricant de momies ; d'autre part, perplexe à l'idée de la sacrifier, il ne savait comment faire pour être fixé, quand, soudain, il pensa à des arbitres tout désignés pour cela : les fameux rayons de Rœntgen. Et avec une radiographie il put convaincre ses railleurs et sceptiques amis : il s'agissait bien d'un antique débris humain.

Le Musée de Vienne possède une momie égyptienne tellement bien enveloppée de ses classiques bandelettes que, sur sa nature inconnue, on avait maintes fois disserté : était-ce une momie humaine ? était-ce un ibis momifié (*fig.* 167) et conservé à cause du caractère sacré de cet oiseau ? On ne voulait pas sacrifier le précieux débris. Mais les rayons de Rœntgen, projetés à travers l'objet des discussions sur une plaque sensible, ont résolu le problème : un crâne d'oiseau a montré qu'il s'agissait bien d'un oiseau sacré, embaumé et momifié.

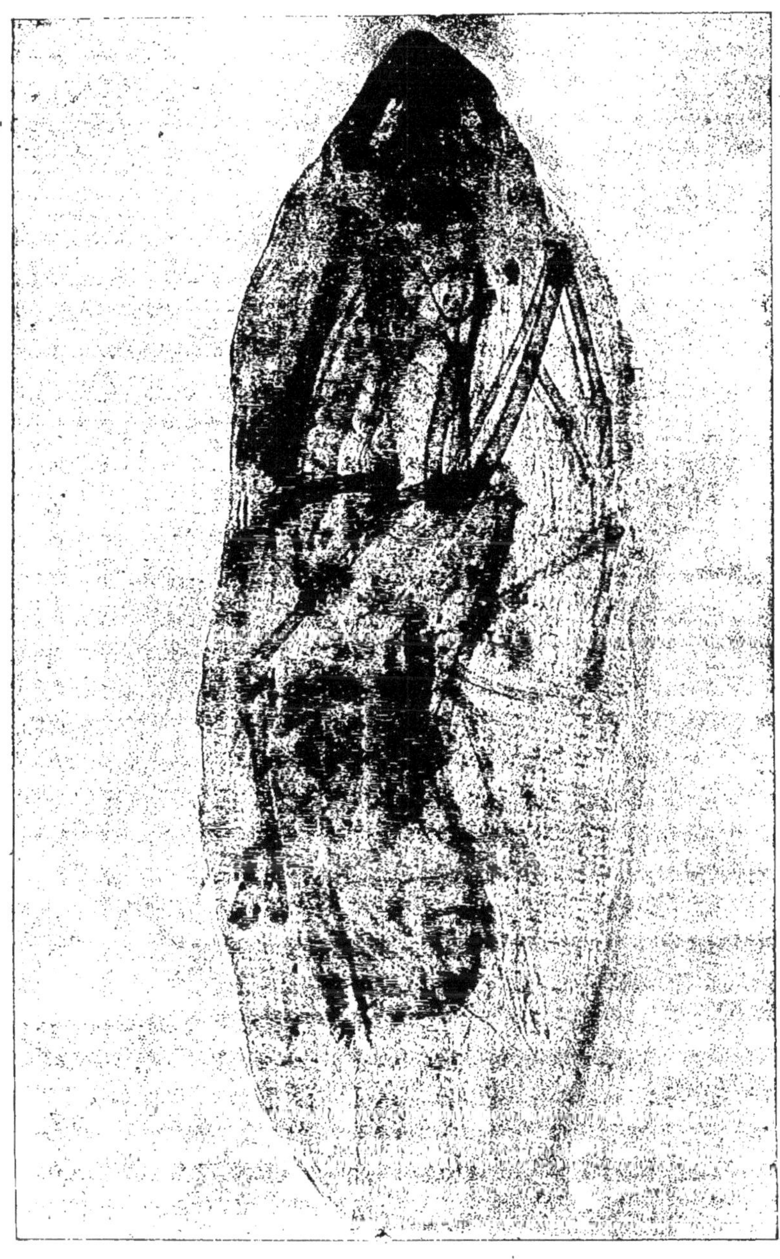

Fig. 167. — Ibis momifié en radiographie.

L'*homme-momie* est un cas de *tératologie* très intéressant à étudier, comme le sont généralement les monstruosités (p. 380), avec cet immense avantage qu'ont les rayons X de ne rien détruire[1]. C'est une curiosité que nous a signalée M. Radiguet et qu'il a radiographiée. C'est un individu où tout est desséché, peau, tissu cellulaire, muscles, tendons, os, organes génitaux, et qui, à vingt-huit ans, immobilisé depuis seize ans en son état actuel, a un aspect d'enfant, mesure 1^{m},45 et pèse 24 kilogrammes. Il est né de parents bien portants, d'une mère encore vivante et vigoureuse, sans apparence de syphilis; il est lui-même bien portant et résistant.

Voici l'aspect du visage, d'après le professeur Grasset[2], et que, d'après notre examen personnel, nous trouvons magistralement tracé :

« La peau est appliquée contre les os, l'absence de muscles est à peu près complète, l'ensemble est comme figé, ratatiné, d'aspect cicatriciel. La bouche est immobile, rétrécie, entr'ouverte, comme taillée dans un morceau de cuir, suivant l'expression de Charcot; les lèvres, très amincies, sont trop petites pour recouvrir les dents, ne peuvent être appointées pour siffler. Les oreilles, enraidies, indurées, ne sont pour ainsi dire pas lobulées. Le nez, déprimé à la base, très effilé à la pointe, présente à sa partie moyenne une saillie surtout marquée du côté droit; les ailes sont réduites au minimum, ne jouissent d'aucun mouvement. Les paupières, très grêles, repliées en dedans, trop courtes, n'arrivent pas à recouvrir naturellement les

[1] On pourrait citer des cas tératologiques anciens que les Facultés de Médecine ne purent étudier qu'en achetant, de leur vivant, les cadavres aux intéressés, dans le but de les observer *post mortem*, — seul moyen d'observation possible autrefois : on conçoit les progrès rapides que peut faire désormais la tératologie.

[2] Leçon à l'hôpital Saint-Éloi de Montpellier, du 16 novembre 1896, in *Nouvelle Iconographie de la Salpêtrière*.

globes oculaires, qui présentent de ce fait un aspect exorbitaire; cet exorbitisme apparent, joint à l'entropion et, de plus, à une kérato-conjonctivite très forte, donne à cette physionomie si laide par tous les côtés un air horrible; sur les joues décharnées, sur le menton froncé, il y a quelques poils follets, mais pas de barbe, *tandis que les cheveux sont abondants et normaux* (p. 449), convenablement implantés sur un front plutôt court et perpendiculaire » (à notre premier examen, 1er mai 1897, nous distinguons à gauche une alopécie récente, et alors progressive, p. 450). Enfin les os de la face sont très notablement atrophiés et déterminent un certain degré de prognathisme.

Les dents, en forme de palettes, proéminent au dehors de la bouche et sont très mal plantées; la langue est peu mobile, et cependant — le système nerveux est d'ailleurs d'une intégrité absolue (Grasset) — l'homme-momie s'exprime avec rapidité et intelligence. Le crâne est relativement volumineux, dolichocéphalique, avec bosselures et fontanelles mal ossifiées.

Les membres sont atrophiés, mais se meuvent; ils peuvent porter leur possesseur et lui permettre de se suspendre, de porter par suite son propre poids. Le biceps est visible, de même les triceps fémoraux à leur face postérieure.

Les os du carpe sont mobiles. Le métacarpe radiographié par MM. Imbert et Bertin-Sans, montre, du côté des épiphyses juxta-phalangiennes, « un épaississement cylindroïde qui paraît anormal », dit M. Grasset. La peau très amincie, mais non collée aux os, donne pour les doigts très effilés « l'impression d'une dissection achevée », d'une main vue aux rayons X, dirons-nous.

Le thorax est bien conformé; poumons et cœur, que nous avons auscultés, fonctionnent bien; le patient a toujours pu courir, même enfant, comme ses camarades, sans essoufflement, ni oppression.

L'examen électrique, fait à Montpellier, a montré une grande sensibilité.

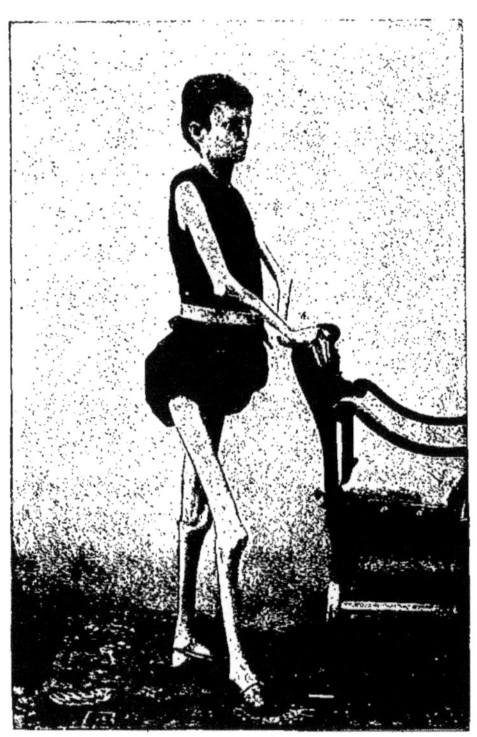

Fig. 167 *bis*. — Photographie de l'homme-momie (Radiguet).

M. Radiguet a fait la radiographie totale du sujet de face, la tête légèrement tournée à gauche (à exostose temporale gauche), au moyen de plusieurs ampoules, les 12 et 13 avril, avec quarante minutes de pose chaque fois.

Ces radiographies, prises comme toutes les radiographies, de la taille du sujet représenté, méritent d'être longuement examinées; nous en donnons la réduction (*fig.* 167 *bis*). On y voit une incurvation des os du squelette très sensible à gauche et restreinte à droite. Les humérus paraissent normaux (nous parlons de la forme, non de la grosseur restée

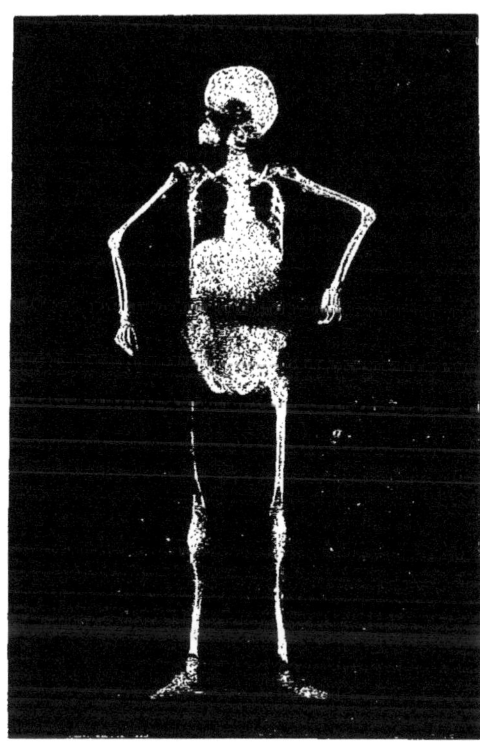

Fig. 167 *ter*. — Radiographie de l'homme-momie (Radiguet)[1].

infantile). Les deux radius sont incurvés; les cubitus, même le droit, sont également un peu courbés. Le fémur gauche est très courbé, alors que le droit est normal.

[1] Sur le cliché, le négatif, les os sont vus en blanc; mais sur le positif, l'épreuve, on les voit en noir; mais on peut retourner : faire du premier négatif un second négatif, et avoir ainsi les os, positifs, en blanc.

Les rotules et les genoux sont normaux; les deux tibias sont incurvés, surtout le gauche où la série régulière des convexités et des concavités représente presque une sinusoïde. Le péroné gauche est beaucoup plus gracile que le droit. Les pieds et les mains ont relativement peu de mobilité, à cause de l'entassement, du serrement des os les uns contre les autres; ces os sont d'ailleurs en nombre normal dans le tarse et le carpe; il en est de même des os des doigts (métacarpe, phalanges) et des orteils; l'articulation tibio-tarsienne a peu de mouvements; l'articulation radio-carpienne forme un angle obtus dépassant de peu 90°; de même, les articulations carpo-métacarpiennes forment un ensemble de deux plans perpendiculaires, et cependant le sujet écrit très lisiblement. Les omoplates sont normales, comme forme et grosseur; ce sont les seuls os dont l'intégrité a été respectée par cet arrêt tératologique de développement. Les clavicules n'y sont pas articulées à leur partie externe, acromiale, et sont flottantes à chacune de ces extrémités externes.

Quant aux organes internes, on voit nettement les poumons, reconnaissables à leur aspect blanc, que strient de place en place les côtes; aussi bien qu'à l'auscultation, ils paraissent normaux, non seulement toutes proportions gardées, mais encore de dimensions plus considérables qu'étant donnée l'exiguité du sujet on s'attendrait à trouver.

Ce qu'il faut noter dans cet examen radiographique, c'est la déviation squelettique gauche sur l'importance de laquelle nous revenons plus loin (p. 417). Nous avions, avant d'avoir vu la radiographie, été prévenu de l'incurvation d'un côté du corps, sans que le barnum qui nous indiquait ce détail ait pu nous préciser le côté. Les muscles des faces supéro-antérieure et postérieure, triceps et biceps, de la cuisse, sont, comme aux bras, assez conservés, assez rigides pour que, dans le relâchement, on puisse, même prévenu, n'avoir qu'une perception très douteuse; autrement on ne chercherait vraisemblablement, et l'on ne trouverait pas cette déformation que l'examen radioscopique dévoile de suite.

RADIOGRAPHIES PALÉONTOLOGIQUES

Le Dr Lemoine ne s'est pas borné à l'étude de pièces anatomiques conservées dans l'alcool, les pièces osseuses paléontologiques l'ont aussi préoccupé. Un travail récemment publié[1] nous révèle les détails intimes d'un grand nombre d'os provenant de la faune géologique ancienne. La pièce la plus intacte semble devenir une sorte de substance vitreuse, opalescente, qui laisse apparaître tous les détails de la conformation intérieure (structure de la paroi osseuse, canaux nourriciers de l'os, contour des alvéoles, couronne et racine des dents). Les animaux, reptiles, oiseaux (*fig.* 168),... vivants même ou empaillés, embaumés, momifiés, peuvent être étudiés en place, comparés entre eux...

« Ainsi se trouvent mis en évidence les détails que les coupes les mieux réussies n'auraient pu fournir que pour un seul plan, en admettant que la valeur scientifique d'échantillons parfois fort rares, ou même uniques, en même temps que leur fragilité quand il s'agit de pièces fossiles, n'aient pas été un obstacle absolu à des tentatives de ce genre.

« ... Pour véritablement apprécier la valeur de la méthode, il faut considérer les clichés eux-mêmes. Leur reproduction consécutive est, en réalité, bien moins parfaite. Faut-il en

[1] *Revue Générale Internationale*, décembre 1896.

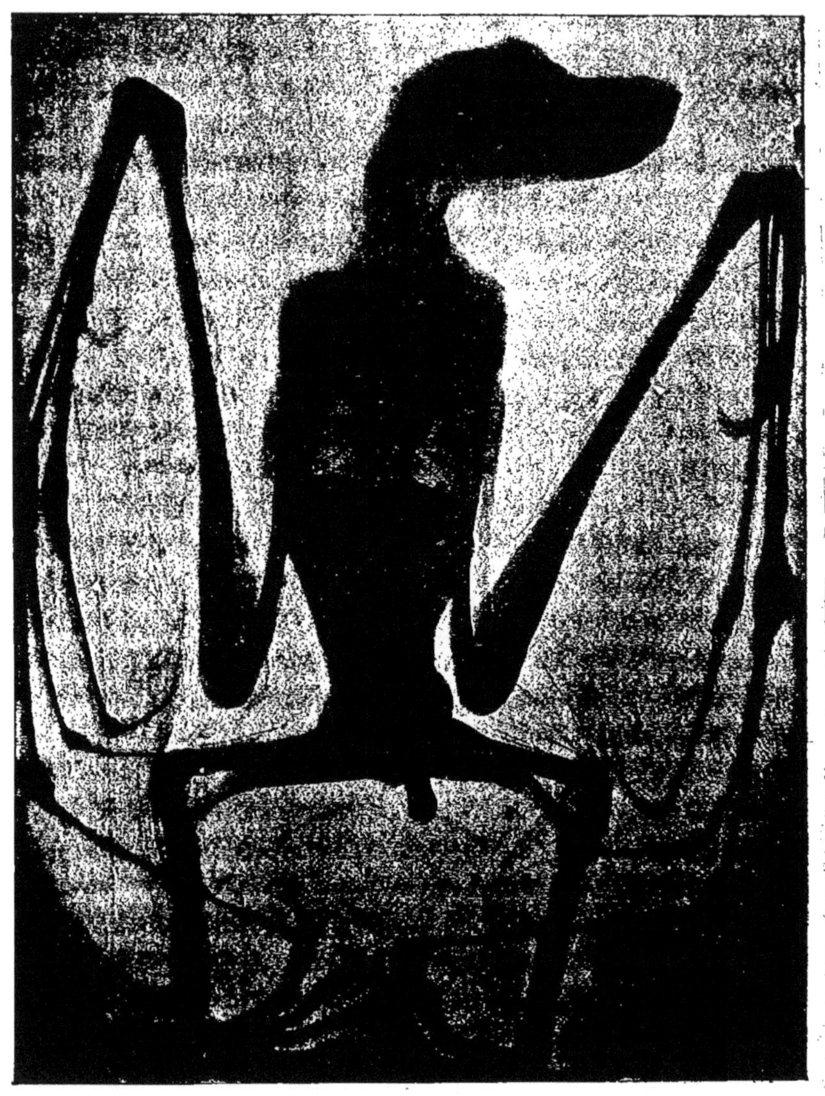

Fig. 168. — Grand oiseau (Vampire) radiographié (D[r] van Heurck).

accuser les procédés habituels mis en usage pour le tirage des épreuves positives ? Les rayons radiographiques n'imprimeraient-ils pas à la substance impressionnable des plaques photographiques des modifications différentes de celles des rayons lumineux, d'où la nécessité d'une technique nouvelle ?...

« Il nous a paru intéressant de constater les résultats de l'application de la radiophotographie à des ossements fossiles, en réalité absolument différents comme composition chimique des pièces osseuses actuelles. Outre l'intérêt d'ordre général de pareilles tentatives, la paléontologie devait recevoir le plus précieux concours d'une méthode qui permettrait d'agir, sans porter aucune atteinte à l'intégrité des pièces.

« ... Commençons par préciser le rôle qui, selon nous, est dévolu à la nouvelle méthode, pour qu'elle rende des services véritablement indiscutables. Tout d'abord elle ne doit pas faire double emploi avec les procédés d'observation jusqu'ici mis en usage ; nous voulons parler de l'étude des surfaces que notre œil perçoit pour en fixer l'image, soit par le dessin, soit par les procédés ordinaires de la photographie. Si réduite que puisse être la déformation qui accompagne forcément l'emploi du prisme de la chambre claire ou de l'objectif photographique, il ne peut être question de rien de semblable avec la nouvelle méthode. Les indications qu'elle fournit sont également indiscutables quand il s'agit d'établir sur des clichés photographiques des mensurations, soit que l'on considère l'ensemble d'une pièce ou quelques-unes de ses parties constituantes.

« Tous les plans de l'objet viennent avec la même netteté : ainsi les diverses rangées de denticules que peut présenter la couronne d'une dent considérée de profil.

« L'application des rayons Rœntgen à l'étude extérieure

des pièces osseuses comporte, en outre, deux genres de considérations absolument spéciaux et que ces rayons seuls peuvent élucider avec une pareille perfection ; nous voulons parler des points de contact des surfaces articulaires des os et des couronnes, des dents se correspondant aux deux mâchoires.

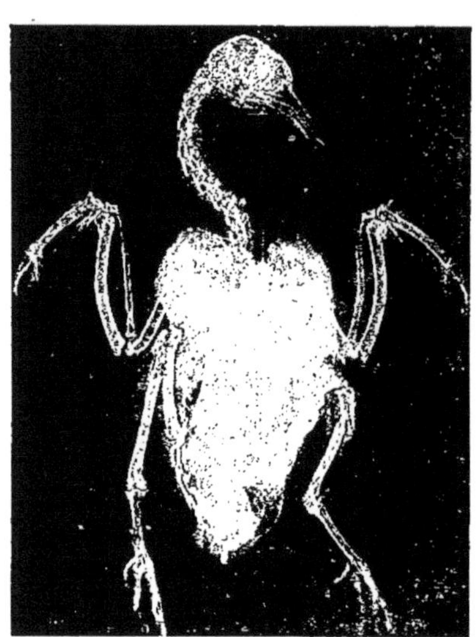

Fig. 169. — Squelette d'oiseau et articulations visibles.

« L'étude extérieure des points de contact des diverses pièces osseuses est, en effet, toujours extrêmement limitée quand on emploie les procédés photographiques ordinaires. Ce sont de simples lignes de contour que l'on obtient ainsi. Avec les rayons de Rœntgen, au contraire, chaque pièce osseuse, devenue pour ainsi dire transparente, est vue avec toutes les facettes qui entament les divers points de son contour. Ainsi se trouve merveilleusement élucidée l'étude si difficile, et pourtant si capitale, du carpe et du tarse, alors qu'il s'agit d'envisager les rapports des osselets avec les autres, mais encore avec les métacarpiens ou les métatarsiens d'une part, avec les os de l'avant-bras ou de la jambe d'autre part. Nous disons que cette étude est capitale, car elle domine actuellement toute la zoologie, et sans cesse il faut nous reporter aux modifications de ces parties des membres envisagés dans les diverses classes des vertébrés, dans les différentes subdivisions d'une même classe, ou chez un seul individu aux divers stades de son développement... »

M. Lemoine, mort depuis peu (février 1897), avait fait porter aussi ses sagaces recherches sur toutes les parties du squelette, y avait trouvé des cassures accidentelles, des

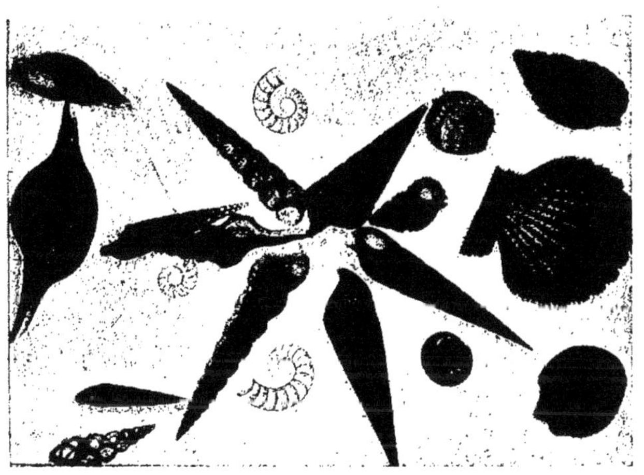

Fig. 170. — Images paléontologiques radiographiées.

rapports articulaires révélant la parenté insoupçonnée de classes animales... Les êtres zoologiques inférieurs, mollusques, coralliaires, nummulites (*fig.* 170), lui avaient montré des logettes internes et des conformations intéressantes[1].

[1] En art vétérinaire, il n'a été rien fait encore à notre connaissance. Nous avons, à ce sujet, interrogé notre ami M. Kaufmann, professeur de physiologie à l'École d'Alfort. Les ressources des laboratoires d'enseignement étant, en général, très faibles, l'initiative privée étudie au début les grandes découvertes. Pour cette raison de modicité budgétaire, malgré la bonne volonté des professeurs de l'École d'Alfort, il n'a pu être rien tenté dans la voie de la radiographie (V. note 1, p. 298).

DERNIERS TRAVAUX

MM. J. Sabrazès et P. Rivière ont présenté à l'Académie des Sciences (3 mai 1897) leurs recherches sur l'action biologique des rayons X. Ils ont opéré avec un tube focus bianodique (Seguy) excité par une bobine de Ruhmkorff de 35 centimètres de longueur, avec un courant inducteur de 6 ampères sous 16 volts, pouvant donner des radioscopies à 3^m,50 de distance et derrière une cloison en planches.

Ils ont étudié divers corps vivants placés à la distance de 15 centimètres environ de la source fluorescente, en les entourant de papier noir pour les soustraire aux actions lumineuses, et les reliant métalliquement, avec le sol.

Le *Microbacillus prodigiosus* a un pouvoir chromogène facile à modifier et, par suite, permettant de facilement enregistrer les actions rœntgéniques. En effet, ce microbe cultivé à une température disgénérique de 37°, modifié par une forte alcalinisation du milieu, avec diminution de l'accès de l'air, ne donne, si on le soumet simultanément aux radiations solaires et à l'influence des substances nuisibles, qu'un accroissement de ses colonies, *sans coloration*. Si on acidifie le bouillon de culture par l'acide tartrique, ou si l'on chauffe à 50°, les cellules microbiennes changent d'aspect et deviennent filamentaires et même spiralées. Le pouvoir chromogène, si oscillatoire, la morphologie si variable sont là des éléments précieux d'appréciation d'une action quelconque.

« Les cultures d'un beau rouge carminé étaient prélevées sur gélose et déposées sous forme d'un petit amas acuminé, au centre d'un verre de montre stérilisé enveloppé de papier noir. Les rayons X s'exerçaient directement à travers le papier, sur la semence, la cavité du verre de montre étant placée en regard de l'ampoule[1].

« Nous opérions exactement de la même façon à l'aide d'une culture témoin, sauf que le verre de montre recouvert de papier noir était maintenu à l'abri des rayons X.

« Quotidiennement, pendant vingt jours, nous avons fait agir les rayons X, une heure durant, sur ce microbe; il était, immédiatement après, reporté au gélose, et les cultures en retour servaient, l'une après l'autre, à continuer l'expérience.

« De même, on réensemençait tous les jours et dans des conditions identiques la culture témoin. »

Les auteurs n'ont constaté aucune variation chromogène, morphologique ou végétative. Le microbe s'est montré indifférent aux radiations de Rœntgen (p. 135).

Ils ont étudié ensuite deux grenouilles de même volume, fixées sur le liège à la manière ordinaire, et ce, au point de vue des *leucocytes :*

« Après cautérisation au thermocautère pour éviter toute hémorrhagie, d'un point des téguments choisi au niveau de la partie moyenne de l'abdomen, on introduit dans la cavité péritonéale, par l'ouverture ainsi faite, un tube effilé, lavé préalablement avec une culture de microbes fournissant des produits à chimiotaxie positive.

« On expose l'une des grenouilles aux rayons X après avoir pris les précautions mentionnées plus haut. L'autre, qui sert de témoin, est soustraite à l'influence des radiations par une enceinte métallique.

« On laisse l'expérience en cours pendant plusieurs heures et l'on récolte, au bout de ce temps, le liquide qui a transsudé dans les tubes. On numère les leucocytes

[1] Les colonies de ce microbe, quelle que soit leur épaisseur, sont perméables aux rayons de Rœntgen.

existant dans la lymphe ainsi récoltée et l'on étudie au microscope les éléments figurés, qu'elle tient en suspension, afin de se rendre compte des phénomènes phagocytaires. »

Les rayons X ne gênent nullement l'afflux des globules blancs. Ils sembleraient même parfois la favoriser, les petits tubes laissés à demeure, en ayant eu davantage, dans quelques expériences, que les tubes témoins.

L'*action des rayons X sur le cœur*, annoncée pour l'homme par quelques observateurs (pp. 430 et 450), a été aussi recherchée par les mêmes auteurs sur les animaux à sang froid. Ils ont pris les tracés du cœur d'une grenouille placée au-dessous d'une source intense de rayons X, et, même après une exposition de plus d'une heure, ils n'ont constaté aucune variation dans les périodes du rhytme cardiaque.

CHAPITRE XXI

APPLICATIONS A LA MÉDECINE LÉGALE

L'âge par l'examen radiographique osseux. — Examen sans dissection. — Identité. — Appréciation des lésions traumatiques. — Cas de réforme dans l'armée.

L'AGE PAR L'EXAMEN RADIOGRAPHIQUE OSSEUX

En *médecine légale*, l'importance que peut prendre la radiographie, et la lumière qu'elle peut apporter dans ces questions obscures par un document visible, ne peuvent encore être que soupçonnées.

Trouvera-t-on un membre séparé du tronc, en décomposition, que la radiographie donnant l'aspect des os, aspect d'autant plus sombre que leur opacité, fonction de l'âge du sujet, sera plus considérable. En dehors de la conservation du membre et de son examen sans dissection, dont nous avons longuement parlé en biologie, l'expert pourra se faire instantanément une idée approximative de l'âge du sujet. MM. Ducretet et Lejeune nous ont ainsi montré une collection, très précieuse à consulter et facile à constituer, de radiographies de mains prises à différents âges, et où les différences de transparence sont très nettes.

L'expert pourra donc, si diverses parties d'un ou plusieurs

cadavres sont trouvés disséminés, épars, établir des comparaisons utiles et précieuses, différencier rapidement les individus. La présence et le nombre des points d'ossification révélera, comme l'opacité des os pour les adultes, l'âge approximatif des enfants.

M. J. Ogier a présenté, à la Société de Médecine légale [1], un certain nombre d'épreuves photographiques représentant des fœtus à différents âges, chez lesquels on pouvait constater des faits intéressants d'ossification ou de fractures des os.

EXAMEN SANS DISSECTION

La docimasie pulmonaire, qui consiste à faire surnager un morceau de poumon de nouveau-né supposé animé de vie à sa naissance, sera remplacée — et le cadavre n'aura nul besoin d'être ouvert — par la radiographie montrant un corps opaque et dense si le poumon n'a pas respiré, et plus clair si l'enfant a vécu.

M. Lannelongue (*Institut*, 12 avril 1897) parlait des expériences de M. Soret, du Havre, prouvant la perméabilité aux rayons X maximum dans la vie et diminuant pour le cadavre jusqu'à un minimum. Le degré d'opacité pourra donc probablement servir, pendant les heures qui suivront la mort, à évaluer approximativement le moment de celle-ci, alors que l'eau organique des tissus ne se sera pas encore condensée ou résorbée.

De même que les dégâts par l'alcoolisme vont être décelés et montrés radiographiquement à Londres par une société

[1] Ogier, *Annales d'Hygiène*, 1896, t. XXXV.

de tempérance — l'hygiène par l'image, — on pourrait dans les cas d'empoisonnement minéral, déceler la marche et la localisation de la substance toxique.

Plusieurs tubes de Crookes, avec écran fluorescent disposé comme pour la radioscopie de l'être vivant, donneront des renseignements précieux et immédiats sur la nature de la mort par projectiles, par traumatismes, ayant produit des fractures diverses (crâne, membres...).

IDENTITÉ

Le service anthropométrique pourra prendre des radiographies indiquant des malformations osseuses non visibles à une première inspection et ainsi facilement décelables. A côté de la fiche externe du criminel on aura sa fiche interne, la moins facilement changeable et complétant la première. Ces bizarreries osseuses, qui sont loin d'être toujours visibles à la vue (p. 405), donneraient des éléments de reconnaissance; et ces bizarreries squelettiques ne doivent pas être très rares.

Des recherches auraient été, paraît-il, tentées sans succès dès le début au service anthropométrique de la Préfecture de police de Paris. Les appareils étant aujourd'hui perfectionnés et surtout rapides, il y a tout lieu de compléter les procédés actuels d'examen par la radioscopie et la radiographie.

A la terrible catastrophe du Bazar de la Charité (Paris, 4 mai 1897) — n'eussent été l'affolement et la hâte de savoir, si compréhensibles d'ailleurs — on eût pu, au lieu de faire sauter les gencives, couper les joues, pour reconnaître par les dentiers, par les dents, les cadavres examinés, utiliser la radiographie; la connaissance d'anciennes fractures ou accidents osseux eussent mieux encore également aidé dans les recherches d'identités, sur les membres isolés notamment (p. 420).

APPRÉCIATION DES LÉSIONS TRAUMATIQUES

Une jeune danseuse du théâtre de Nottingham, miss Glady Frolliot, se brisait récemment la cheville du pied droit, en descendant l'escalier conduisant de sa loge à la scène. Un trou pratiqué dans une marche était la cause de la chute et de l'accident, ainsi que la victime le faisait constater. Le directeur, poursuivi en paiement d'une indemnité, accusait sa pensionnaire d'avoir exagéré la gravité de sa blessure. En réponse, l'avocat de la danseuse présentait une radiographie du pied blessé; la lésion du squelette était évidente: aussi, toutes plaidoiries ayant été déclarées inutiles, le jury a conclu pour la plaignante en lui accordant l'indemnité demandée [1] (Bordas).

Ce cas peut se présenter fréquemment. Il nous est arrivé, en effet, ces temps derniers, d'avoir à radiographier la malléole externe de la jambe droite d'un ouvrier couvreur. Cet ouvrier, âgé de vingt ans, était tombé en 1896, dans l'exercice de ses fonctions, du haut d'un toit peu élevé et s'était cassé le péroné vers la partie inférieure de cet os. La fracture fut réduite, le malade guérissait, mais gardait une claudication qu'il prétendait devoir durer et lui rendre à tout jamais impossible l'exercice de sa profession, lui interdire toute ascension sur des échelles avec des charges, des

[1] *Annales d'Hygiène et de Médecine légale*, 1896, 1, XXXV.

matériaux sur la tête. L'ouvrier s'assurait le lendemain de l'accident — les compagnies d'assurances pourront souvent baser le paiement des indemnités sur l'examen radiographique ; — mais, en raison de son imprévoyance passée, il

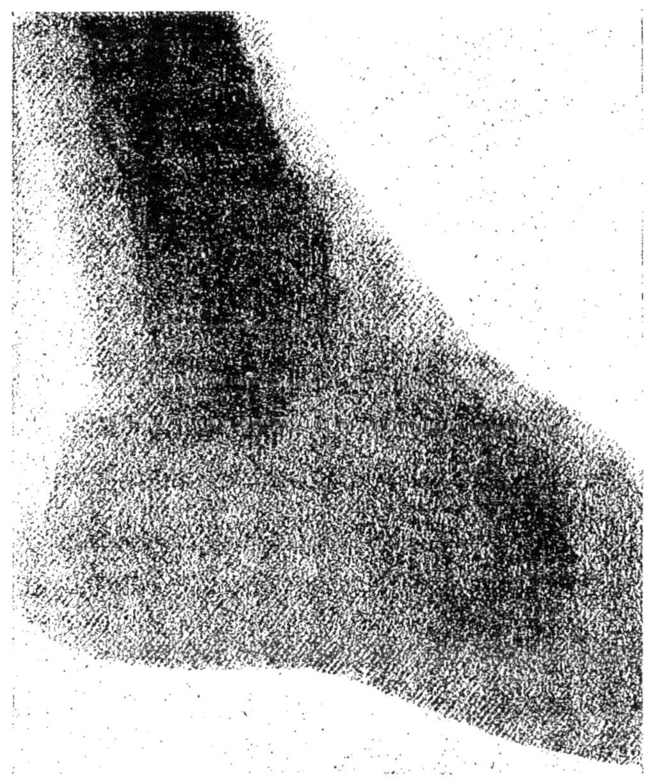

Fig. 171. — Fracture professionnelle du péroné.

ne pouvait avoir de recours que contre son patron, et actionnait donc celui-ci. Un intelligent et honnête homme d'affaires, devant les affirmations du médecin traitant relatives à la guérison ultérieure et rapide, pensa à recourir à la photographie ordinaire qui montra l'atrophie musculaire considérable du membre fracturé, et à la radiographie, pour trancher le différend douteux ; et, ainsi, soit rassurer le patient sur son état de santé future, soit pouvoir déterminer l'indemnité légitimement exigible. On pouvait croire d'ailleurs à la guérison, d'après l'examen physique : on sentait le cal bien formé, et le malade, lorsqu'on détournait son attention, et qu'on tournait le membre dans tous les sens, n'accusait plus aucune douleur, alors qu'autrement il se plaignait au moindre mouvement. Nous fûmes consulté à ce sujet, plus d'un an après l'accident, et chargé de radiographier le membre litigieux. Nous eûmes le cal osseux très net, avec une déviation ramenant le péroné près du tibia, sans laisser entre les deux os l'intervalle habituel, et une incurvation anormale de l'os fracturé (*fig.* 171). Cet ouvrier est dans un état d'infériorité, sinon d'impossibilité de reprendre son état[1].

Voici maintenant une seconde observation, plus récente (Destot) : Le sujet est un homme qui, il y a neuf ans, en faisant une galerie de mine, eut une entorse provoquée par le choc d'une poutre portant sur l'extrémité du pied et amenant une rotation du pied en dedans. Le diagnostic fait à cette époque fut : fracture de l'extrémité inférieure du péroné avec entorse. Cependant le malade ne guérissait pas et se plaignait toujours. La Compagnie se lassa et, sur expertise, refusa toute indemnité, d'où procès, nouvelle expertise concluant au rejet de la demande, le malade pouvant et devant marcher sans douleur. Aujourd'hui, neuf ans après, le malade arrive en appel, et on commit à son examen M. le professeur Pollosson. Ce dernier, en présence des douleurs accusées par le malade, mais défiant cependant, eut l'idée d'en faire faire l'examen aux rayons X et, fait

[1] Dr Foveau de Courmelles, *Appréciation médico-légale des lésions traumatiques au moyen des rayons X* (*Académie des Sciences*, 24 mai 1897 ; et *Société de Médecine légale*, mai 1897).

remarquable, ces derniers, au bout de neuf ans, permettent de retrouver l'ancienne lésion : fracture du col de l'astragale, position vicieuse et déformation de l'articulation scaphoïdo-astragalienne bordée de travées osseuses périostiques de nouvelle formation, ankylose de l'articulation calcanéo-astragalienne postérieure. En résumé, troubles dans la statique normale du pied dus à une ancienne fracture de l'astragale, ce qui permet d'expliquer les douleurs accusées par le malade.

Quant à évaluer, d'une façon générale et absolue, le degré d'infériorité, sa valeur au point de vue du travail, par un coefficient, comme cela est l'habitude, la chose est encore impossible. Dans quelque vingt ans, ou mieux quand, avec la radiographie, on aura pu suivre ou réellement suivi les patients dont on connaît ou dont on retrouve actuellement les lésions osseuses et constater ce qu'ils ont été capables de faire, on aura des éléments suffisants de détermination. A l'heure actuelle, à part des lésions bien nettes empêchant certaines fonctions ou certains muscles de se mouvoir, on ne peut que constater une infériorité. Celle-ci peut laisser de la paresse musculaire que l'élément douleur force en quelque sorte le patient pusillanime de laisser augmenter et de rendre atrophique ; mais encore l'examen radiographique permet-il, jusqu'à un certain point, de lui affirmer qu'il se peut et doit mouvoir, et ainsi diminuer son infériorité.

Le cas de notre observation personnelle qui est, à notre connaissance, le premier de ce genre pour la France, avait été prévu par M. Deneffe. En présentant à l'Académie Royale de Médecine de Belgique (30 mai 1896) des radiographies de M. Hertoghe, il démontrait le mécanisme des fractures et la transparence du cal et, par suite, la possibilité de reconstituer « après plusieurs semaines et même plusieurs mois l'image de la lésion au moment du traumatisme. Ce fait est capital au point de vue médico-légal. »

CAS DE RÉFORME DANS L'ARMÉE

Cette reconstitution d'une lésion squelettique ancienne, du cal, visible par sa ligne blanche, sa solution de continuité dans l'os autrefois fracturé, est donc non seulement utile à l'ouvrier, au patron, à la Compagnie d'assurances pour accidents, mais encore au soldat et au médecin militaire en vue de cas de réforme possible. En effet, notre excellent confrère, le professeur Gréhant, du Muséum, nous racontait un cas déjà ancien de fracture du col du fémur chez un soldat; les fragments osseux, bien aboutés, avaient été tellement bien remis et consolidés que le major, peu de mois après, nia l'existence d'une lésion quelconque et ne voulut pas réformer le patient qui, cavalier, était dans un état d'infériorité au moins momentanée motivant sa mise en liberté. Les rayons X, si on les eût alors connus et si on eût pensé à les appliquer à cette recherche, eussent montré la réalité de l'accident.

L'appréciation des blessures de guerre est ainsi possible (Dr Stechow, de Berlin). M. Löbker, dans un cas de dyspepsie regardée comme simulée, a constaté l'immobilisation de la moitié gauche du diaphragme consécutive d'un empyème traumatique guéri [1].

On ne peut, par suite, que conseiller la radiographie dans tous les cas douteux de médecine légale — et ils sont nombreux — et même dans les cas paraissant évidents, quand

[1] XXVIe Congrès de la *Société allemande de Chirurgie* (Berlin, 22 avril 1897).

toutefois elle est possible, ce qui est déjà fréquent et le deviendra certainement de plus en plus.

Les radiographies médico-légales sont, il faut le reconnaître, particulièrement difficiles à prendre, et il en faut souvent plusieurs, prises de tous les côtés du membre, pour découvrir le cal. On comprend, en effet, s'il s'agit d'une fracture à reconstituer, que, si l'on est du côté opposé à celui-ci, la partie osseuse normale superposée peut le dissimuler parfaitement. L'examen en est difficile; souvent il est bon de regarder alors le cliché dans une glace ou de le retourner (p. 292), de bien savoir comment était placé le patient lors de la prise de sa radiographie, enfin s'entourer, vu l'importance des conclusions à formuler, de toutes les garanties scientifiques et du contrôle le plus rigoureux.

CHAPITRE XXII

ACTIONS THÉRAPEUTIQUES OU RADIOTHÉRAPIE[1]

Mécanisme d'action. — Tuberculose. — Cancer. — Actions oculaires Dispositifs radiothérapiques. — Résultats bactériologiques

MÉCANISME D'ACTION

Peu de temps après la découverte des rayons de Rœntgen et de la fluoroscopie, Edison fit connaître son écran au tungstate de chaux, et le grand public de lui attribuer aussitôt la découverte de la vision instantanée dans le corps humain. On ne prête qu'aux riches! Puis, on annonça qu'Edison venait de rendre, avec les nouveaux rayons, la vue à un aveugle!

La voie était ainsi ouverte à la thérapeutique.

L'action des rayons X est une action de pénétration d'une modalité électrique avec absorption et, par suite, transformation dans l'intimité des tissus : l'énergie disparaît en se modifiant. Et M. Bouchard nous expliquait personnellement ainsi ses idées encore inédites sur l'action radiothérapique : la peau de la main soumise fréquemment aux rayons X se ride (V. p. 446), elle est donc irritée, et cependant elle se laisse traverser par ces rayons. Les tissus plus denses,

[1] Nous créons le néologisme de *radiothérapie*, dont l'étroit domaine actuel ne peut que s'agrandir, et exigeait une appellation spéciale.

plus opaques, absorbent ces rayons et, par conséquent, en reçoivent une action irritative à mettre en lumière.

Pour ce faire, M. Bouchard, ayant à traiter médicalement une fracture du fémur chez un jeune lymphatique ayant grandi très vite et dont les fragments osseux, évidemment en mauvais état de nutrition, ne parvenaient pas à se réunir, eut l'idée de substituer à l'irritation mécanique classique l'irritation rœntgénique. Une radiographie, faite quelque temps après une première application radiothérapique, montra un épaississement osseux ; mais, cette seconde radiographie ayant été prise un certain temps après la première qui révélait l'absence de consolidation et non immédiatement avant l'application, on se demande si l'amélioration n'est pas d'origine naturelle. Dans tous les cas, M. Bouchard, tout en constatant l'insuffisance de cette expérience, la trouve, à juste titre, intéressante pour les praticiens.

On a étudié le pouls au pléthysmographe et au sphygmographe et constaté que les variations de la circulation étaient sous la dépendance de la bobine et non du tube de Crookes, ce qui confirme cette opinion que les rayons X produits par la machine statique ne déterminent pas de troubles trophiques, alors que ceux obtenus par la bobine les déterminent presque constamment. L'atmosphère électrique ozonée est peut-être la seule cause des variations circulatoires que, personnellement, nous avons trouvées en électrostatique [1].

[1] Nos études sur les relations épidémiologiques et des agents météoriques facilitées par le concours de nombreux collaborateurs, et notre création du *service ozonométrique de France* ne laissent pas de doute sur l'importance de l'ozone (notes pp. 129 et 312).

TUBERCULOSE

A la même époque où Edison rendait, disait-on, la vue aux aveugles, le Dr Portaz, de Pont-de-Beauvoisin (Isère), envoyait à l'Académie de Médecine[1], et le faisait presque immédiatement ouvrir, un pli cacheté contenant une note succincte sur la guérison des maladies infectieuses par les rayons de Rœntgen et les courants de haute fréquence. C'était là une idée heureuse, une hypothèse plutôt qu'un ensemble de faits probants.

Des enthousiastes imposèrent même la nouvelle médication à leurs médecins qui durent, et pour cause, faire appliquer la thérapeutique par les constructeurs d'appareils. Il y eut des succès, des améliorations. Une tuberculose rétrocéda notamment, d'autres restèrent réfractaires.

Il aurait été rationnel d'opérer d'abord sur les animaux. C'est ce que firent MM. Lortet et Genoud. Ils expérimentèrent avec succès sur des cobayes de taille moyenne et à peu près du même âge : sur huit de ces animaux inoculés, le 23 avril 1896, aseptiquement, au pli inguinal droit avec un bouillon dans lequel on avait trituré la rate d'un cobaye manifestement tuberculeux, trois furent journellement soumis, attachés sur une planchette, les jambes écartées, et couchés sur le dos, à l'action des rayons de Rœntgen et, au bout de six semaines de séances quotidiennes d'une heure (du 25 avril au 18 juin), ils offraient des différences considérables par rapport aux autres cobayes non traités ; ceux-ci avaient des plaies ulcéreuses aux points d'inoculation, des ganglions empâtés, l'état général était mauvais, et grande la

[1] *Académie de Médecine*, 21 et 28 avril 1896.

perte de poids. Les abcès ganglionnaires s'ouvrirent spontanément et laissèrent écouler une suppuration blanchâtre. Les trois cobayes *radiothérapisés* n'avaient nulle plaie, nul ganglion engorgé ; l'état général était excellent et leur poids avait augmenté. Ces trois animaux n'ont pas été sacrifiés.

MM. Rendu, du Castel et Vilain ont signalé une amélioration, et encore, d'après la discussion résultée de leur communication à la *Société médicale des Hôpitaux*, le diagnostic de tuberculose ne paraît pas sûr.

Un tuberculeux, à Lyon, soigné aux rayons X, accusait une sensation très nette de chaleur, et son pouls s'élevait de 70 à 120 pulsations [1].

CANCER

Le Dr Voigt, de Hambourg, a traité un cancer chez un vieillard de quatre-vingt-cinq ans. Ce malade souffrait, depuis neuf ans, d'un cancroïde du repli inguinal. Des injections morphinées lui permettaient chaque soir de reposer un peu. On le soumit à l'action radiothérapique deux fois par jour, un quart d'heure chaque fois, avec un appareil donnant 10 centimètres d'étincelle. Les douleurs diminuèrent bientôt, sans pourtant que fût enrayé le développement du cancer. Une pneumonie intercurrente emporta le malade. Il avait subi une séance qui l'avait considérablement soulagé. Cette action calmante, sédative, anesthésique, n'a rien qui doive nous étonner, la plupart des actions ou radiations électriques, de quelque machine qu'elles proviennent, pouvant être telles, convenablement employées.

[1] Résultats confirmatifs Lortet, par Fiorentini et Luraschi. — Le bain électrostatique produit également cette accélération du pouls (Foveau de Courmelles).

Le Dr Despeignes, de Lyon, ancien chef des travaux à la Faculté de Médecine, a ainsi publié l'application des rayons X à l'amélioration d'un cancer dans l'estomac :

« Le malade dont il s'agit est âgé de cinquante-deux ans, il a toujours eu une bonne santé, mais présenta, en février 1896, des troubles dyspeptiques.

« Il y a trois mois environ, apparut au creux épigastrique une tumeur cancéreuse, dont le développement fut très rapide et qu'aucun traitement ne parvint à diminuer.

« Au milieu de juin, il y eut du mélœna à diverses reprises, mais pas d'hématémèse. L'amaigrissement était très prononcé, et la teinte jaune paille très accentuée. En outre, fréquemment il y avait des douleurs intenses nécessitant l'emploi des narcotiques, et des battements de la tumeur perçus par le malade et très pénibles.

« Pour arrêter le développement d'une cachexie qui me faisait craindre une mort subite à brève échéance par syncope, je fis, à partir du 2 juillet, des injections de sérum artificiel (phosphate de soude, acide phénique, eau distillée) à la dose de 20 centimètres cubes par jour.

« C'est le 4 juillet que je fis, pour la première fois, l'application des rayons Rœntgen ; à cette date, la tumeur était énorme, occupant toute la région épigastrique et bombant à cet endroit comme une tête de fœtus au huitième mois, descendant jusqu'à un travers de doigt au-dessus de l'ombilic, envahissant l'hypocondre gauche, empiétant à droite sur le lobe gauche du foie. Cette tumeur, douloureuse à la pression même légère, était le siège de battements artériels parfois très forts, surtout quand le malade souffrait.

« A cette époque, le malade était très cachectique, et un dénouement fatal était à craindre et avait été annoncé comme très prochain, non seulement par moi, mais par deux confrères appelés en consultation.

« A partir du 4 juillet, le traitement a été le suivant : matin et soir, séance d'une demi-heure pendant laquelle on dirigeait sur la tumeur les rayons formés par une ampoule en forme de poire : la bobine employée donnait des étincelles de 5 centimètres et était actionnée par une batterie de 6 piles Radiguet. Comme traitement interne 45 grammes de vin de Condurango chaque jour. Les injections quotidiennes de 20 centimètres cubes de sérum furent continuées.

« Sous l'influence de ce traitement, les symptômes douloureux s'amendèrent promptement au point de ne nécessiter l'emploi d'aucun narcotique; l'état général fut sensiblement amélioré, la teinte jaune paille disparut presque totalement, et l'amaigrissement s'arrêta.

« Enfin, et c'est là le point le plus important obtenu, le volume de la tumeur diminua sensiblement : la voussure épigastrique a diminué notablement; quant aux limites de la tumeur accusées par la palpation et la percussion, elles ont reculé sur tout le pourtour de la tumeur de 1 à 4 centimètres. En outre, les battements artériels n'existent presque plus et pourtant le début de ce traitement ne remonte qu'à huit jours.

« Il serait prématuré de conclure à la guérison, mais les résultats sont très encourageants et permettent un peu d'espoir, là où il n'y en avait plus. Bien entendu, le traitement sera continué, et les résultats ultérieurs seront publiés.

« Quant à l'explication du mode d'action des rayons Rœntgen sur le cancer, il ne me semble pas possible de la donner d'une façon précise, mais il n'est pas illogique d'admettre une action parasiticide sur les agents encore inconnus, mais fort probables du cancer. Cette action serait comparable à celle que mon maître, M. le professeur Lortet a observé quand il a réussi à empêcher expérimentalement le développement de la tuberculose chez les cobayes soumis à l'injection de produits tuberculeux[1]. »

M. F. Quénisset, à Cannes, a soigné un malade atteint de sarcome généralisé. Le diagnostic et l'opération avaient été faits il y a quelques mois par le Dr P. Reclus. La récidive, comme c'est l'ordinaire, avait été rapide, et tous les ganglions visibles, cou, ventre, testicules, étaient pris. Une radiographie du thorax, prise le 11 mars 1897 avec une bobine Seguy de 15 centimètres d'étincelle et une pose de 28 minutes, a montré un cœur extrêmement volumineux. Les Drs de Valcourt et Bourcard ont reconnu à l'auscultation, autour du cœur, une tumeur s'appuyant sur le médiastin. On expose alors le malade 30 minutes aux rayons X, l'ampoule placée à 10 centimètres du cou : la tumeur du cou paraît diminuée, et le malade respire mieux. Le 12 mars, nouvelle exposition le matin, de 13 minutes : bien-être, l'après-midi ; de 20 minutes, oppression cardiaque. Les jours suivants, on continue la radiothérapie, mais on couvre le cœur d'une plaque métallique. L'on expose le patient aux rayons X, le 12 encore, mais le soir, 42 minutes ; le 13, au matin, après 7 minutes, le malade excité fait cesser ; on recommence l'après-midi (45 minutes), mais l'excitation radio-pathologique commence, les battements du cœur sont aussi très violents, très irréguliers (104 par minute). Le 16 mars, la tumeur du cou est disparue aussi ; le 18, on agit sur le ventre et les testicules ; plus rien à ces derniers organes le 24. Et, en réalité, après sept heures d'exposition aux rayons X, en plusieurs séances, la tumeur cancéreuse du cou et celles du ventre avaient disparu. Malheureusement, la tumeur du médiastin n'avait pu être soumise à l'action radiothérapique

[1] *Indépendance médicale*, août 1896.

à cause des battements ainsi surexcités du cœur, et ce fut elle qui causa la mort du patient. Mais cette médication rœntgénique semble atrophique au premier chef, desséchante, chimique sans nul doute, et donnera, nous en sommes convaincus, d'excellents résultats, quand elle sera employée à propos et à temps.

ACTIONS OCULAIRES

Après Edison guérissant la cécité — ce dont il se défendait, d'ailleurs, — on eut le Dr Brandès qui disait bientôt avoir fait voir les nouveaux rayons à un homme opéré de la cataracte, ce que contredit peu après le Dr Darieix.

Le Dr Vuillomenet (p. 164) obtenait cependant un grain de plomb dans l'œil d'un lapin. Une grenouille a été radiographiée jusques et y compris le cristallin de l'œil.

Le Dr Brandès de Halle annonçait à nouveau[1] que l'œil gauche d'une jeune fille privé du cristallin percevait les rayons X, et qu'il en était de même quand la jeune fille avait la tête enfermée dans une boîte de carton noir, et les yeux fermés. Récemment, le Dr Galezowski préconisait l'emploi chirurgical oculaire des rayons X : « Lorsqu'il s'agit d'un corps étranger sur lequel l'aimant n'a aucune action, tel que grain de plomb, morceau de cuivre, morceau de verre, etc., il faut savoir où il se trouve et aller le chercher avec une pince dans le fond de la plaie. Pour cela, la radiographie est nécessaire, car elle seule donne l'image exacte de la place occupée par le corps étranger[2]. »

M. C.-P. Halkins, en une communication à la *Northwes-*

[1] *Éclairage électrique*, 5 décembre 1896.
[2] *Recueil d'Ophtalmologie*, 1897, n° 2.

tern Electrical Association [1], affirme qu'il est peu probable que les rayons X puissent rendre la vue aux aveugles, car il a observé un cas, non de cécité, mais de paralysie du nerf optique, et le tube décrit a été placé en face des rayons et devant les yeux du malade, alors que le sujet ne voyait pas une lampe à arc à faible distance de ses yeux.

M. G.-H. Robertson [2], physicien aveugle depuis trois ans, s'est prêté aux expériences de M. H. Jackson : l'œil droit seul perçut une pulsation douloureuse quand on approchait les rayons, et il y eut persistance de la douleur au-dessus de l'arcade sourcilière pendant un jour. L'expérience faite à son insu, le surlendemain, produisit la même douleur.

Le cristallin est-il transparent par les rayons X [3] ? Oui, d'après les récentes communications, à la Société Royale des Sciences médicales et naturelles de Bruxelles (7 décembre 1896), des Drs Bullot et Gallenaerts. Le Dr Bullot a constaté la transparence d'un œil de bœuf, d'un cristallin intact extirpé et d'un fragment musculaire. Le Dr Gallenaerts ayant placé un œil de lapin sur une plaque sensible, celle-ci fut brûlée sans qu'on vît aucune trace de cristallin. Ce dernier rechercha encore cette transparence aux rayons X sur une personne opérée de la cataracte avec iridectomie : elle ne vit pas les rayons X seuls, mais vit avec un écran fluorescent ; au contraire, une jeune fille, atteinte de leucome adhérent de l'œil gauche avec cataracte complète, ne vit rien. La question semble donc varier sa réponse, selon les individus ; peut-être existe-t-il des idyosincrasies, des sensitivités particulières ; ou mieux, ces différences tiennent-elles à des diagnostics variés, à des lésions d'origine périphérique ou centrale de l'appareil oculaire (note, p. 436) ? Quoi qu'il en soit, le problème n'est pas résolu.

[1] *Éclairage électrique*, 27 mars 1897.
[2] *Éclairage électrique*, 2 janvier 1897.
[3] *Éclairage électrique*, 6 février 1897.

DISPOSITIFS RADIOTHÉRAPIQUES

La table d'examen radioscopique de M. Seguy (*fig.* 172) ou un dispositif spécial créé par MM. Ducretet et Lejeune peuvent servir à la *radiothérapie*. Le dispositif de MM. Ducretet et Lejeune (*fig.* 173) consiste en une table et deux étages où les accumulateurs sont placés en bas et la bobine au dessous, et en un support particulier de tube à vide. Le trembleur de la bobine, dont le bruit et les étincelles

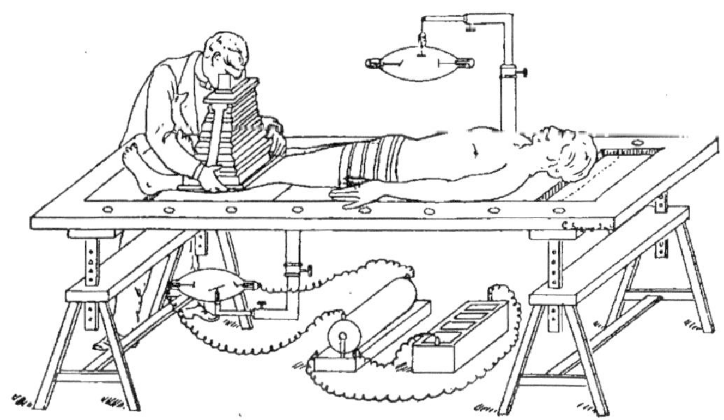

Fig. 172. — Dispositif radioscopique et radiothérapique Seguy.

pourraient impressionner désagréablement le malade, peut être placé dans une boîte spéciale, capitonnée avec couvercle mobile, s'ouvrant facilement pour permettre de régler le trembleur.

Le malade ne doit pas toucher les fils sous peine de recevoir des secousses pénibles ; aussi le support de l'ampoule porte-t-il une tige isolante maintenant les fils éloignés l'un de l'autre et du patient. On ne saurait prendre trop de précautions à ce sujet : d'épais isolants et des tubes en caoutchouc enveloppant les fils sont indiqués pour cela (p. 112).

Le tube focus est placé à environ 20 centimètres de la peau

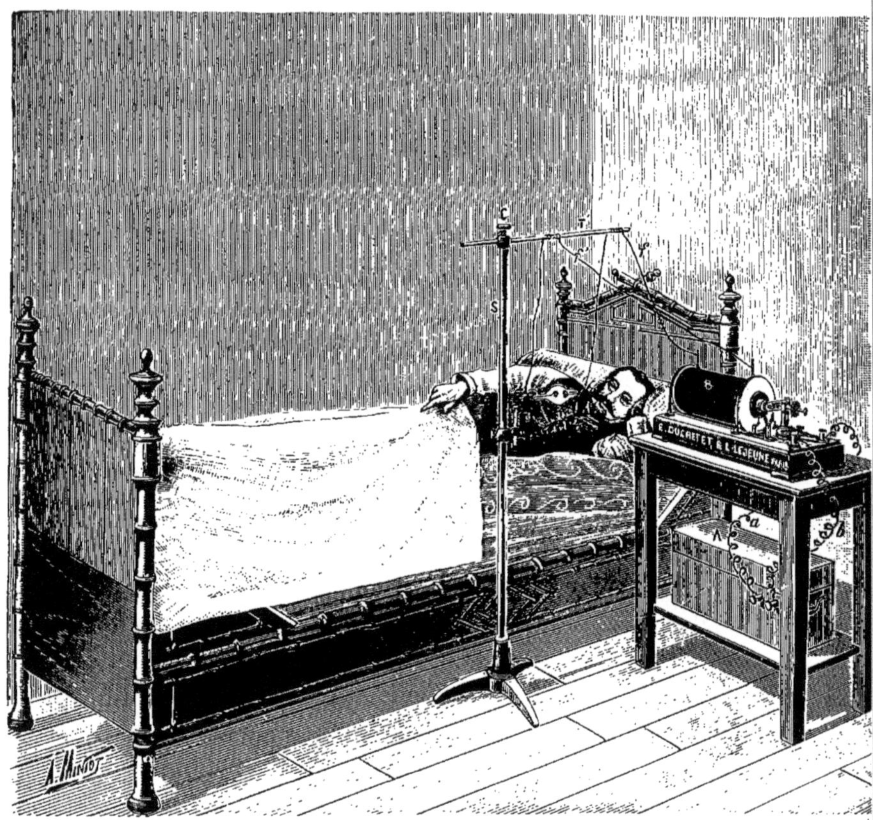

Fig. 173. — Dispositif radioscopique Ducretet et Lejeune.

du sujet, sur la région malade. Il est inutile d'enlever les vêtements, qui n'empêchent nullement les rayons de passer ; seuls, les objets métalliques et les substances opaques doivent être écartés.

Comme on opère en plein jour, le fluoroscope explorateur renseignera sur les points d'action des rayons X.

RÉSULTATS BACTÉRIOLOGIQUES

Voici maintenant quelques résultats contradictoires. Est-ce une question d'intensité différente, de la faiblesse du tube lors des insuccès ou *vice versa ?* Il s'agit d'études bactériologiques (p. 413).

MM. Courmont et Doyon ont prétendu que les rayons X diminuaient la virulence des toxines sécrétées par le bacille de la diphtérie, la végétation était retardée, et les animaux, cobayes et lapins, injectés sont morts neuf heures après les animaux témoins. Par contre, M. Gloves Lyon, ayant soumis une culture des mêmes bacilles de Lœffler à l'action des rayons Rœntgen pendant douze heures, l'a vue continuer à se développer. Une culture de bacilles de Koch, identiquement traitée, a fait de même. M. F. Berton expose à l'influence radiographique des cultures de bacilles diphtériques pendant seize, trente-deux et soixante-quatre heures, sans obtenir aucun résultat appréciable, les cobayes injectés avec les bouillons de culture étant morts aussi rapidement que ceux injectés avec des cultures témoins n'ayant pas subi l'action des rayons. M. Sarmani a opéré de même, sans résultat, sur seize variétés différentes de microbes.

Memmo, avant Courmont et Doyon, a essayé l'action des radiations de Rœntgen sur les cultures de staphylocoque pyogène, streptocoque pyogène, *bacillus anthracis*, bacille de Lœffler ; ces cultures, soumises à vingt-quatre heures de radiations, n'ont présenté aucune modification. Münch, Wolle, Minck soumirent également sans succès de deux à huit heures des bacilles d'Eberth et de Koch.

A notre avis, les expériences suivies de l'inoculation, après action, des cultures soumises aux rayons de Rœntgen, sont les seules scientifiques : l'examen des cultures et le nombre des bacilles n'ayant plus, et pour cause, qu'une importance minime. En effet, les expériences de Smirnow, de d'Arsonval, les nôtres ont montré la grande modification des toxines par l'électrolyse et les courants de haute fréquence : les liquides virulents ont autant de microbes qu'avant l'action électrique, mais ils sont complètement transformés, car ce sont de véritables vaccins, des produits immunisants, ainsi que le prouve l'inoculation aux animaux, lesquels deviennent ainsi réfractaires à l'infection. L'inoculation est donc désormais la seule et véritable pierre de touche en bactériologie, et toutes les expériences faites sans elle sont critiquables [1].

Les recherches de M. Berton sont donc complètes, quoique contradictoires avec les cures annoncées : la réaction chez les organismes vivants est d'ailleurs forcément différente ; en outre, il existe peut-être certains détails de technique encore inconnus, quoique susceptibles d'amener le succès expérimental, c'est-à-dire, en le domaine qui nous occupe, le succès *radiothérapique*.

[1] Dr Foveau de Courmelles, *Etudes météoro-épidémiologiques* (Des relations des agents atmosphériques avec les maladies régnantes, au *Congrès de Médecine interne* de Nancy, 1896.

— Les recherches oculaires reprises par le professeur Murani, de Milan, ont montré deux yeux privés de cristallin, sur trois, voyant aux rayons X. M. Guilloz, sur deux, n'a rien obtenu.

CHAPITRE XXIII

APPLICATIONS INDUSTRIELLES

Contenu de boîtes, engins. — Recherche des falsifications. — Les rayons X pour les soies et les tissus. — Analyse des métaux et alliages. — Pierres précieuses.

CONTENU DE BOÎTES, ENGINS

Le contenu des boîtes pourra être vérifié sans les ouvrir. Pour l'Administration des Postes, ce serait un moyen de vérifier les chargements, l'envoi de bijoux ou objets métalliques divers. Quand il y a doute, les directeurs des Postes ont droit à requérir deux témoins et à ouvrir la boîte. Désormais plus de cachets à abîmer, de ficelles à couper. L'expérience faite a montré les objets métalliques contenus, les empreintes des cachets de cire et les clous d'assemblage de la boîte.

Mais le secret des lettres, quoique les encres soient métalliques généralement, nous appartient encore, pourvu qu'elles ne contiennent pas cependant des sels opaques (p. 263), et tous les radiographes, dès le début, l'ont constaté.

MM. Lumière recevant, à Lyon, par la poste, un paquet soigneusement ficelé, contre remboursement de 80 francs, et ignorant le contenu, le radiographièrent et constatèrent l'existence d'une demi-douzaine de coupe-verres avec diamants. Le facteur, qui attendait à Lyon, ou qui attendra dans la suite, ne se doutera de rien. Et maintes possibilités d'escroqueries peuvent être ainsi supprimées.

La nature et la composition de certains engins explosifs pourront être parfois déterminées par les nouveaux rayons. Le chlorate de potasse, le soufre, le ferro-cyanure de potassium absorbent les rayons ; l'acide picrique les laisse passer.

« On se rappelle, dit M. Georges Brunel [1], les aventures arrivées à M. Étienne, sous-secrétaire d'État, et plus récemment au secrétaire de M. Alphonse de Rothschild, qui reçurent des explosifs sous l'apparence, l'un d'un livre, l'autre d'une lettre.

« Les auteurs de ces tentatives d'assassinat avaient fort habilement combiné leurs engins.

« Ayant pris un livre, ils avaient découpé dans les feuilles une cavité suffisamment grande pour contenir une boîte remplie de substances explosibles.

« L'amorce consistait en un cosaque dont l'un des chefs était attaché au couvercle du livre et l'autre au fond de la boîte contenant le produit inflammable ; en ouvrant le livre, on devait fatalement faire partir cette petite machine infernale.

« MM. Ch. Girard et Bordas ont alors constitué une machine infernale, enfermée dans un livre ; puis, le tout a été radiographié. »

Ils ont ainsi reconnu la nature suspecte des livres et leur contenu : dans l'un, une boîte en fer-blanc avec 200 grammes de fulminate de mercure dans un livre dont toutes les pages étaient collées pour que l'on ne pût soule-

[1] G. Brunel, *Formulaire des Nouveautés photographiques*. Paris, 1896.

ver le couvercle ; dans un autre, une boîte suspecte en métal ; dans un troisième, une boîte en bois remplie de poudre de chasse, de clous, de débris de fer, de son, cartouches de revolver...

RECHERCHE DES FALSIFICATIONS

M. Fernand Ranwez a cherché les falsifications végétales les plus fréquentes, surtout celles qui se font par l'addition de substances minérales. Les matières organiques sont généralement très transparentes, tandis que les autres sont opaques.

L'addition d'un produit minéral, même en faible quantité, rendra la substance falsifiée plus opaque, et elle portera sur l'écran fluorescent ou sur la plaque photographique des ombres plus accentuées. La méthode d'analyse radiographique n'a que des avantages : elle n'exige que de faibles quantités de matières, elle n'altère en aucune façon les échantillons, et elle est très rapide. En outre, le cliché obtenu est un document irréfutable, démonstratif et facile à lire, même pour toute personne étrangère aux analyses.

M. Ranwez étudia des safrans du commerce, falsifiés par du sulfate de baryum : un échantillon de safran pur servant de témoin ne portait qu'une ombre à peine perceptible, tandis que les trois échantillons falsifiés, et soumis trois minutes sur une plaque sensible à l'action des rayons, accusaient des ombres nettes où les impuretés et les fils enrobés s'accusaient indéniables. A l'analyse, les trois échantillons falsifiés ont été reconnus contenant : le premier, 62,13 0/0 ; le second, 28,69 0/0 ; et le troisième, 22,21 0/0 de matières minérales.

LES RAYONS X POUR LES TISSUS ET LES SOIES

Le coton, la laine et la soie ne se laissent pas traverser avec la même facilité, il sera facile de reconnaître la qualité des tissus.

« On sait que le cocon mâle donne un rendement en soie beaucoup plus considérable que le cocon femelle, que par conséquent il y aurait intérêt à développer par la sélection le caractère de la prédominance des mâles dans les pontes.

M. J. Testenoire, directeur de la Condition des soies de Lyon, a eu l'idée d'appliquer les rayons X du professeur Dr Rœntgen à la détermination, dans l'intérieur même des cocons, du sexe des chrysalides ; en collaboration avec M. D. Levrat, chimiste de la Condition, la solution du problème a été obtenue.

Les chrysalides femelles contiennent à l'intérieur de leur corps les œufs qui seront fécondés lorsqu'elles seront devenues papillons ; ces œufs ne sont pas aussi bien traversés par les rayons Rœntgen que le reste du corps de la chrysalide.

Soit par la photographie, soit par l'observation directe sur l'écran fluorescent, ce caractère permet d'établir d'une manière très nette la séparation des chrysalides mâles et femelles vues à travers l'enveloppe du cocon.

La sélection et le pourcentage des mâles pourra ainsi se faire pour chaque ponte, et ces indications seront mises à profit par les graineurs.

MM. Testenoire et Levrat comptent poursuivre ces expériences sur les transformations successives, dans l'intérieur du cocon, du ver en chrysalide, de la chrysalide en papillon,

M. Levrat a déjà appliqué ces nouvelles radiations à la classification des Lépidoptères.

A Paris, M. le professeur A. Riche a démontré que les rayons X étaient efficaces pour reconnaître les soies chargées et apprécier la valeur de cette charge. Dans notre laboratoire, M. Persoz, directeur de la Condition des soies de Paris, a réalisé, à diverses reprises, cet essai direct[1]. »

Les produits vinicoles si souvent altérés avec du plomb, de la litharge, ou autres substances minérales, gagneront à être examinés aux rayons de Rœntgen.

ANALYSE DES MÉTAUX ET ALLIAGES

Les métaux sont également falsifiés; aussi il existe dans le commerce, malgré toutes les lois prohibitives, des vases de plomb, qualifiés de vases en étain, contenant seulement 32 0/0 de ce métal et pouvant produire des empoisonnements, ainsi que nous l'avons démontré [2]. La différence d'opacité (le plomb plus opaque que l'étain) révèlera la fraude.

M. Radiguet, examinant par hasard, dès le début, des palmes académiques (qui sont en argent), s'aperçut que la goupille reliant la bélière à la palme était plus claire que le reste. Vérification faite, la goupille était en cuivre.

D'autre part, un industriel examinant une masse de zinc, en apparence homogène et solide, constatait trois lignes antérieures très marquées, indiquant des défauts dans la

[1] *Les Cocons de soie et les rayons X* (Extrait du *Bulletin des soies et soieries*, de Lyon, 26 décembre 1896).

[2] Dr FOVEAU DE COURMELLES, *Cas d'empoisonnement par du cidre contenu dans des vases dits en étain* (Communication à l'Académie de Médecine du 5 août 1894, rapport du professeur Riche, du 8 septembre 1894.

coulée du métal. Dans la fonte de fer, on a pu de même constater des hétérogénéités.

Le contrôle des canalisations électriques existantes pourrait être fait par les rayons X sans démonter les moulures, ni dérouler l'isolant. C'est une idée qu'on a émise, mais bien impraticable ; les moulures étant adossées, clouées aux murs, on ne pourrait opérer qu'à travers les murs et radiographier derrière. Ce serait peu pratique et surtout peu économique.

M. Martin a proposé une application plus pratique. C'est d'examiner les câbles électriques isolés pour reconnaître si l'âme en cuivre est bien centrée, et l'isolement uniformément réparti. En les faisant défiler entre une ampoule radiographique et un écran fluorescent, on aurait une ombre épaisse pour le cuivre et légère pour l'isolant.

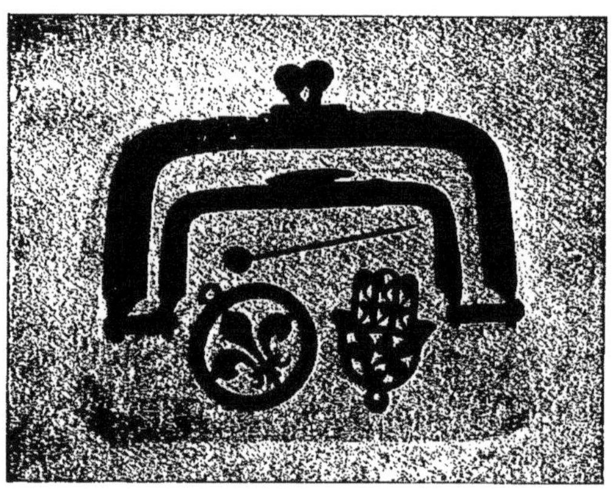

Fig. 174. — Contenu de porte-monnaie.

Nous avons pu personnellement, dans des porte-monnaie, reconnaître le contenu (*fig.* 174), distinguer parfaitement, en étalant les pièces, *les couleurs* de l'or, de l'argent et du billon ; non seulement la différence d'opacité aidera les analyses radioscopiques d'*alliages non homogènes*, ou de métaux soudés, mais encore la différence de coloration.

M. Chabaud a examiné quatorze métaux d'alliages, tous laminés à 2/10 de millimètre d'épaisseur et décomposés en 35 millimètres de longueur sur 7 de largeur. Ils ont été collés l'un à côté de l'autre sur du carton, et par dessus on a mis une lame de platine de 1/10 de millimètre d'épaisseur, coupant les autres lames transversalement. On a apposé le tout sur une plaque sensible aux radiations d'une bobine de 7 centimètres d'étincelle, pendant quarante-cinq minutes, et on a trouvé la perméabilité croissante suivante : plomb, zinc amalgamé, cuivre, étain, acier, or, argent, aluminium. Le platine, opaque sous l'épaisseur de $0^{mm},2$, a été facilement traversé sous celle de $0^{mm},1$.

— M. Sehrwold, de Fribourg-en-Brisgau, utilise la radiographie comme procédé d'analyse chimique qualitative et quantitative[1]. — On peut ainsi vieillir les alcools.

PIERRES PRÉCIEUSES

Dès le début également, M. Roger Sandoz, le bijoutier bien connu, eut l'idée de soumettre à la radiographie une rivière de diamants, dans laquelle on avait introduit expérimentalement trois pierres fausses (*fig.* 175). L'examen fut fait par les rayons X. On reconnut facilement à leurs ombres, tranchant sur un ensemble clair, les trois intrus. Il n'est même pas nécessaire d'ouvrir la boîte ou l'écrin. Les diamants vrais sont très transparents, tandis que les faux, en cristal ou verre de composition quelconque, sont très opaques, donnent des ombres noires (*fig.* 176), ne se distinguant pas de celles portées par leur monture métallique.

[1] *Semaine médicale*, 29 juillet 1896.

Il est vrai qu'il y a de simples verres transparents aux rayons X, mais la radioscopie montrera des différences de fluorescence entre les verres et les diamants vrais.

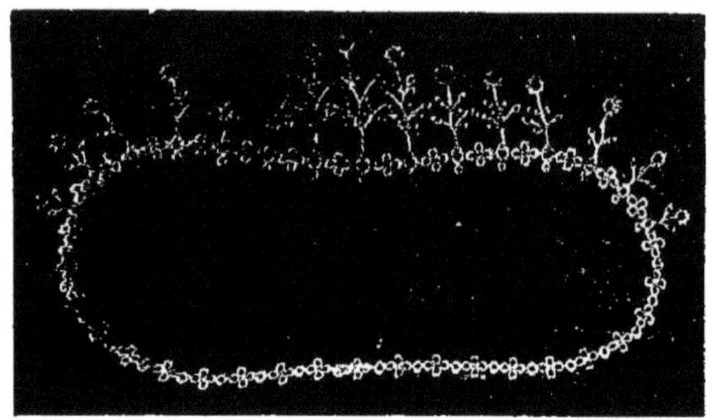

Fig. 175. — Collier avec pierres fausses.

MM. A. Buguet et Gascard ont montré qu'on pouvait ainsi étudier certaines pierres précieuses. Après le diamant, la pierre la plus recherchée est l'alumine cristallisée

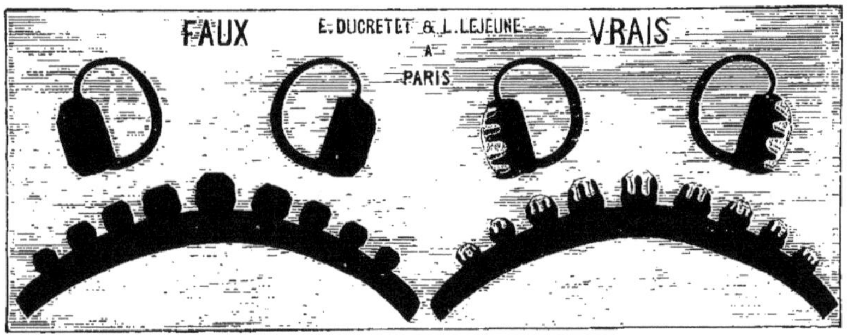

Fig. 176. — Pierres vraies et pierres fausses.

sous les noms et les états allotropiques différents de corindon, rubis, saphir, émeraude, œil-de-chat.

Ces pierres sont moins transparentes aux rayons de Rœntgen que le diamant, mais le sont davantage que leurs imitations en verrerie quelconque. Il en est de même du jais, de la turquoise (phosphate d'alumine), de la mellite (mellite d'aluminium naturel). Les mêmes opérateurs distinguent les petites perles fines, par leur plus grande transparence, de leurs imitations ; mais le problème deviendrait plus difficile pour les grosses perles.

CHAPITRE XXIV

RADIOPATHOLOGIE OU ACCIDENTS DES RAYONS X

Insolation radiographique. — Dermatites. — Épilation. — Remèdes.

INSOLATION RADIOGRAPHIQUE

Les rayons X ont un effet caustique sur la peau ; de là divers méfaits à eux reprochés. Nous avons constaté l'amaigrissement et les rides nombreuses de la main de plusieurs de nos grands constructeurs, qui la mettaient constamment, pour des démonstrations, entre l'écran fluorescent et le tube à vide. La peau durcit, se dessèche et se desquame. Dans le cas d'applications thérapeutiques — les défauts devenant alors des qualités, — on a pu constater un gonflement qui succède parfois à l'irritation : il se forme des bulles, des phlyctènes, des amas de pus, comme sous l'action du vésicatoire. La suppuration peut être abondante.

On a prétendu que l'action prolongée aux mains pouvait faire tomber les ongles. Les principes gras se détruiraient, puis les cellules s'atrophieraient, et les sécrétions cutanées s'arrêteraient. On conseille donc aux personnes se servant continuellement des rayons X de se couvrir les mains d'enveloppes graisseuses, de porter, par exemple, des gants de peau imbibés de lanoline.

De même qu'on a signalé des coups de soleil de nature

électrique, on reproche aux rayons X de pouvoir produire le même effet (Elihu Thomson, Conheim, Wirchow, R. Cwens...).

DERMATITES

Le Dr Rad. Crœker [1] parle d'une dermatite grave. Pour photographier une colonne vertébrale, un patron avait placé son jeune apprenti près d'un tube de Crookes, l'épigastre distant de ce tube de 12 centimètres. La peau n'était couverte que d'une flanelle légère. Un [2] accumulateur actionnait l'appareil pendant l'expérience, qui dura une heure environ et ne provoqua aucun accident immédiat. Le lendemain, la peau commença à devenir sensible et prit bientôt une couleur rouge foncé dans toute la région exposée, la veille, aux radiations du tube. La peau devint peu à peu roide et très sensible ; au sixième jour, la peau était complètement rigide et tendue ; au neuvième, des vésicules commencèrent à se former, et en quarante-huit heures augmentèrent en nombre et en étendue. Au siège épigastrique des rayons, on voyait une plaque grande comme la main, d'une couleur rouge pourpre, avec un fond nettement limité, le tout saillant très nettement par rapport à la peau avoisinante. De grandes vésicules disséminées sur cette plaque ne tardèrent pas à s'ouvrir, laissant au-dessous d'elles des excoriations qui, comme toutes les brûlures, surtout les brûlures de nature électrique, guérissent très lentement. Deux mois après, il existait encore un ulcère douloureux de la grandeur d'une pièce d'un franc; les poils, au niveau de la plaque érythémato-vésiculeuse, étaient encore

[1] *Brit. med. Journ.*, 2 janvier 1897.

[2] Le courant ne devait pas être bien intense, ni le tube bien puissant avec un accumulateur.

nombreux un mois après l'apparition de l'érythème, mais quelques-uns étaient tombés.

Un fait de même nature est rapporté par M. A. Soret [1], comme ayant été produit par lui le 29 septembre 1896, sur une jeune fille de seize ans, bien constituée, mais très nerveuse. Un tube Colardeau, actionné par une bobine de 10 centimètres d'étincelle, fut placé à 1 centimètre de l'épiderme épigastrique avec une séparation mince de celluloïde pendant vingt minutes réelles, quoique la radiographie faite d'une façon intermittente ait duré trois quarts d'heure. Une tache de 6 centimètres, qui se développa six jours après, suppura, puis diminua, avait encore 2 centimètres à la fin de novembre, et depuis les douleurs sont intolérables. Mais le terrain hypernerveux de la patiente est la cause réelle, et les rayons de Rœntgen, un simple phénomène déterminant.

Le même observateur cite une radiographie du bassin et du fémur chez une fillette de neuf ans et ayant également produit une tache rouge sur la cuisse, avec soulèvement et desquamation de l'épiderme, sans douleur ni escharre. Le tube Colardeau, actionné par une bobine de 20 centimètres d'étincelle, avait été placé plus loin que dans la première observation.

Un correspondant du journal anglais *Nature*, ayant répété journellement, pendant la durée d'une exposition à Londres, les principales expériences sur les rayons X, prétendit en avoir été incommodé. Il aurait eu des symptômes d'insolation, et ce que nous signalions plus haut, la formation de petites ampoules noirâtres sur la peau des doigts, puis perte de l'épiderme ; et quatre ongles — après une suppuration abondante d'odeur désagréable, et des douleurs très vives — se détachèrent de la main droite.

[1] *Bulletin de la Société havraise de Photographie.*

ÉPILATION

La chute des poils par les rayons de Rœntgen aurait été constatée et vantée par un professeur de l'Université Vanderbilt, dans le Tennesee, comme un moyen dépilatoire; ils rendraient même chauves les crânes radiographiés. Voilà l'épilation électrolytique détrônée! La note quasi-comique apparaît ainsi, quoique possible, ainsi qu'on va le voir. L'inflammation de la peau, pour rester dans le banal, a été notée par un grand nombre de personnes. M. Buguet parle d'un cas où, après une pose de cinq jours, ces accidents se sont étendus à tout un côté de la tête.

M. Daniel[1] photographia aux rayons X la tête d'un enfant pour y trouver la situation d'une balle; le tube était distant d'un centimètre du crâne recouvert de cheveux, il fonctionna une heure. Les cheveux tombèrent sur un diamètre de 6 centimètres au bout de vingt et un jours, la peau restant saine et aucune douleur ne s'étant produite.

L'homme-momie (p. 402) nous a fait constater la chute de ses cheveux du côté gauche de la tête sur lequel avaient été dirigés les rayons X pour le radiographier. M. Grasset, en novembre 1896, M. Radiguet, avant son application rœntgénique, avaient constaté l'existence de cheveux abondants sur toute la tête. A notre premier examen (1er mai 1897), dix-neuf jours après la radiographie totale (12 et 13 avril, quarante minutes chaque fois), les cheveux continuaient de tomber; le 4, la chute paraissait arrêtée, et la partie du crâne que l'on voyait, d'une façon manifestement récente, dépourvue de cheveux, avait une surface hémi-elliptique dont les axes étaient de $0^m,20$ et $0^m,10$. Tout l'espace

[1] Janvier 1897, article in journal *Science*, analysé in *Medical Record*.

compris entre l'oreille gauche jusqu'à un centimètre environ de la ligne médiane (diamètre occipito-frontal) de la tête était glabre ; à peine quelques rares poils très fins, de place en place, résistant à la traction modérée (4 et 7 mai). Cependant la peau du sujet est peut-être ce qui est le moins atrophié chez lui, sauf aux pieds où elle est collée aux os ; mais à la tête elle est souple, élastique, de couleur normale, sans irritation ni rougeur. Il faut donc rejeter ici la théorie de la nécessité des corps gras pour protéger les parties pileuses contre l'action des rayons X et penser à une irritation spéciale. Les 15 et 21 mai, les cheveux repoussent.

REMÈDES

Les accidents peuvent être dus à des phénomènes électriques d'influence que peut-être supprimerait l'interposition d'une plaque mince d'aluminium reliée au sol (Buguet).

M. F. Quénisset, qui a remarqué la congestion des yeux et surtout l'augmentation des symptômes cardiaques, — ce qui a été confirmé depuis par d'autres observateurs, — lors des applications radiothérapiques, protège toujours le cœur avec une épaisse plaque de zinc (p. 413).

On a, dans le même but de rendre inoffensifs les rayons X, préconisé soit les courants de haute fréquence (Dr Rosenthal, de Francfort-sur-le-Mein), soit la machine statique (G.-A. Frei). Ce dernier observateur, ayant remplacé la bobine d'induction par une machine de Wimshurst, a pu constater la nullité d'action épidermique des rayons X ainsi obtenus ; son malade a pu supporter, placé très près du tube à vide, des séances variant de durée d'une demi-heure à une heure, et répétées tous les quatre jours pendant plusieurs semaines [1].

Pour M. Lannelongue qui rapportait à l'Institut (12 avril 1897) les faits radiopathologiques observés par M. Soret, il y aurait là une action chimique (p. 140) analogue à une brûlure par insolation, ainsi qu'il y a plus d'une vingtaine d'années, il en aurait constaté des cas bien intéressants à l'hôpital Trousseau : des enfants jouant dans une cour sablée, par une journée de soleil, mais à l'abri de celui-ci, furent atteints d'érythèmes, de suppurations cutanées;... sur le conseil de l'illustre physicien Foucault, M. Lannelongue tamisa par des verres de strontiane la lumière solaire arrivant sur la cour où jouaient les enfants, et aucun accident ne se produisit depuis. On peut encore comparer l'action radiopathologique aux troubles parfois produits par une injection aseptique de mercure par exemple.

Le fluoroscope, qui décèle la zone d'action des rayons de Rœntgen, pourra être employé par l'observateur, qui ainsi ne se placera pas dans cette zone, à moins de nécessité, et n'en subira qu'au minimum les effets nocifs. M. Radiguet, ayant découvert que les diverses substances vitrifiées devenaient fluorescentes, alors que d'autres étaient réfractaires, a utilisé ces dernières pour construire des lunettes munies de verres anti-X, ne laissant pas passer de rayons de Rœntgen et protégeant la muqueuse des yeux.

[1] *The Electrical Engineer.* New-York, 23 décembre 1896.

CHAPITRE XXV

PRÉVISIONS ET HYPOTHÈSES

Transparence phosphorescente. — Procédés radiographiques d'avenir
Modalité électrique nouvelle. — Conclusions

TRANSPARENCE PHOSPHORESCENTE

Ce dernier chapitre est une sorte de *caput mortuum*, d'assemblage de faits ou d'idées n'ayant trouvé place nulle part en ce livre, à portée nulle ou considérable, on ne sait! Il remplacera les *Conclusions* absentes, et pour cause: en pourrait-il être d'ailleurs de définitives en un domaine si nouveau, tant et si peu exploré! Il permettra de formuler quelques espérances que l'avenir réalisera peut-être et qui seront, en quelque sorte, des plans d'expériences à tenter, de recherches à poursuivre, tout en résumant et constatant les progrès accomplis.

La fluorescence ne remplace pas encore la radiographie, mais présente les avantages de l'instantanéité et d'aider parfois la photographie rœntgénique.

Citons à ce propos une expérience de M. Ch. Henry[1], consistant à interposer entre la plaque photographique et

[1] Nous sommes étonné de n'avoir vu que peu reproduit le compte rendu de cette expérience: *Illustration* du 7 mars 1896, sous la signature de M. Fernand Honoré; et *Formulaire des Nouveautés photographiques* (G. Brunel, 1896).

l'ampoule une épingle recouverte d'un gros sou, et à radiographier. Tout d'abord, on n'a que l'ombre de la pièce de monnaie qui ne s'est point laissée traverser. Puis, l'expérience étant recommencée, mais le sou ayant reçu une couche de sulfure de zinc, on a l'épingle seule : la pièce de monnaie a donc été rendue absolument transparente par le seul fait de son badigeonnage phosphorescent.

Théoriquement, le recouvrement des os au sulfure de zinc les rendrait transparents et permettrait certaines observations. Quelques observateurs ont annoncé obtenir la perméabilité rœntgénique des os par la continuation de l'action du tube à vide. En effet, si les machines électriques sont très puissantes, la transparence s'accuse. D'autre part, si le temps de pose est prolongé, si, par suite, l'action électrique s'accumule, ce qui revient au cas précédent, on a la même perméabilité radiographique des corps opaques. D'ailleurs, les rayons X qui voilent la plaque sensible enlèvent le voile produit par le seul fait que l'on prolonge leur action. Et l'épreuve disparaît.

Aussi a-t-on émis l'idée du procédé suivant (F. Honoré), que nous donnons sous toutes réserves :

Voici une personne dont le cerveau est à radiographier. La boîte crânienne intercepte les rayons. On exagère le temps de pose pour saturer la lumière et rendre transparente la substance osseuse. Pour cela, il suffirait de projeter simplement sur le front le rayonnement d'une ampoule et d'en imbiber le crâne pendant quinze, vingt ou trente minutes; l'opacité ayant alors disparu et une autre ampoule opérant, on radiographierait le contenu de la boîte crânienne.

Bien que signalée depuis plus d'une année, nous ne sachions pas que cette expérience ait reçu, de la réalité, une consécration sérieuse !

PROCÉDÉS RADIOGRAPHIQUES D'AVENIR

Pour éviter les désordres et les obscurités que peuvent produire les mouvements du patient pendant les poses nécessaires, encore longues, on a pensé à placer une simple pellicule photographique sur le membre, l'abdomen, le thorax à reproduire. On peut craindre que la chaleur ne colle la gélatine sensible et qu'il soit ensuite très difficile de l'enlever intacte. Mais on pourrait peut-être trouver, comme la plombagine en galvanoplastie, une substance empêchant cette adhérence.

La radiographie des parties molles n'est encore possible que par les injections métalliques intra-vasculaires. Des liquides fluorescents ou phosphorescents inoffensifs, voire alimentaires, peuvent être trouvés ; n'avons-nous pas (p.127) raconté l'origine de la découverte de la phosphorescence par la calcination de coquilles marines. Les actions électriques produisent-elles la phosphorescence? et certains courants la pourraient peut-être produire en nous, — MM. J.-J. Weil et Mount Bleyer, de New-York, ont affirmé la production dans le sang, sous l'action des courants continus, de l'ozone dont nous avons vu les actions luminescentes (p. 128). — Ou la lumière est-elle la cause génératrice de phénomènes électriques tels que les luminescences?

— Verra-t-on la nature du produit de la conception ? Suivra-t-on l'intelligence en fonctionnement ? Espérances séduisantes que nous rejetons ! Bien que le cerveau sécrétant la pensée (?) use du phosphore, en sera-t-il jamais luminescent pour cela? Même si l'on voit une masse sombre en le bassin de la mère, un amas d'os, qui permettra le diagnostic entre le fœtus et la tumeur fibreuse, nous ne croyons pas que les parties molles qui constituent le sexe deviennent jamais opaques aux rayons X, c'est-à-dire visibles et constatables en radiographie! Et puis, en ce domaine, que de dangers pour la repopulation déjà si lente : que de couples, désirant un fils ou une fille, tenteraient de supprimer l'être reconnu quand il ne serait pas l'être désiré (p. 379) !

MODALITÉ ÉLECTRIQUE NOUVELLE

L'origine des rayons de Rœntgen, leur nature, leur composition, leur spectre hétérogène ne sont encore que soupçonnés. Il s'agit vraisemblablement d'une force nouvelle, d'une modalité électrique bien définie, le tube de Crookes devenant un véritable transformateur, une source spéciale d'énergie à activités particulières. Le tube à vide a, en effet, les propriétés suivantes : l'attraction des corps légers, comme la machine électro-statique ; la propriété de rendre l'air extérieur électrique et conducteur, comme les aigrettes et étincelles des machines d'induction, dont les phénomènes sont produits dans l'air, tandis qu'ici ils se sont accomplis dans le vide; la production d'ozone, comme les appareils induits, électro-statiques ou faradiques ; la perméabilité électrique et les actions à grande distance de transport électro-moléculaire, ou *ionisation*... Les *ions* ainsi formés pouvant être des centres de condensation de vapeur d'eau, ainsi qu'en l'atmosphère, cela se produirait par ionisation de l'air sous l'influence des radiations solaires ultra-violettes.

Les rayons cathodiques sont très complexes : ils contiennent déjà deux sortes de rayons connus, les uns à propriétés optiques, les autres dépourvus de ces propriétés ;

pour M. G. Brunel, la paroi anticathodique ou la paroi en verre du tube serait un filtre ne laissant passer que les rayons X. La matière bombardée (Crookes) ou inégalement répartie (Foveau de Courmelles et G. Seguy) est-elle la cause d'influence, d'induction à distance... La matérialité du fluide électrique (Foveau de Courmelles [1]) se démontre, non encore d'une façon absolue, mais comme une grande possibilité, une grande vraisemblance, analogue à celle de la lumière : par les transports et la matière nécessaire au cheminement des vibrations, les particules infinitésimales matérielles s'éloignant, se heurtant parfois, progressant, et se rapprochant en quelque sorte au but pour produire un effet déterminé. Les rayons de Rœntgen qui véhiculent si facilement, à travers la matière extrêmement divisée, leurs actions photogéniques, ne seraient-ils pas une émanation nécessaire, palpable, matérielle, de cette même matière ? Rien n'est définitif évidemment dans l'étude optique de ces derniers; on ne connaît pas encore — s'il en est — les substances dans lesquelles ces rayons se réfléchiraient, se réfracteraient,... l'eau n'est-elle pas opaque dans l'infra-rouge, l'argent transparent dans l'ultra-violet, tandis que le verre y est extrêmement opaque. Ces matières colorantes (fuchsine, verre de Magdala) ont une bande d'absorption nette et opaque, la transparence existant de part et d'autre de cette bande. La densité des corps est indépendante de ces propriétés...

CONCLUSIONS

Nous pouvons donc conclure, et cela légitimement sans préjuger en rien de l'avenir, — le présent en répondant

[1] Dr Foveau de Courmelles, *L'Électricité et ses modalités curatives. Congrès de l'Association française pour l'avancement des sciences*. Bordeaux, 1895.

largement — que Rœntgen a ouvert un nouveau champ d'études, très vaste pour la théorie et la science, très utile pour la pratique et les réalités de la vie. L'imagination peut se donner libre cours et essayer les radiographies les plus invraisemblables ; ces tâtonnements donneront certainement quelques résultats appréciables. Mais nous ne croyons guère, ainsi que nous le disions dans notre avant-propos, qu'au perfectionnement des appareils et des méthodes, mais non à un changement radical et entièrement nouveau dans les études et les applications radiographiques. Nous espérons donc avoir fait ici œuvre utile et durable.

TABLE DES GRAVURES

TABLE DES MATIÈRES

CHAPITRE IV

SOURCES D'ÉNERGIE ÉLECTRIQUE (*suite*)

§ 3. — Les machines dynamo-électriques

CHAPITRE V

LES SOURCES D'ÉNERGIE ÉLECTRIQUE (*fin*)

§ 4. — Les machines électro-statiques

CHAPITRE VI

LES COURANTS DE HAUTE FRÉQUENCE

CHAPITRE VII

LA BOBINE DE RUHMKORFF

CHAPITRE VIII

GÉNÉRALITÉS SUR LES RADIATIONS. — LUMINESCENCES ET ÉCRANS

CHAPITRE IX

LES ACTIONS DE TRANSPORT ÉLECTRO-MOLÉCULAIRE

CHAPITRE X

LES RAYONS CATHODIQUES

CHAPITRE XI

LES RAYONS X

CHAPITRE XII

LES MACHINES A FAIRE LE VIDE

CHAPITRE XIII

LES TUBES A VIDE

CHAPITRE XIV

LA RADIOSCOPIE

CHAPITRE XV

LA RADIOGRAPHIE

CHAPITRE XVI

RADIATIONS DIVERSES

CHAPITRE XVII

DIAGNOSTIC MÉDICAL

CHAPITRE XVIII

DIAGNOSTIC CHIRURGICAL

CHAPITRE XIX

DIAGNOSTIC OBSTÉTRICAL

CHAPITRE XX

LA RADIOGRAPHIE EN BIOLOGIE

CHAPITRE XXI

APPLICATIONS A LA MÉDECINE LÉGALE

CHAPITRE XXII

ACTIONS THÉRAPEUTIQUES OU RADIOTHÉRAPIE

CHAPITRE XXIII

APPLICATIONS INDUSTRIELLES

CHAPITRE XXIV

RADIOPATHOLOGIE OU ACCIDENTS DES RAYONS X

CHAPITRE XXV

PRÉVISIONS ET HYPOTHÈSES

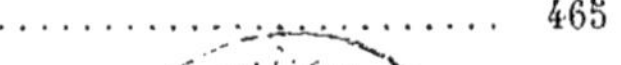

TOURS

IMPRIMERIE DESLIS FRÈRES

6, Rue Gambetta, 6

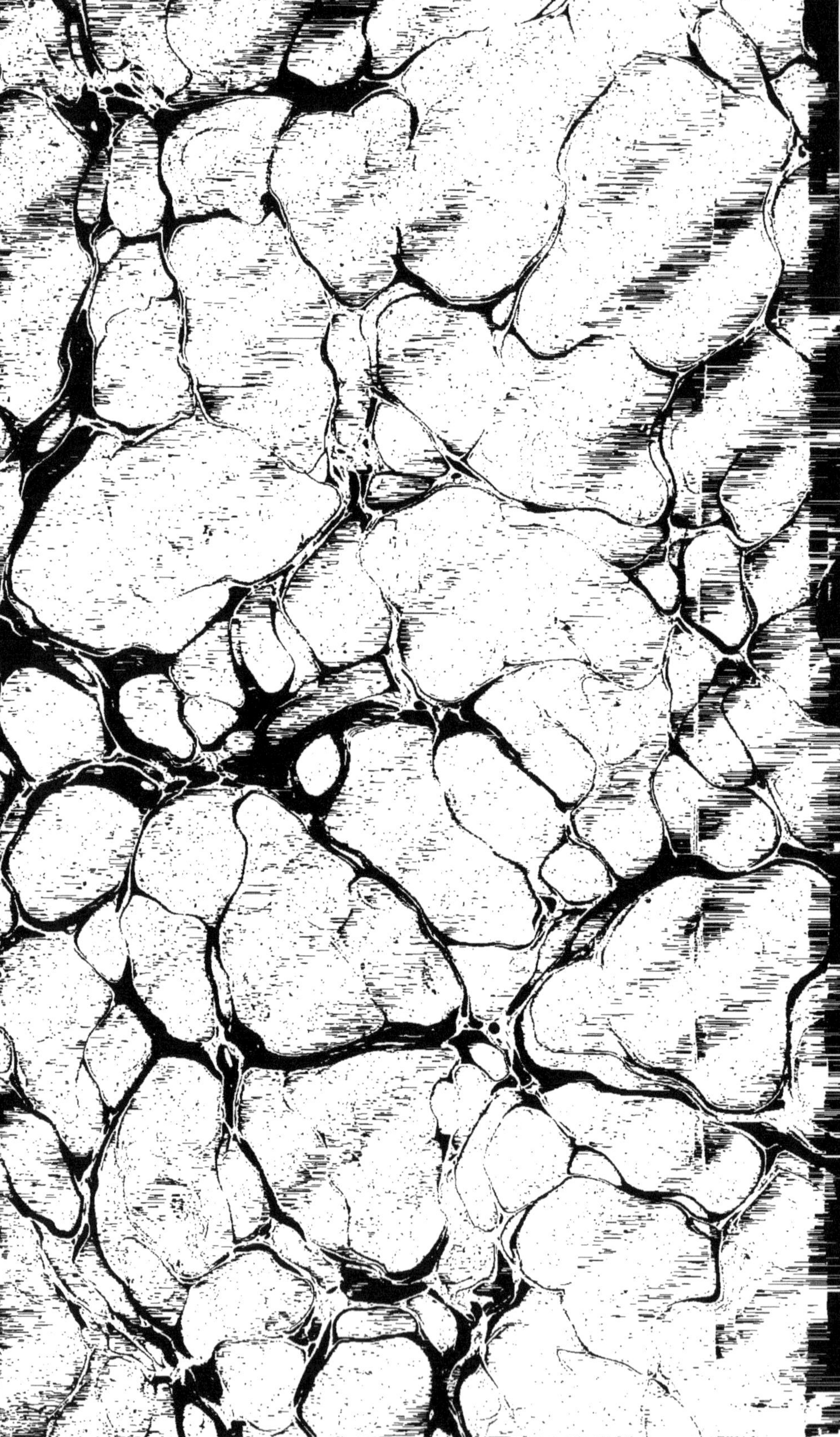

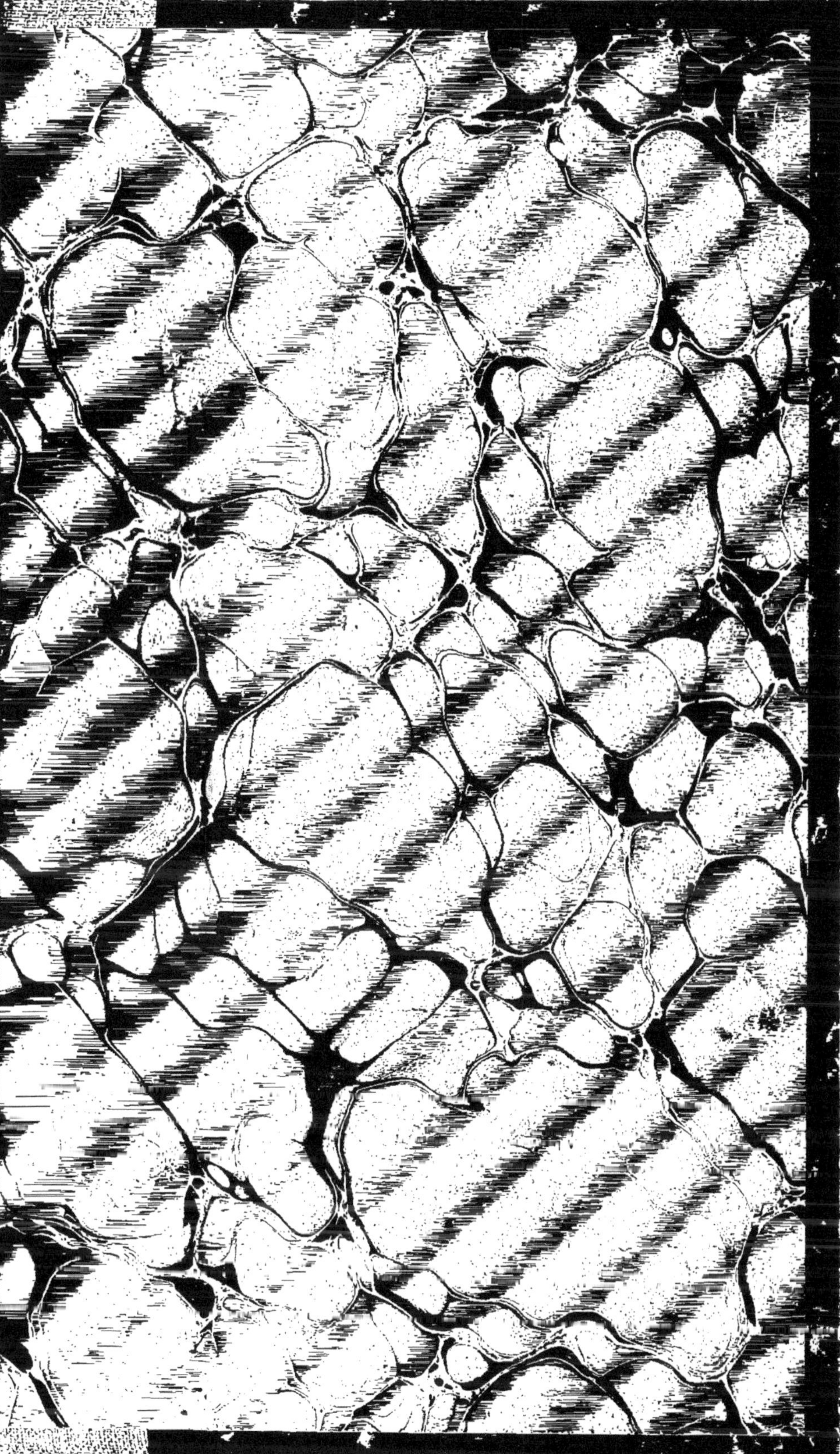

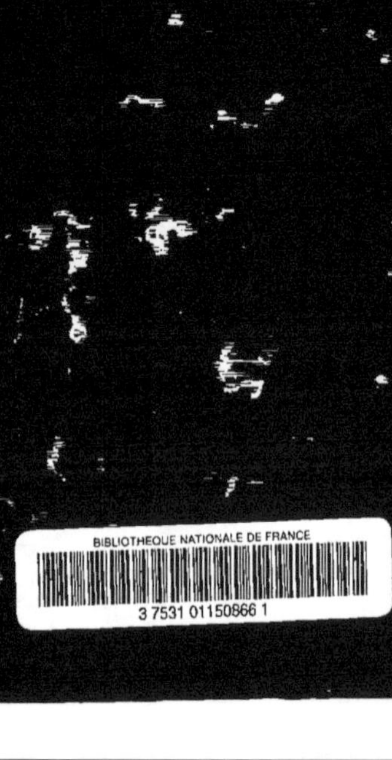

www.ingramcontent.com/pod-product-compliance
Ingram Content Group UK Ltd.
Pitfield, Milton Keynes, MK11 3LW, UK
UKHW020609230726
13926UKWH00005B/2290

9 782013 609203